医学机能实验与设计

马 青 刘爱明 主编

ZHEJIANG UNIVERSITY PRESS
浙江大学出版社
·杭州·

图书在版编目（CIP）数据

医学机能实验与设计／马青，刘爱明主编. —杭州：
浙江大学出版社，2012.8（2025.7重印）
ISBN 978-7-308-10333-6

Ⅰ.①医… Ⅱ.①马… ②刘… Ⅲ.①实验医学
Ⅳ.①R-33

中国版本图书馆 CIP 数据核字（2012）第 178360 号

医学机能实验与设计

马　青　刘爱明　主编

责任编辑	张凌静（zlj@zju.edu.cn）
封面设计	王波红
出版发行	浙江大学出版社
	（杭州市天目山路 148 号　邮政编码 310007）
	（网址：http://www.zjupress.com）
排　版	杭州青翊图文设计有限公司
印　刷	浙江新华数码印务有限公司
开　本	787mm×1092mm　1/16
印　张	12.25
字　数	298 千
版 印 次	2012 年 8 月第 1 版　2025 年 7 月第 4 次印刷
书　号	ISBN 978-7-308-10333-6
定　价	25.00 元

编 委 会

主　编　马　青　刘爱明

副主编　王　闯　陈晓薇　赵　鑫　魏晓菲

编　委　（按姓氏笔画排序）

　　　　王钦文　刘　昱　汤治元　张俊芳

　　　　赵伟红　徐淑君　焦晓兰

前　言

　　随着现代医学教学改革的深入,医学机能实验(又称生理科学实验)已经成为医学教学中单独开设的骨干课程。医学机能实验是把生理学、病理生理学和药理学的实验内容进行整合,以观察和检测生理指标为基础,结合病理生理学建立疾病动物模型的方法,以药理学的药物治疗为目标,有机结合形成的实验课程。它体现了"机体从正常到病理状态到异常纠正"的整体性实验观察理念,为培养医学生综合分析问题的能力,促进实验课教学质量和教学效果的提高,发挥着积极的作用。

　　本教材主要面向本、专科临床医学、预防医学、口腔医学、护理学、药学专业的医学机能实验(生理科学实验)课程教学,也适用于生理学、病理生理学和药理学等独立课程的实验教学。教材内容包括:绪论、常用仪器、实验动物操作技术、基础实验、综合性实验、创新设计性实验、模拟仿真实验 7 章内容。教材重视跨机能学科(生理学、病理生理学和药理学)实验项目的构建,通过 21 项基础实验、8 项综合实验、28 项设计性实验、43 项模拟仿真实验项目完成教学目标,强调医学生综合分析能力和科研创新能力的培养,以适应未来医学实践的需要。

　　本教材获得 2010 年临床医学专业基础核心课程国家教学团队建设项目、2010 年浙江省本科院校实验教学示范中心(宁波大学基础医学实验教学示范中心)建设项目、2012 年浙江省高等学校优势专业(宁波大学临床医学)建设项目、2009 年浙江省高等学校重点专业(宁波大学临床医学)建设项目、2010 年浙江省新世纪高等教育教学改革项目和 2011 年宁波大学教材建设项目的经费资助,编者在此表示衷心感谢。

　　由于编者水平有限,书中必定存在许多问题和错误,恳切希望读者们给予批评指正,以便再版时修正。

马　青　刘爱明

2012 年 6 月

目　　录

第一章 绪 论

第一节 医学机能实验与设计的概述

人类是如何认识客观世界的，又是如何获得知识的呢？科学的历史有力地证实了要靠人类的实践。实践的内涵应包括生产实践、生活实践和科学实验。科学实验是人类进一步不断地认识和了解客观世界中事物的一般规律和特殊规律的重要途径和实践方式。实验是指在人为的特定条件下观察客观事物的方法。通常由设计者根据实验研究的目的，在排除外界干扰因素、突出主要因素的同时，对研究对象进行科学合理的干预，人为地模拟研究对象，以便在最为有利的时机和极为真实的条件下搜集有关资料和数据，从而获得经验事实的方法。

早在公元前4世纪至公元前3世纪，希腊杰出的生物学奠基人亚里士多德（Aristotle）就运用解剖技术展示了各种动物的内在差别，这是西方最早关于动物实验的文献记载。古罗马时期，伽林（Galen）医生就曾通过对多种动物进行初步的活体解剖来推论人体的生理功能，对医学发展影响很大。他认为，不依据实验而无的放矢的论断，无助于科学的进步。到了17世纪，英国医生威廉·哈维（William Harvey）采用活体解剖的办法，在几种动物身上进行多次实验，阐明了血液循环的途径，指出了心脏是循环系统的中心。血液循环的发现，使生理学真正发展成为一门学科，同时，也确立了生理学的科学研究方法——实验研究，这也为实验药理学开创了新纪元。

19世纪，人们开始认识到仅仅用临床观察和尸体解剖的方法无法对疾病有全面深刻的认识，于是开始在动物身上复制人类疾病的模型，用动物实验方法来研究疾病发生的原因和条件及其发展过程中功能、代谢的动态变化，进一步揭示疾病的各种临床表现和体内变化的内在联系，阐明疾病发生的机制和发展规律，从理性上认识疾病的本质。1865年，法国生理学家克劳德·伯尔纳（Claude Bernard）曾指出："……必须妥善地选择解剖构造合理或对某种影响具有特异敏感性的动物。每一项研究都必须明确指出所选择的动物，某个生理学或病理学问题能否解决，往往完全取决于为获得准确结果而用于实验的动物是否选择得当。"正是克劳德·伯尔纳（Claude Bernard）首先倡导了以研究活体动物为主要对象研究各种疾病，开创了"实验医学"。所谓实验医学，主要就是现在所说的动物实验研究，即用动物代替人来做实验。当时，利用动物实验等进行研究的实验方法威力无比，开辟了医学的黄金时代。

随着自然科学的发展，几个世纪以来医学科学已取得了令人瞩目的成就，并逐渐形成了许多分支学科，实验学则是各分支学科中的一个重要组成部分。随着医学各分支学科的发展,针对各分支学科研究的各类实验技术不断涌现。技术与科学是辩证统一的整体,科学中有技术,技术中有科学。科学解决的问题是"什么"和"为什么"而技术解决的问题是"做什么"和"如何做"。科学是创造知识的研究,技术是综合利用知识于需要的研究;技术是科学的延伸,而科学是技术升华的表现,医学基础实验研究,离不开正确运用实验技术。

目前,医学实验技术一般分为形态学、机能学、分子生物学和细胞生物学四大类。然而,在医学教育和科学研究领域中,绝大多数医学基础实验研究,通常要靠多项实验技术共同协作才能完成。这是因为,在错综复杂的自然环境中,对事实和客观规律的认识,只借助一种实验技术进行实验研究而得出的印象是片面的,具有很大的偶然性。在科学技术高度发展的当今时代,医学实验技术的综合应用显得尤为重要,机能实验技术常被广泛地运用于医学各分支学科的研究中。同时,其他分支学科的实验技术也被广泛应用于机能学科的实验研究中。

第二节　教学内容与教学目标

一、教学内容

医学机能实验是医学基础教学内容的重要组成,它是由研究在不同条件下机体功能活动变化规律的生理学、病理生理学和药理学三门机能学科的实验研究方法、实验技术、实验项目及相关理论组成的实验学课程。

二、教学目标

1. 培养学生学会正确使用生理科学实验的基本仪器设备。

2. 培养学生初步掌握生理科学实验的基本操作技术。熟悉实验技术基本操作程序,正确理解实验技术基本作用,具备综合应用实验技术的能力。

3. 培养学生了解获得生理科学知识的基本方法。

4. 逐步培养学生客观地对事物进行观察的能力及综合应用生理科学理论知识独立思考、分析问题和解决实际问题的能力。

5. 培养学生基本的科研素质,即严肃的科学态度、严谨的科学作风、严密的科学思维。

第三节　教学要求

通过实验要求学生掌握医学研究的基本技能与方法,培养学生根据实验的客观结果分析问题和解决问题的能力,同时巩固和加强学生对生理学、药理学、病理生理学等理论知识的理解,提高教学效果。

第四节 实验报告的撰写

实验报告是学生完成一次实验后,对实验工作给予简单扼要的文字小结,大致包括如下内容。

一、实验报告内容和项目要求

1. 一般情况的说明:包括进行实验时,主要工作者的姓名、年级、班组(或第几实验室)、实验日期(年、月、日),实验室内的温度和湿度。

2. 实验名称:例如,急性失血性休克、神经干动作电位实验、儿茶酚胺对离体心脏收缩功能的影响等均可作为该实验的名称。

3. 实验目的:各学科的教学实验目的、要求不完全一样,目前尚无统一的标准。实验目的大致包括如下内容:①进行哪一类型的实验研究;②用什么方法、什么动物、什么实验技术进行实验动物模型的复制;③确立的主要观察指标或项目;④实验预期目的。例如:在进行"高钾血症实验"时,其实验目的是:①学习掌握家兔高钾血症实验模型复制的方法;②观察高钾血症动物心电图、血钾浓度的改变特征;③观察葡萄糖胰岛素治疗家兔高钾血症的效果。

4. 实验动物:对实验动物的描写应注意交代选用动物的种类、年龄、性别、体重、毛色、名称。

二、实验方法和步骤

简要写明主要实验方法、实验技术,详细说明实验技术路线(即实验步骤)、观察指标的内容和实验数据的采集方法。对这一问题的交代要简明、扼要、清晰,呈条块状(纲目式)。

三、实验结果

根据实验目的,对原始记录进行系统化、条理化的整理、归类和统计学处理。其表达方式,一般有以下三种。

1. 叙述式:用文字将观察到的、与实验目的有关的现象客观地加以描述。描述时需要有时间概念和顺序上的先后层次。

2. 表格式:能较为清楚地反映观察内容,有利于相互对比。每一表格应说明一定的中心问题,应有表题和计量单位。

3. 简图式:实验中描记的血压、呼吸等可用曲线图表示;也可取其不同的时相点,用直线图表示。

在优秀的实验报告与论文中,常是文字、表格和简图三种形式并用,可以得到最佳的分析效果。

四、实验结果的分析与讨论

实验结果的分析与讨论,应包括以下基本内容。

1.以专业知识的理论解释、说明实验结果。

2.重点阐明实验中出现的一般性规律与特殊性规律之间的关系。

3.用实验结果来回答进行研究的目的是否已达到。

4.用实验结果提出进一步研究的依据和必要性。

5.用实验结果说明本实验存在的问题或不足。

6.实验结果提示了哪些新问题,如果出现"异常现象",应加以分析。

这里要特别强调的是,要合理、综合性地运用专业知识分析和讨论实验结果,紧扣实验结果和现象设置讨论点,防止不切实际的空泛议论和漫无边际的发挥。

五、结　论

实验结论是从实验结果中归纳出的一般的概括性判断,结论应回答实验提出的主要问题,同时应简短,并符合逻辑。

实验报告内容力求简练,文字表达应力求清晰、流畅。

第二章 医学机能实验与设计的常用仪器

第一节 医学机能实验仪器的基础知识

20 世纪 70 年代初,机能学实验室使用杠杆、检压计、记纹鼓、感应线圈进行实验。70 年代中期至 80 年代初,沿用了近一百年的杠杆、检压计等被各种传感器替代,感应线圈被电子刺激器替代,记纹鼓被记录仪替代,生物信号前置放大器和示波器进入实验室。90 年代,随着计算机技术的迅猛发展和普及,计算机生物信号实时采集处理系统进入实验室,为实验技术的自动化、信息化及开展探索性、设计性实验教学提供有力支持。

机能学实验仪器是根据被检测信号的性质而设计的,正确使用实验仪器、保证实验顺利进行,就必须了解和掌握生物信号的基本特征及现代实验仪器的基本知识。

一、生物电信号的基本特性

在机能学实验中,生物信号(如血压、肌肉张力、生物电等)通过转换器(如压力换能器、张力换能器、电极)将其转换为电信号,再经过放大后显示或记录。生物信号中生物电信号是一类比较复杂的信号,了解生物电信号的基本特性有助于实验顺利和正确地进行。

表 2-1 列出的几个典型的生物电信号反映了生物电信号低幅、低频、源阻抗大的基本特性。生物电信号的振幅最高为 100 mV 左右,低的仅为 0.01 mV,与数百毫伏的电极极化电压和数伏的干扰信号相比,生物电信号振幅比较低。生物电信号的频率范围为 0~10 kHz,多数信号在 0.2~100 Hz,从电信号的频率角度来看,生物电信号属于低频信号。生物电有一定的电压和电流,根据欧姆定律,生物电信号也有电阻(或阻抗),生物电信号源的阻抗(或称源阻抗)达几万欧姆。

表 2-1　生物电信号参数表

信号名称	幅度/mV	频谱/Hz	源阻抗/kΩ	极化电压/mV	干扰电压/V
心电图	0.1~8	0.2~100	数十	±300	数伏
脑电图	0.01~1	1~60	数十	±100	数伏
皮肤电位	0.05~0.2	1~100	数十	±300	数伏
细胞电位	0.1~100	DC~10 000	数十	几个	数伏

拾取生物电信号的电极称为引导电极,拾取生物电信号的过程称为生物电信号引导。在生物电信号引导时,生物电信号受多种信号干扰,主要的干扰信号有:

1. 电极极化引起的电极电位:电极电位在处理好时为直流特性(100 mV),用直流放大器时,信号直流成分被干扰,在高放大倍数时,是放大器饱和。

2. 电辐射干扰:50 Hz市电干扰信号,供仪器设备、照明等使用的电源,其50 Hz及其谐波通过仪器、辐射等途径干扰生物电信号,其干扰信号的频率——生物电的频率重叠。

3. 生物电信号的相互干扰:肌电、皮肤电干扰心电,心电、皮肤电干扰脑电等。

4. 生物电信号的检测是从各种生物电、背景干扰、极化电压中检出需要检测的信号。

二、生物电信号的交、直流特性

生物电信号可根据其与时间的关系分为交流信号、直流信号和交、直流混合信号。

1. 交流信号:振幅和方向随时间变化的信号为交流信号,如交流电(见图2-1)。细胞外记录的生物电信号多数为交流信号,如心电信号(见图2-2)、脑电信号、神经干动作电位等。

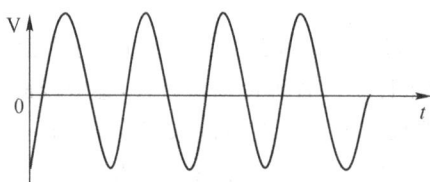

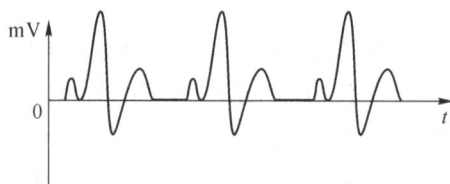

图 2-1   交流电   图 2-2   人体心电图

2. 直流信号:振幅和方向不随时间变化的信号为直流信号,如直流电(见图2-3)。振幅和方向随时间变化很缓慢的信号可视为直流信号,如电极电位、细胞内记录的细胞静息电位(见图2-4)。

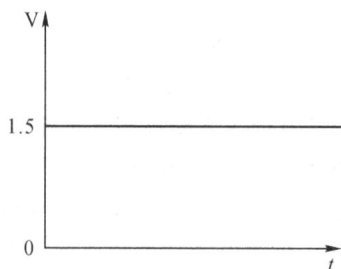

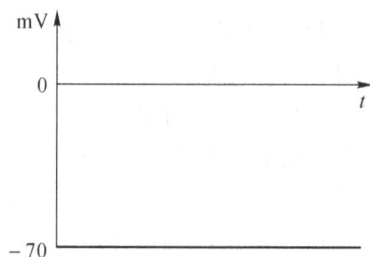

图 2-3   直流电   图 2-4   细胞静息电位

3. 交、直流混合信号:交、直流混合信号即生物信号中既有直流成分又有交流成分的信号。如细胞内引导电位变化过程,细胞静息时记录到的静息电位是直流电信号,细胞兴奋时记录到的动作电位是交流电信号(见图2-5)。有些细胞的动作电位含有直流信号成分,如心肌细胞动作电位平台期电位。生物信号通过直流应变式换能器转换为电信号,这类信号往往为交、直流混合信号,如反应肌肉舒张期张力、动脉血压舒张压等是直流信号,而反映肌肉收缩、心脏射血引起张力和动脉血液变化过程是交流信号(见图2-6)。

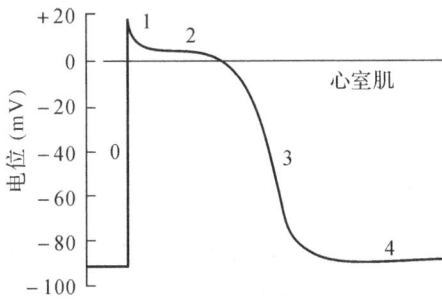

图 2-5 心肌细胞动作电位

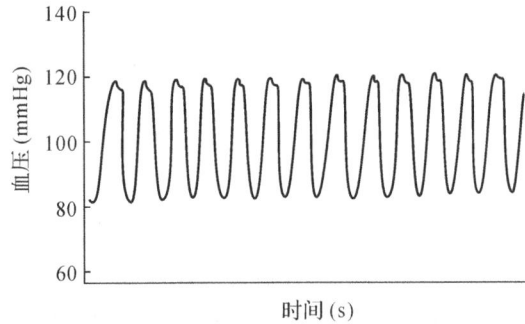

图 2-6 家兔动脉血压波

三、信号的交流、直流耦合输入方式

生物电信号放大器都设置有交流和直流两种耦合输入方式,生物电信号和通过换能器转换后的电信号输入放大器进行放大和处理时,需要首先确定信号的耦合方式。

1. 直流耦合输入方式:电信号不通过耦合器件(电容器或电感器)直接送入放大器的输入端进行放大的方式。图 2-7 显示了一直流耦合输入方式模式图,输入信号通过电阻输入放大器,信号经放大器放大后输出,输出信号的振幅变大,但时程和相位不变。直流耦合输入方式能观察到信号的真实情况。

用金属电极引导生物电时,金属电极在极性溶液(如 0.9% NaCl)中发生电化学反应,使电极间产生电位,这种电位称为电极电位。电极电位的大小由电极的材质和电极处理情况所决定,在生理盐水中银电极的电极电位可达 100 mV。电极电位一般表现为直流信号特性。电极电位比多数生物电信号的振幅大得多,用直流耦合方式放大生物电信号时,生物电信号放大到能被观察记录的程度时,电极电位也被放大并使放大器出现饱和,生物电信号就不能被观察记录到。电极电位也干扰了生物电信号的直流成分。用交流耦合方式可消除电极电位的影响。

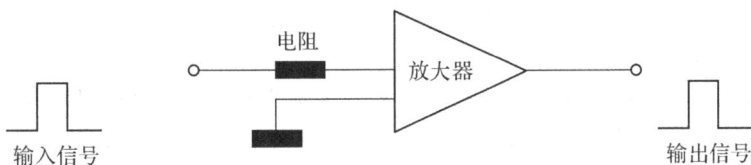

图 2-7 直流耦合输入方式

2. 交流耦合输入方式:电信号通过耦合器件(如电容器)送入放大器的输入端进行放大的方式称为交流耦合输入方式。电容器有"隔直"效应,能阻止直流电通过电流器。直流电信号不能通过电容器送入放大器的输入端进行放大,交流耦合方式的"隔直"作用,是放大器只放大交流信号而不放大直流信号。交流耦合输入方式在放大生物电信号时避免了电极电位被放大后使放大器出现饱和的情况发生。在交流耦合输入方式下观察和记录到的信号直流成分往往发生较大的改变(变化大小取决于时间常数),如图 2-8 所示,方波信号经电阻—电容耦合放大后变成了微分波。

3. 信号的直流耦合输入选择:细胞内引导的生物电信号和应变式换能器输出的电信号应选择直流耦合方式将信号输入放大器。

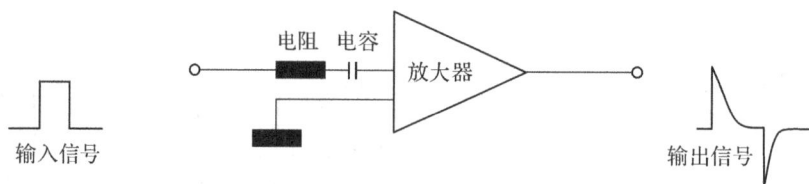

图 2-8　交流耦合输入方式

4.信号的交流耦合输入选择：细胞外引导的生物电信号采用交流耦合方式将信号输入放大器。在采用交流耦合方式时应根据信号频谱选择合适的时间常数（或下限转折频率），以免信号的有用频率成分被衰减（请参见本节"五、生物电信号的滤波处理"中的"3. 信号滤波"）。

四、生物电信号的输入方式

1. 单端输入方式：生物电信号输入以电位为参考点，生物电信号在被放大器放大的同时，干扰信号也被放大，放大的生物电信号混杂于各种干扰信号之中。单端输入方式抗干扰能力差，在生物电检测中较少采用。

2. 双端输入方式（差分输入）：生物电放大器多采用双端输入方式，即生物电信号通过两个输入端送入放大器放大，生物电信号混杂在各种干扰信号之中，对两个输入端而言，干扰信号被视作共模信号（幅度、相位、频率相同），而生物电信号则被视为差模信号。生物电放大器采用双端输入方式能极大地干扰信号并放大生物电信号。

3. 生物电放大器采用双端输入方式，所观察和记录的生物电信号是生物体、组织或细胞两点之间的电位差。

五、生物电信号的滤波处理

生物电信号的检测是从各种生物电信号、背景干扰信号、极化电压中检出需要测量的生物电信号，通过滤波的方法，使背景干扰信号、极化电压和不需要的生物电信号衰减并获得所需的生物电信号。

1. 高通滤波器：在放大器的输入端设置高通滤波器以衰减低频信号，通过选择时间常数（τ）来衰减不同频率的低频信号，τ 和下限转折频率（f_L）的关系为：$f_L = 1/2\pi\tau$。

选用不同的时间常数对一方波进行滤波，图 2-9 显示了方波的直流成分被衰减的情况。

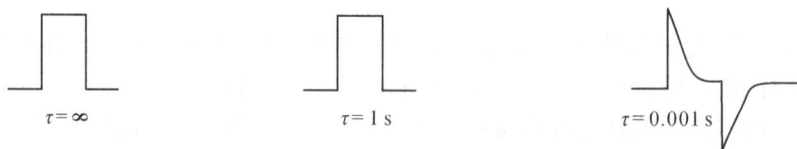

$\tau = \infty$　　　　$\tau = 1\,s$　　　　$\tau = 0.001\,s$

图 2-9　不同时间常数的滤波效果

2. 低通滤波器：低通滤波器用于衰减信号中的高频成分。生物信号放大器的低通滤波一般设在 100 Hz～100 kHz 多挡，供滤去不同高频信号使用。

图 2-10 显示了一方波选用不同滤波频率，信号高频成分被衰减的情况。

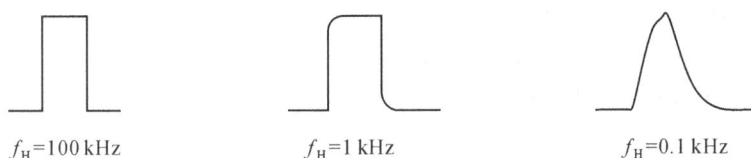

$f_H=100\,kHz$　　　　$f_H=1\,kHz$　　　　$f_H=0.1\,kHz$

图 2-10　不同滤波频率的滤波效果

3.信号滤波：在交流耦合输入方式下，生物电信号经高通滤波器输入放大器，信号的低频成分会被衰减，如果高通滤波器的时间常数（下限转折频率）选择不当，信号的有用成分就会失去。在放大生物信号时，如果有高频干扰信号干扰生物信号，并影响观察和测量时，可利用放大器的低通滤波器，上限转折频率从高到低，逐渐降低，使干扰信号对观察测量生物信号的影响较小时为止。上限转折频率过低，会将有用的信号衰减掉。记录生物信号时，可参考表 2-2 选择时间常数和上限转折频率。

表 2-2　生物信号记录参数

信号名称	振幅	时间常数/s	上限转折频率/kHz
坐骨神经动作电位	$5\sim30$ mV	$0.01\sim0.1$	$3\sim5$
减压神经传入冲动	$100\sim500$ μV	$0.01\sim0.1$	5
膈神经传出冲动	$50\sim300$ μV	$0.01\sim0.1$	5
植物性神经冲动	$50\sim100$ μV	$0.01\sim0.1$	$3\sim5$
骨骼肌动作电位	$5\sim20$ mV	$0.01\sim0.1$	$3\sim5$
肠平滑肌慢波	$2\sim10$ mV	$1.5\sim\infty$	1
肌电图（EMG）	$50\sim300$ μV	$0.01\sim0.1$	5
心电图（ECG）	$0.1\sim2$ mV	$0.1\sim1.0$	1
脑电图（EEG）	$30\sim200$ μV	$0.3\sim1.0$	1
视网膜电图（ERG）	$0.5\sim1$ mV	$0.3\sim1.0$	1
神经细胞膜电位	$50\sim100$ mV	∞（DC）	$10\sim20$
骨骼肌细胞膜电位	$50\sim120$ mV	∞（DC）	$10\sim20$
心肌细胞动作电位	$60\sim120$ mV	∞（DC）	$5\sim10$
中枢单位放电（细胞外）	$100\sim300$ μV	$0.01\sim0.1$	$5\sim10$
应变式换能器输出信号	$0.01\sim50$ mV	DC	0.1
心音换能器输出信号	$0.1\sim2$ mV	$0.02\sim0.2$	0.1
脉搏换能器输出信号	$1\sim10$ mV	DC	0.1

六、模拟测量与数字测量

从理论上讲，血压、张力、体温、动作电位等生物信号大都是连续变化的模拟量，即在时域上是连续的。传统的测量仪器的显示数值都是模拟着被测量的变化。由于仪器本身的局限性，显示数值的分辨率只能达到 $2\sim3$ 位有效数字（如指针式仪表），而模拟式信号（测量数据）在测量过程中易受噪声干扰的影响而变值。随着数字技术的发展，测量仪器日渐数

字化。它使得测量的模拟量通过模
一数转换为数字量,再利用数字技
术和计算机技术来提高测量的精确
度、可靠性、灵活性和自动化程度。
数字式仪器用数码显示结果,读数
方便,不易读错,显示的示值分辨率
可达 6～7 位有效数字或更高,而且
数字信号(测量数据)采用高一低两
个电平编码信号,不易受干扰而
出错。

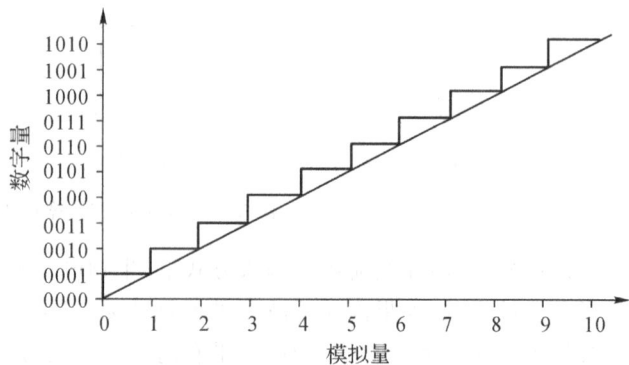

图 2-11   模一数变换

实现数字测量的第一步就是用
模一数转换器将模拟信号转换为数字量。数字量是离散量的,以一定的跨步(量子值)越
变。每个数字量是一系列阶跃跨步的总和,通常用 n 比特二进制编码来表示。图 2-11 中,
细斜线表示 0～10 的模拟量(十进制),模一数变换后的数字量为 0000～1010(二进制);细
线表示模一数变换的结果拟量。模拟量与数字量之间不可避免的差异,称为量化误差或量
化噪声。二进制编码时,分辨率(一个量子)为 $1/(2^{n-1})$,8 比特的分辨率为 $\pm 2\times 10^3$。

1. 模一数和数一模转换器:电子系统中用来连接数字部件与模拟部件的信息转换装
置,以实现数字信号和模拟信号的相互转换的装置,统称为数据转换器。模一数转换器
(analog-to-digital converter)简称 A/D,数一模转换器(digital-to-analog converter)简称 D/
A。数据转换器用途很多。

2. 数据转化器的主要指标:模一数转换器和数一模转换器的主要指标有转换时间(转
换速度)、转换电平、精度、分辨率等。根据使用对象的不同,转换设备有通用型、高性能型、
高速型。

(1) 分辨率:模一数转换器的分辨率用位数表示,位数越高,分辨率越强,转换绝对精度
也越高,转换的数字量越接近模拟量。16 位模一数转换器,转换绝对精度可达满表值的
0.025%。如 12 位 A/D,转换电平为 ± 5 V,则分辨率为:

$$分辨率 = \frac{\pm 5\ \text{V}}{2^{12-1}} = \frac{\pm 5\ \text{V}}{2048} = \pm 2.44\ \text{mV}$$

(2) 转换时间:模一数转换过程需要一定时间 τ,即模=数转换器的采样时间和转换时
间。τ 值正比于转换位数 n。实际使用中,τ 应与被测之量的变化率(dv/dt)相适应,根据采
样定律:

采样频率 ≥ 信号频谱中的最高频率的 5～10 倍

$$采样频率 = \frac{1}{采样时间}$$

模一数转化器的采样时间是一个不变的值,而仪器的采样时间可使用软件的硬件延迟
技术进行设置,仪器的最小采样时间总是大于或等于模一数转换器的标称时间。

生物电信号模一数转换时,采样频率信号频谱中的最高频率的 10 倍可获得比较好的效
果。如心电信号频谱中的最高频率为 100 Hz(高频心电信号除外),用 1000 Hz 的采样频
率,即 1 ms 的采样时间,转换得到的数字量保留心电信号绝大部分信息。

第二节 RM6240 生物信号采集处理系统

一、硬件系统组成

系统由硬件和软件两部分组成。硬件包括外置程控放大器、数据采集板、数据线及各种信号输入输出线;软件(RM6240 生物信号采集处理系统 1. x)主要由 RM6240.EXE 及多个实验子模块组成。软件与硬件协调工作,实现系统的多种功能。其面板上设置有外接信号输入插座、刺激器输出插座、记滴及监听插座(见图 2-12)。

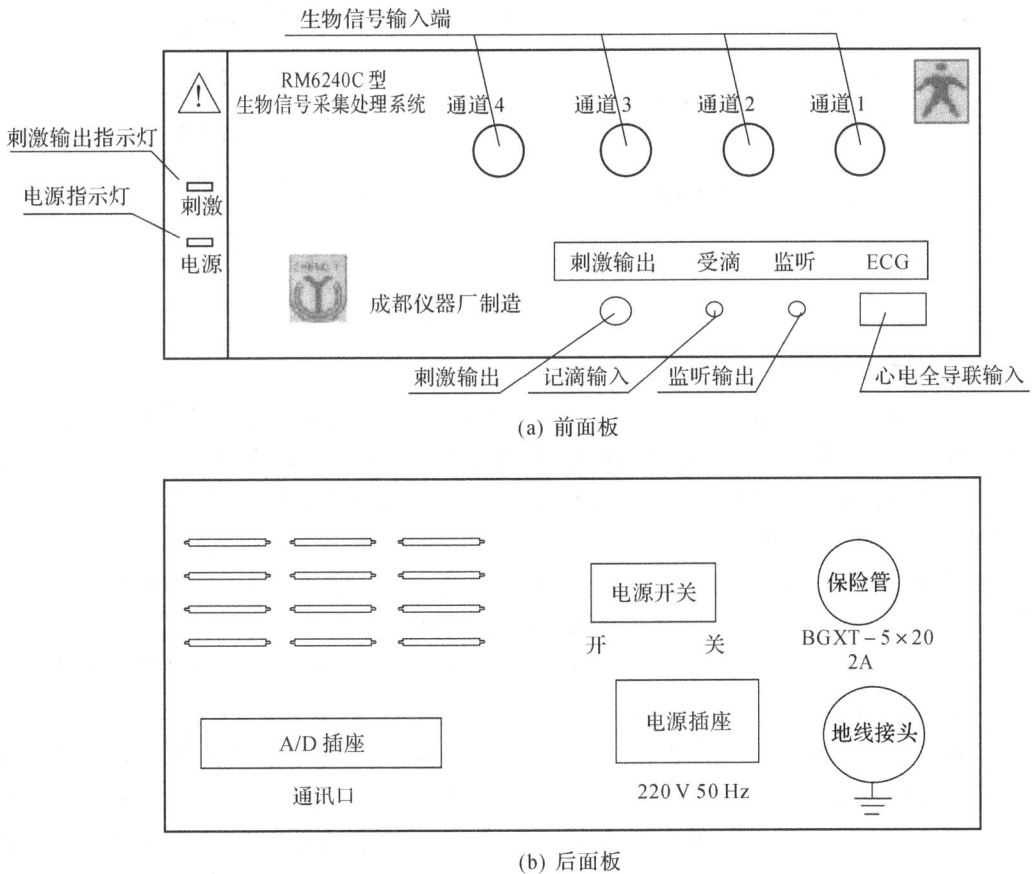

(a) 前面板

(b) 后面板

图 2-12 RM6240 生物信号采集处理系统面板

二、软件操作说明

(一)运行软件

打开外置的仪器电源(若仅对以前记录的波形进行分析,不作示波及记录,则可不开外置仪器),然后开启计算机,用鼠标双击计算机屏幕上的"RM6240 生物信号采集处理系统"图标即可进入实验系统。

注意开机顺序:应先开外置仪器,再进入"实验系统"。如果未开外置仪器即进入"实验系统",系统无法进行"示波"或"记录",此时应退出软件系统,开启外置仪器再进入系统,有些笔记本电脑,则需重新启动计算机。软件主界面如图 2-13 所示。

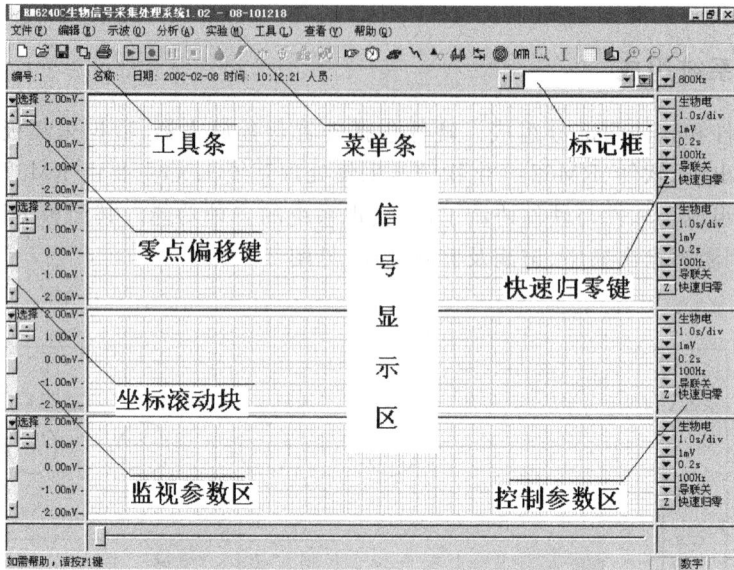

图 2-13   "RM6240 生物信号采集处理系统"主界面

(二)软件快速入门

进入 RM6240 生物信号采集处理系统主界面后,可以通过屏幕右边参数控制区由上至下依次在各通道设置你所需要的通道模式、扫描速度、灵敏度、时间常数和滤波等参数。在屏幕左边参数控制区可进行零点调节、坐标滚动,也可对通道作校验、频率谱、相关图、微分、积分、直方图、数字滤波(用鼠标点开左边参数控制区的选择按钮进行选择)等分析处理。本系统对显示的通道宽度可任意调节,只需在通道的分隔栏位置按住鼠标左键拖动到所需位置即可,使用热键"Alt+H"可使通道回到等分状态。

本系统在工作过程中分三个环境,即示波、记录和分析环境。通过移动鼠标至功能键所在位置,然后稍作停留即可显示功能键的功能。

1.示波环境:在示波环境点击"开始示波"键(图标▶)系统即开始采集信号,并把采集到的信号波形实时显示出来,点击"停止"键(图标■)系统即停止采集信号。在示波环境中可以调节各种实验参数,如通道模式、扫描速度、灵敏度、时间常数等,也可选择各种实时处理模式,如频率谱、相关图、微分、积分、直方图等,选择刺激器、记滴等功能。请注意,示波状态相当于放大器与示波器、刺激器结合的实验环境,示波时采集到的信号只作实时显示,但未记录到硬盘。和刺激器结合,系统还可实现同步触发示波(每发一次刺激显示一幅图形),如果使用相关分析,则显示相关图的通道相当于 X-Y 示波方式。

2.记录环境:点击"记录"键(图标●)系统即开始在显示波形的同时将采集到的信号实时存储到硬盘。从示波状态点击记录键可直接进入记录状态,一旦在示波状态点击记录键,系统将当前屏幕所显示的波形以及此后采集的信号实时记录到硬盘上。请注意,实时记录的信号是以临时文件的形式记录的,只有在退出系统前正式存盘,该文件才能转换成正式文件。在记录状态如点击暂停键(图标Ⅲ)则暂停记录,再次点击暂停键,则系统在原记录文件基础上继续记录。记录状态也可调节各种实验参数和模式,但有些参数如采集速度必须在示波状态才能调节。记录环境相当于放大器与示波器、刺激器、记录仪相结合的实验环境。在记录状态,通过双击鼠标左键可激活或取消系统具备的计时功能,通过单击鼠标右键还可在所需通道打上中文词条标记(详见 19 页的"标记框"部分)。

3.分析环境:从记录状态停止记录或打开一个已记录存盘的文件,系统即进入分析状态。在分析状态系统可对记录的波形进行各种测量、分析、编辑和打印。

本系统预先设置了大量的实验项目,如果是做系统已设置的固定实验项目,那么只需通过"实验"菜单选择你所需要的实验项目,系统将自动设置好有关参数(只需在此基础上根据信号微调有关参数,如根据信号大小微调灵敏度)。通过"实验"菜单选择所需实验项目可在刚进入系统界面时进行,也可在示波状态或示波状态停止后进行,如系统处于记录或分析环境,则需先回到示波环境才能选择预先设置的实验项目。当各种参数选择好后,可通过选择"示波"菜单中的"开始示波"(或用鼠标点击工具条的"开始示波"图标)项进行数据波形采样。如果对波形满意,那么可通过选择"示波"菜单中的"开始记录"项记录数据,此时的波形以临时文件形式被实时存入硬盘,在记录过程中也可选择"停止记录"项暂停记录某些数据。当需要记录时,又可选择"开始记录",在记录过程中,可以通过打标记标识记录过程中的某一点,以便查找。在您选择"文件"菜单中的"保存"命令(退出系统前系统也会提示您保存实验结果)对实验结果以正式文件形式保存后,此前的记录即被保存在该文件中,如果记录是非连续的(中途停止记录,过后又继续记录),则每一段记录都以子文件形式存在同一文件中,以后在系统中可用计算机的"PgUp"和"PgDn"键选择各段记录。此时,可在系统界面的左上角看到子文件的编号(以阿拉伯数字表示)。保存的文件以后可用系统的"打开"命令调入系统进行分析处理或打印。

点击"开始记录"并点击"结束记录"后,系统即进入"分析状态"。可用分析工具对记录的信号进行分析,或通过"文件"菜单中的打印选择项,打印实验结果。如果记录了波形,此后又进入示波状态然后停止,此时若想对此前记录的波形进行分析,可利用计算机的"PgUp"和"PgDn"键找出先前记录的波形进行分析。

在分析图形时,可将各种参数的测量结果显示或记录在数据板上(可用工具条中"测量信息"项打开数据板),便于实验者编辑和打印。

当实验者仅需用单个(或两个)通道时,建议使用第一(或第一、二)通道。

值得注意的是,任何实验,只要生物信号无问题,要取得好的实验效果,关键在于实验参数(用系统界面右边控制参数区的按键调节)的设置,实际上取决于选择合适的"采集频率"、"通道模式"、"扫描速度"、"灵敏度"、"时间常数"、"滤波频率"。当有 50 Hz 交流干扰时,还应将示波菜单中的"50 Hz 陷波开"打开(当所采集的信号频率本身处于 50 Hz 附近时不宜打开"50 Hz 陷波")。这里重点将逐一介绍这几个实验参数。

1.通道模式:用来选择放大器的工作模式,本系统的放大器是全功能程控放大器,通过通道模式选择各通道的放大器均可成为生物电放大器、血压放大器、桥式放大器、温度放大器、呼吸流量放大器等,如做血压实验时,应选择血压模式,并根据习惯选择血压单位。根据已知输入信号的特性,系统可通过软件工具栏中的创建新量纲功能添加或删除放大器的工作模式(见 30 页的"量纲创建")。本系统预先设置了生物电、血压(对应 YP100 型压力换能器)、体温(对应 CW100 型温度换能器)、温度(对应 CPT100 型温度换能器)、PH(对应 PHS-3D 型 PH 放大器)、呼吸流量(对应 HX200 型呼吸流量换能器)等通道模式,并已打开了生物电和血压模式。实验者如需使用其他模式,可利用"创建新量纲"功能自行打开已有模式或创建新的模式。注意,使用系统预先创建的模式应使用指定的换能器或放大器(PH),否则需重新定标。在通道模式中有常用项目选择,用于在实验中迅速设定常用实验的参数,此后只需根据需要对采集频率及灵敏度稍作调整即可。在分析状态,选择常用项目可使"区域测量"按照该实验对应的指标给出结果。通道模式中的交流低增益模式是时间常数为 1 s 的低放大倍数交流模式,用于某些特殊场合,若需时间常数更小的交流低增益模式,可在此模式下再结合数字滤波的高通滤波来实现。

2. 采集频率:系统采集数据的频率,如采集频率 100 kHz 表示系统以 10 万点/秒的速度采集数据。由于计算机画一个波形是以若干点组成的,所以采集频率应高于信号频率若干倍才能分辨出有效信号。信号频率越高,需要的采集频率就越高。但在实际应用中,采集频率也不是越高越好,对于低频的信号,选择过高的采集频率非但对显示的波形没有改善,反而会占用过大的存储空间。本系统共有 21 挡采集频率(从 1 Hz~100 kHz),在每一挡采集频率均有若干挡扫描速度供选择(在同一挡采集频率下,扫描速度可有 1000 倍的调节量),亦即在同一采集频率下,各通道的扫描速度独立可调,通道间的扫描速度可达 1000 倍的差别。如选择了同步扫描(在界面右下角),则各通道扫描速度均相同,只能同步调节。在同样的扫描速度下,只要信号波形好,选择低的采样频率有助于减小记录的文件空间。但对于频谱丰富的信号,选择的采集频率过低,则会丢失信号的高频成分。如做神经放电实验时,尽管选择的扫描速度并不高,但仍需要选择足够高的采集频率。故采集频率的物理意义可比喻为采集卡的频率响应。

3. 扫描速度:计算机显示波形的扫描速度,如 1 s/div 表示水平方向一个大格代表 1 s 时间,相当于描笔式记录仪的走纸速度。和描笔式记录仪不同的是,本系统的扫描速度不是唯一的。例如:当采集频率为 200 Hz 时,可选择 100 ms/div 的扫描速度,但在采集频率为 8 kHz 时,也可选择 100 ms/div 的扫描速度。但两者的物理意义是不同的,前者的频率响应低,后者的频率响应高,用前者无法观察神经放电现象,用后者则可观察。而对观察脉搏波这种低频信号来说,两者效果差不多,但前者的数据量仅为后者的 1/40,显然用前者更有助于节约数据存储空间。

4. 灵敏度:物理意义与描笔式记录仪的灵敏度相同,用于选择放大器的放大倍数。当观察到的信号太大或太小时,应相应地减小或提高灵敏度。

5. 时间常数:物理意义与描笔式记录仪的时间常数相同。时间常数用于调节放大器高通滤波器的时间常数,它与高通滤波器的低频截止频率成反比关系。高通滤波器用来滤除信号的低频成分,信号的有效成分频率越高,选择的时间常数应越小。如做神经实验时,因有效信号频率高,应该选择小的时间常数,将低频成分隔离掉,以助于基线的稳定。有效信号频率低时,应选择高的时间常数或选择直流;如做胃肠电实验时选择 5 s 的时间常数;做张力实验时选择直流;等等。时间常数代表放大器低频滤波的程度,如 1 s、0.1 s、0.01 s、0.001 s 分别对应放大器的下限截止频率为 0.16 Hz、1.6 Hz、16 Hz、160 Hz。时间常数越小,下限截止频率就越高,亦即对低频成分的滤波程度越大。当选择直流时,放大器不作高通滤波,此时放大器将信号中的交流和直流成分均作了放大处理。

6.滤波频率:物理意义与描笔式记录仪的滤波频率相同,用来滤除信号的高频成分。当信号有效成分频率较低时,应选择低的滤波频率,以滤除高频干扰。如观察脉搏波时,选择 10 Hz 的滤波,代表此时放大器的上限截止频率为 10 Hz,可将 10 Hz 以上的各种干扰滤掉。

上述"时间常数"和"滤波频率"均指硬件实现的高通和低通滤波的参数。本仪器还具有数字滤波功能,当需要更宽的滤波范围,或者在实验以后需对滤波效果进行调整时,可以使用数字滤波功能。该功能在效果上与硬件滤波相当,但需消耗计算机的系统资源,并产生延时,因此更适合于在实验后处理波形时使用。

三、RM6240 生物信号采集处理系统软件界面

(一)菜单条
显示顶层菜单项。选择其中的一项即可弹出其子菜单。

(二)工具条
工具条的位置处于菜单条的下方。工具条是提供一种快捷途径:菜单条中最常用的指令,都能在工具条中找到对应的图标(只需用鼠标直接点击即可)。在操作工具条时,一旦鼠标指向某图标即会弹出其指令名称。

(三)控制参数区
可选择当前通道的模式和调节灵敏度、时间常数、滤波、扫描速度等参数,本系统每个通道都是多功能放大器,均可用作血压放大器和生物电放大器(由通道控制参数区的通道模式决定)。鼠标在通道参数区各功能键上移动可看到各功能键的功能显示,分别为通道模式、扫描速度、灵敏度、时间常数、滤波频率、导联。用鼠标点击这些功能可调节各通道的实验参数。通道模式可选择放大器模式。

(四)监视参数区
点击"选择"项,出现如图 2-14 所示的界面。

• 定标

用于校正该通道的灵敏度。当选择除生物电之外的其他物理量时,按相应的灵敏度输入外接的标准信号(如在血压 12 kPa 挡输入 12 kPa 的压力信号,或者在生物电直流 10 mV 挡输入 10 mV 直流信号,等等),点击"定标"后,在弹出的对话框中输入外接信号标称值,点击"确定"即可将采样信号定位在所输入的标称值上(注意,在定标前必须先调好零位)。定标实际上是利用软件定标,求出定标系数,随后利用该系数修正测量结果,从而提高测量的准确性。

定标结果通过保存自定义实验项目保存。使用"创建新量纲"功能也可以定标,且可自动保存。

• 取消定标系数

将本通道定标系数恢复为 1。在作新的定标之前,最好先执行该功能。

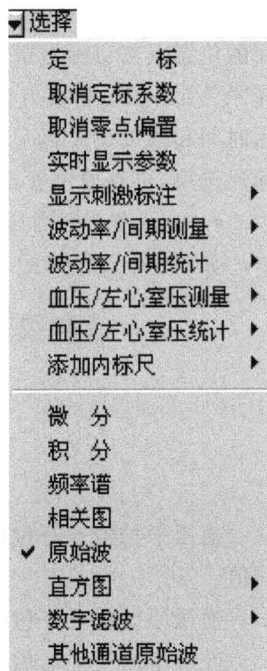

选择
定　　标
取消定标系数
取消零点偏置
实时显示参数
显示刺激标注　▶
波动率/间期测量　▶
波动率/间期统计　▶
血压/左心室压测量　▶
血压/左心室压统计　▶
添加内标尺　▶
微　分
积　分
频率谱
相关图
✓ 原始波
直方图　▶
数字滤波　▶
其他通道原始波

图 2-14　"监视参数"界面

- 取消零点偏置

用于取消该通道软件所作的零点偏移,零点偏移(详见 29 页的"工具菜单"介绍)。

- 实时显示参数

点击该按钮后,在相应的通道左上部将实时显示当前屏波形的最大值、最小值、平均值和峰峰值(最大值减最小值)。

- 显示刺激标注

显示刺激器的相关参数。

- 波动率/间期测量

用于测量当前屏信号的平均波动频率或间期,如对心电,波动率代表心率,对呼吸代表呼吸率,如此等等。

方法:选中波动率或间期选项后,在所选通道用鼠标左键确定基线,系统即自动计算出当前屏信号的平均波动频率或间期(波动频率由波形在基线位置上下次数确定,故应确保每一周期只有一个峰通过基线)。分析结果在数据板中显示,其余结果在所选通道左上角显示。

为了减小噪音对波形的影响,可在工具栏中选择"波动率设置"功能,增大容错值像素点数即可减小误差,但容错值过大(超过波峰离基线位置的像素点值)会直接影响到系统对波动频率的判断,故在误差值不大的情况下,容错值应尽可能小些。

- 波动率/间期统计

用于分析状态测量一段时间内信号的平均波动频率或间期。

- 添加内标尺

此功能用于对已记录波形添加标尺。

如图 2-15 所示,选择"X"项后,在波形图上需要添加时间标尺的位置点击鼠标右键,则显示 X 轴方向的刻度标尺;相反,选择"Y"项则显示垂直方向的幅度标尺;选择"X－Y"项则同时显示时间和幅度刻度标尺。若需取消已添标尺,可先选择添加内标尺选项,再在原位置点击右键即可。

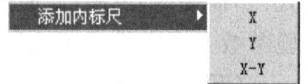

图 2-15 "添加内标尺"界面

- 血压/左心室内压测量

如图 2-16 所示,此功能用于显示当前屏血压原始波形的基本参数。

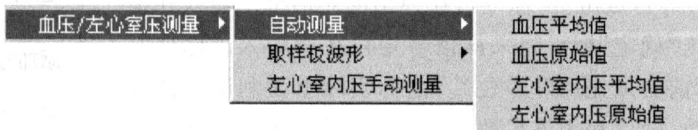

图 2-16 "血压/左心室内压测量"界面

血压平均值——包括所有周期波的收缩压、舒张压、平均压、脉压差、心率、间期的平均值。

血压原始值——包括各周期波的收缩压、舒张压、平均压、脉压差、心率、间期值。

左心室内压平均值——包括所有周期波的左心室内压的收缩压(LVSP)、左心室内压的舒张压(LVEDP)、心率、＋dp/dtmax、－dp/dtmax 和 t-dp/dtmax 的平均值。

左心室内压原始值——包括各周期波的左心室内压的收缩压（LVSP）、左心室内压的舒张压（LVEDP）、心率、+dp/dtmax、-dp/dtmax 和 t-dp/dtmax 值。

自动测量：则在数据版中自动显示各参数值，同时可以在通道上部看见一条蓝色参考线（线条分别对准血压波的收缩压和舒张压，用于监视测量准确性）。

取样板波形：如果因波形不规则造成自动测量不准确（蓝色参考线未全部对准血压波的收缩压和舒张压），可以用其进行辅助测量。方法如下：点击"取样板波形"对应的按钮后，在通道内用鼠标在一个基本处于平均位置的完整的血压一级波两侧各点击一次即可完成测量，其各项参数也在数据版中显示。

左心室内压手动测量：用鼠标在两个完整的左心室内压周期波形点击三点实现测量。方法如下：先在二波形的左侧确定一点，再在二波形中间对应舒张末期压的位置确定一点，最后在二波形的右侧点击一下即完成测量。

• 血压/左心室内压统计

用于在"分析"状态下统计时间段内血压原始波形的基本参数。统计模式与显示当前屏血压参数模式相同。

选择统计模式后，弹出如图 2-17 所示的统计对话框。统计出的结果将自动导入 Excel 表格（在使用此功能前，请确保计算机上已正确安装 Office 软件）。

注意：在统计对话框中输入的时间段是指从"开始记录"（0 时刻）到"停止记录"之间的时间长度，而不是计算机时间。

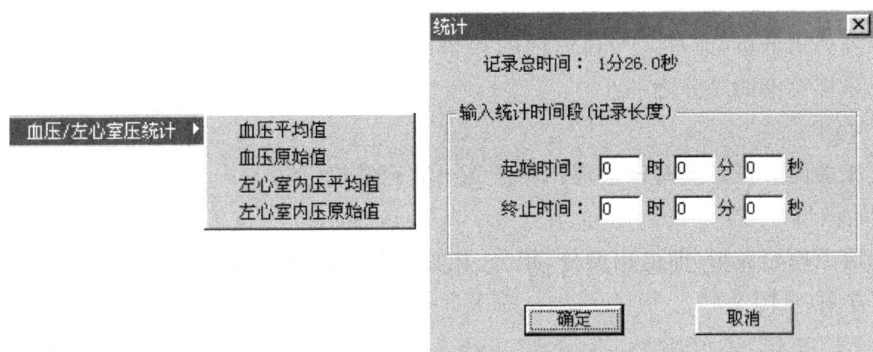

图 2-17 "血压/左心室内压统计"界面

• 微分

如图 2-18 所示，进行微分分析。利用对话框调节微分参数，如果设置满意，按"确定"即可。如果不想显示微分图形或不满意设置，按"取消"即可。同时，微分分析可在动态或静态下进行。参数中，放大倍数用于调节微分波的幅度。高频截止频率用于调节微分通道的数字滤波截止频率（低通滤波），以滤除微分波中不需要的高频信号。

• 积分

进行积分分析。利用对话框调节积分参数，参数中，放大倍数用于调节积分波的幅度。如果设置满意，按"确定"即可。如果不想显示积分图形或不满意设置，按"取消"即可。同时，积分分析可在动态或静态下进行。如果选择时间回零，则在到达规定时间后重新从零值开始积分；如果选择满度归零，则在积分值积至满度值后，重新从零值开始积分。

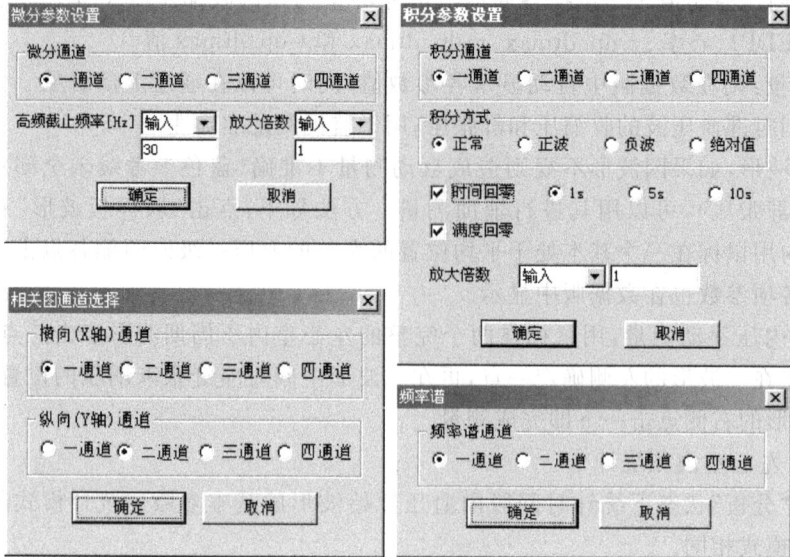

图 2-18 "微分"对话框

本系统具有二次处理功能,微分、积分及直方图可以在分析环境利用系统的测量功能测量,微分及积分波还可和原始波作相关图分析。

• 频率谱

进行频率谱分析,即对某一通道内的频率成分进行分析。值得注意的是,输入信号频率应低于采样频率的二分之一。

• 相关图

进行相关图分析。此时该通道相当于 X－Y 记录仪。

• 原始波形

显示通道原始波形(即退出微分、积分、相关等状态回到原始状态)。

• 直方图(见图 2-19)

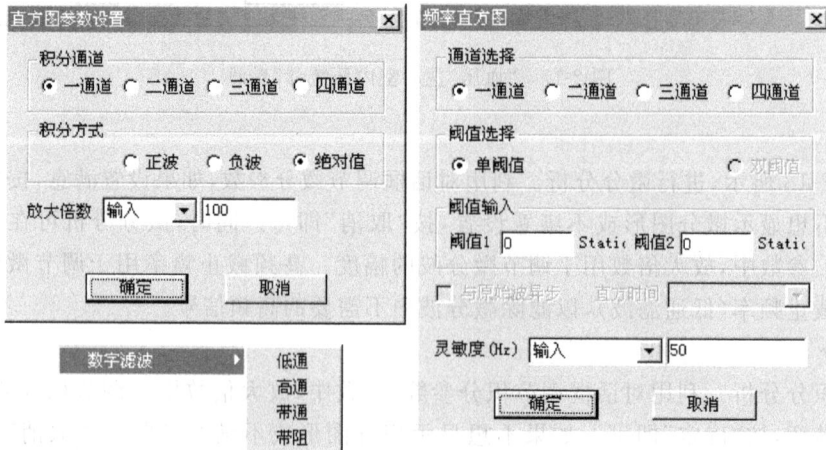

图 2-19 "直方图"对话框

(1)面积:对通道波形进行面积直方图处理,每一直方的高度反映了该直方时间段内原始波形的面积(由积分方式可确定正面积、负面积或绝对面积),直方图可用于对放电波形进行各时间段内的放电强度分析。参数中,放大倍数用于调节直方图的幅度。对正面积和负面积积分方式,可用鼠标在通道内确定阈值线位置,此时小于阈值的面积作为基础值被扣除。

(2)频率:对通道波形进行频率直方图处理,每一直方的高度反映了该直方时间段内,处于单阈值线之上或双阈值线之间的信号脉动频率(阈值线的位置高度可在点"确定"退出后用鼠标左键点击通道某处控制),故可用于对放电波形进行各时间段内的放电频率分析。其中灵敏度用于调节直方图的幅度标尺。如选择了"与原始波异步"选项,则直方图与扫描速度无关,可用于作较长时间的直方统计。如选择直方图通道右侧的"直方数据输出"选项,可将直方数据导出到数据板,从而可导入"EXCEL"进行统计。

- 数字滤波

对实验波形进行软件滤波,包括"低通"、"高通"、"带通"和"带阻"四种模式。数字滤波处理后通过选择"原始波"选项可恢复原始信号。

- 其他通道原始波形

以不同的"扫描速度"(即"走纸速度")观测同一生物电信号。例如:在二通道点击"其他通道原始波形",弹出其对话框(见如图2-20)。选择"一通道",点"确定"退出,则二通道同样显示一通道波形,且此时只有"扫描速度"可调。该功能便于使用不同的扫描速度同时观察同一波形。

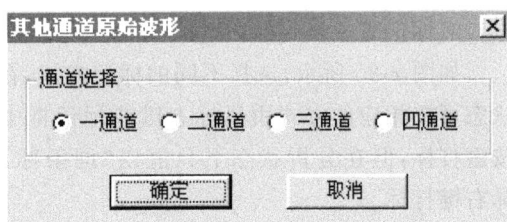

图2-20　"其他通道原始波形"对话框

(1)零点偏移键

详见后零点偏移介绍(详见29页的"零点偏移")。

(2)坐标滚动块

详见后坐标滚动介绍(详见29页的"坐标滚动")。

(五)信号显示区

用于显示各通道信号、分析波形和刺激信号等。

(六)标记框(见图2-21)

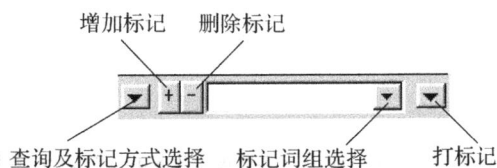

图2-21　标记框

1.查询方式

如图2-22所示,在记录文件中打标记后,事后通过选择不同的查询方式,可迅速找到标记所在位置,点击"查询"按键即会弹出与之相对应的对话框。

(1)词条查询:弹出"标记查询"对话框(见图2-23)。在"下拉条"中选择已打词条标记,如"B",点"确定"退出,则系统将自动搜索到该词条,并将其显示于当前界面上。此时可使用"分析"菜单条中的"标记前移(快捷键:Alt+←)"以"B"为起始点依次向前搜索已打标记,此处即为"A";反之"标记后移(快捷键:Alt+→)"则向后搜索,即"C"。

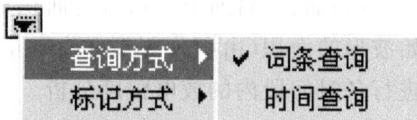

图 2-22 "查询方式"界面

(2)时间查询:弹出"时间查询"对话框(见图 2-24)。输入查询时间(所记录波形的长度时间),输入的时间应小于记录总时间。

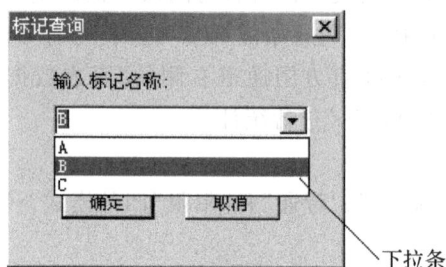

图 2-23 "标记查询"界面

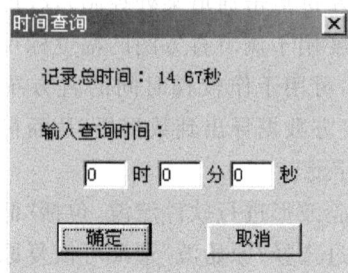

图 2-24 "时间查询"界面

2.标记方式

如图 2-25 所示,选择不同的标记方式,在记录或暂停状态可按相应的方式用鼠标右键或标记框中的"打标记"按键打标,但在分析状态下只能以"词条标记"方式用鼠标右键打标。

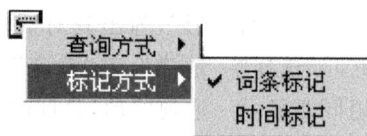

图 2-25 "标记方式"界面

(1)词条标记:以标记框中"标记词组选择"栏里的词条为标记进行打标。

(2)时间标记:以当前记录时间(起始记录时间为 0 s)为标记进行打标。

在记录状态加入标记,只需点击"打标记"即可在每个通道波形上同时记录下所加标记名称,或用鼠标右键在各个通道的任意位置加入标记(在记录状态,还可通过双击鼠标左键激活或取消计时功能)。在分析状态下,再次用鼠标右键点击标记的红色小箭头即可取消该标记。

如果标记框内没有所需内容,可点击"+"添加,或点击"一"删除。

四、菜单介绍

顶级菜单条如图 2-26 所示:

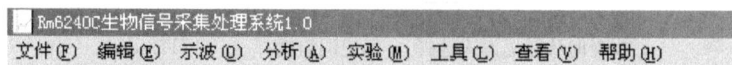

图 2-26 顶级菜单条

顶级菜单条相当于对菜单命令进行第一次分类,将相同性质的命令放入同一顶级菜单项下。以下将详细说明各顶级菜单项功能。

(一)文件

如图 2-27 所示,"文件菜单"中的命令主要用于新建、打开、保存、打印文件,其用法与 Word、Excel 等其他应用程序中的"文件"菜单相似。

● 新建命令

用此命令在系统中进行系统初始化并建立一个新文档。

工具栏按钮:□

快捷键:Ctrl+N

● 打开命令

用此命令打开一个以前存储的文件供分析处理等。

工具栏按钮:📂

快捷键:Ctrl+O

新建 (N)	Ctrl+N
打开 (O)...	Ctrl+O
保存 (S)	Ctrl+S
另存为 (A)...	
存当前画面为...	
通道打印选择...	
打印 (P)...	Ctrl+P
打印预览 (V)	
打印设置 (R)...	
最近文件	
退出 (X)	

图 2-27 "文件"菜单

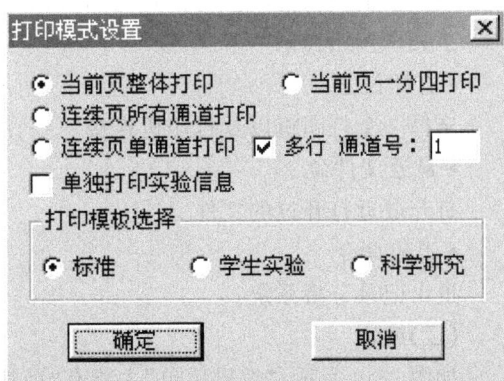

● 保存命令

用此命令将记录的波形或经过处理的波形保存到它当前的文件名和目录下。当第一次保存时,记录分析仪显示另存为对话框以便对要保存的文件命名。如果在保存之前,想改变文件名和目录,可选用另存为命令。

工具栏按钮:💾

快捷键:Ctrl+S

● 另存为命令

用此命令来保存并命名文件。显示另存为对话框以便命名文件。如要用当前文件名和目录保存文档,可用保存命令。

● 存当前画面为命令

用此命令来保存通道当前屏幕显示的波形。

● 打印模式设置

如图 2-28 所示,打印模式设置有以下选项:

(1)当前页整体打印

用于打印当前页中任意一个通道或所有通道的信号。

(2)当前页一分四打印

将当前波形按纸张 25% 比例,一次打印四份在同张纸上。

(3)连续页所有通道打印

将若干页的波形连续打印。

(4)连续页单通道打印

在"通道号"中指定某一通道,选中"多行",则将该通道波形连续打印四行再换页;反之,则打印一行即换页。

(5)单独打印实验信息

选中该项则将"实验评注"内容与实验波形分页打印。

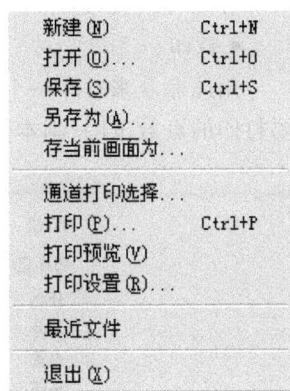

图 2-28 "打印模式设置"对话框

（6）打印模板选择

分三种模板，适用于不同实验需求。

● 打印

用此命令来打印一个文档。在此命令提供的打印对话框中，如图 2-29 所示，可以指明要打印的页数范围、副本数、目标打印机，以及其他打印机设置选项。

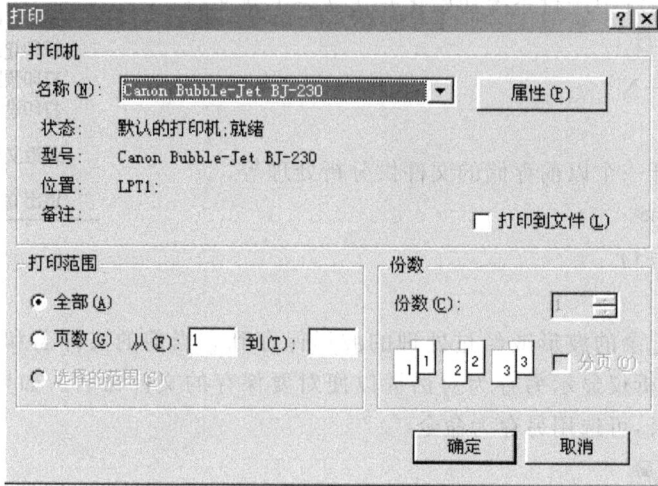

图 2-29　"打印"界面

工具栏按钮：🖨

快捷键：Ctrl＋P

注意：如鼠标点击打印命令（如打印、打印预览等）不起作用，请将鼠标在通道区域点击一下再点击打印命令。

● 打印预阅

在屏幕上按被打印出的格式显示文档。

工具栏按钮：🔍

● 打印设置

选择一个打印机以及打印机连接。

● 最近文件命令

打开最近打开过的文件。

● 退出命令

退出记录分析系统。

（二）编辑

如图 2-30 所示，"编辑菜单"主要有"剪切"、"复制"、"粘贴"三种命令。在本系统中，这些命令必须在点击了"数据编辑"命令（或"工具栏"中相应图标"I"）后才能使用。

● 数据编辑

此选项便于在通道中直接对波形（数据）进行拷贝、剪切和粘贴。选取此项指令后，按住鼠标左键并拖动鼠标即可选取任意范围需要编

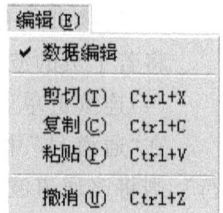

图 2-30　"编辑"菜单

辑的波形(选中的波形背景颜色为黑色),此时,可通过以下命令对波形进行处理,以便保存和打印。注意:数据编辑改变了所采集的原始数据位置,如仅需剪贴和编辑图形,可用鼠标捕捉功能将图形复制到"Word"或波形图板中编辑。

工具栏按钮: I

退出该命令时可用 Esc 键。

• 剪切

用此命令将当前被选取的数据从文档中删除并放置于剪贴板上。如当前没有数据被选取时,此命令则不可用。把数据剪切到剪贴板上将取代原先存放在剪贴板上的内容。

• 复制

用此命令将被选取的数据复制到剪贴板上。把数据复制到剪贴板上将取代以前存在剪贴板上的内容。当前无数据被选取时,此命令则不可用。

• 粘贴

从剪贴板上将数据粘贴到文档中。

现将以上命令的具体应用举例如下:

例:在位置 A 剪去一段波形并把它插到位置 B。

操作步骤:

(1)用鼠标单击"数据编辑"(或相应图标"I")。

(2)将鼠标移到欲剪切的波形起始处,按住鼠标左键并拖动鼠标将需剪切的部分涂黑。

(3)用鼠标点击"剪切"命令(或用快捷键 Ctrl+X),波形即被剪切。

将鼠标移到欲将剪切波形插入的位置,点击鼠标右键,再点击"粘贴"命令(或用快捷键 Ctrl+V),即完成以上操作。

• 撤销

用于恢复上一步"数据编辑"工作。

注意:该功能只能撤销一个步骤,即上一步操作。

（三)示波

如图 2-31 所示,示波菜单包含以下选项:

• 开始示波 (工具按钮: ▶)

系统开始采集波形并实时显示波形。

• 开始记录(工具按钮: ◉)

系统开始将采集的波形在实时显示的同时实时记录到硬盘上。

• 停止记录 (工具按钮: ◼)

停止记录采样波形。

• 程控记录

用于需要长时间观察并断续记录的实验(见图 2-32)。

系统将根据实验中所提供的"组数"、"开始记录时间"和"记录时间(长度:分)"自动记录波形(共 12 组)。若需中途停止"程控记录",请在停止示波后,点击"新建"按钮,之后再进行其他操作。

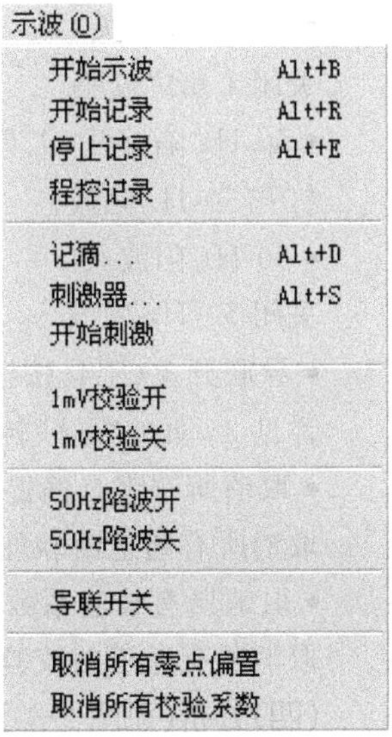

示波(0)	
开始示波	Alt+B
开始记录	Alt+R
停止记录	Alt+E
程控记录	
记滴...	Alt+D
刺激器...	Alt+S
开始刺激	
1mV校验开	
1mV校验关	
50Hz陷波开	
50Hz陷波关	
导联开关	
取消所有零点偏置	
取消所有校验系数	

图 2-31　"示波"菜单

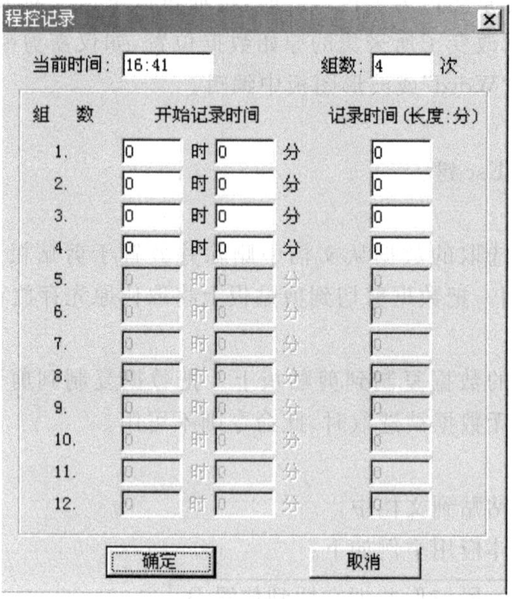

图 2-32　"程控记录"对话框

注："开始记录时间"若小于当前时间,则系统将判断为第二日的"开始记录时间"。

• 记滴(工具按钮:⬤)

弹出记滴对话框(详见 32 页的图 2-45)。

• 刺激器(工具按钮:✎)

弹出刺激器对话框(详见 33 页的图 2-47)。

• 1 mV 校验开(工具按钮:⬛)

此时系统输入端接入了一个 1 mV 的直流信号,供检查仪器和校验使用。

• 1 mV 校验关

关闭 1 mV 校验。

• 50 Hz 陷波开(工具按钮:⬛)

打开 50 Hz 陷波。

• 50 Hz 陷波关

关闭 50 Hz 陷波。

• 导联开关(工具按钮:⬛)

详见 35 页的"导联转换功能"。

• 取消所有零点偏置

取消所有通道由软件完成的零点偏移。

• 取消所有校验系数

取消所有通道的校验系数。

(四)分析(见图 2-33)

• 上一实验

在分析状态进入上一实验子项目(即打开上一个子文件)。

- 下一实验

在分析状态进入下一实验子项目。

- 头实验

在分析状态进入头一个实验子项目。

- 尾实验

在分析状态进入最后的实验子项目。

- 波形前移

按小键盘上的'＋'键或按 Shift 再按'＋'键则可使波形前移一格或十格。

- 波形后移

按小键盘上的'－'键或按 Shift 再按'－'键则可使波形后移一格或十格。

- 标记查询（工具按钮：☞ ）

弹出标记查询对话框。在记录波形时加入的所有标记均可通过对话框的下拉键找到，再按"确定"键即可查询到标记所在位置。此时也可用 Alt 加←或→键实现标记前后搜索。

- 开始反演（工具按钮：🕐 ）

开始自动重复反演当前实验所记录的波形。

- 停止反演

停止反演当前实验波形。

- 鼠标捕捉（复制鼠标在图形左上角及右下角确定的图形区域）（工具按钮：🔲 ）

该功能主要用于确定一个图形区域，并将该区域的图形复制下来。使用时，在欲复制的波形左上角单击鼠标左键，然后松开鼠标，在欲复制的波形右下角再单击鼠标左键，即可复制选取的波形。此后可在 Word 文档或波形图板用粘贴功能粘贴该波形。

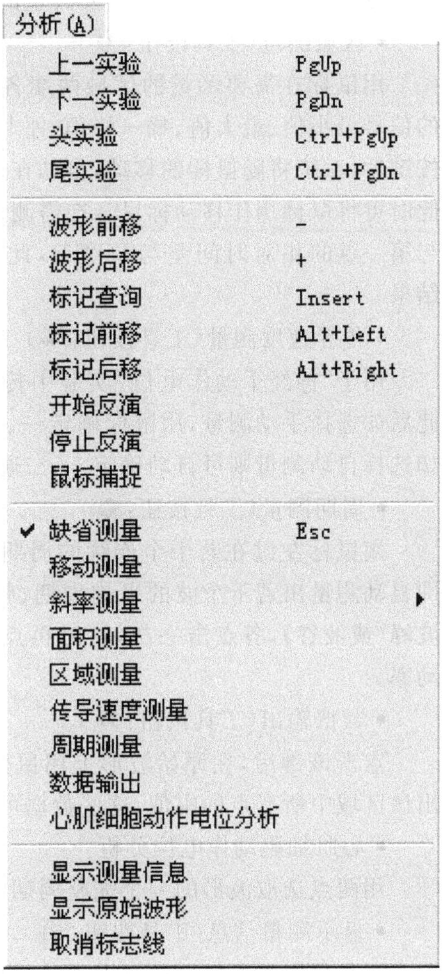

- 缺省测量

默认为取消测量。其快捷键是 ESC 键，用于取消分析状态下上一次所选择的测量功能。

- 移动测量（工具按钮：🐭 ）

选通后，鼠标移动到信号的某一点，系统就在屏幕上及数据板中显示该点的时刻和振幅。

- 斜率测量（工具按钮：🖊 ）

选通后，鼠标移动到信号的某一点，系统就在屏幕上显示该点的斜率。

- 面积测量（工具按钮：🔺 ）

选通后，界面出现"面积参数设置"的对话框，有三种方式可供选择：①正波：即零线以上波形的面积；②负波：即零线以下波形的面积；③绝对值：即整个波形的面积。

分析(A)	
上一实验	PgUp
下一实验	PgDn
头实验	Ctrl+PgUp
尾实验	Ctrl+PgDn
波形前移	-
波形后移	+
标记查询	Insert
标记前移	Alt+Left
标记后移	Alt+Right
开始反演	
停止反演	
鼠标捕捉	
✓ 缺省测量	Esc
移动测量	
斜率测量	▶
面积测量	
区域测量	
传导速度测量	
周期测量	
数据输出	
心肌细胞动作电位分析	
显示测量信息	
显示原始波形	
取消标志线	

图 2-33 "分析"菜单

方式选定后,用鼠标在需要测量的区域两端各点击一次即可完成该区域的面积测量。

● 区域测量(工具按钮:)

用鼠标在需要测量的区域两端各点击一次,则系统自动测量两点间的时间、该区域内的信号最小值、最大值、峰—峰值、平均值,并将数据自动粘贴在数据板上。点下区域测量按键后,系统将随鼠标的移动,自动在通道左上角显示鼠标箭头所在位置的时刻及幅度值;此时可将鼠标用作移动标尺。在需测量的区域内点击第一点之后,系统将给出鼠标当前点与第一点的相对时间差与幅度差,此时可作相对测量。点击第二点后,将得到区域测量结果。

● 传导速度测量(工具按钮:)

用于"神经干动作电位"实验中传导速度的测定(进入该测量后,需先输入电极距离。此后如选择手动测量,用鼠标确定一、二通道两个动作电位波形的时间差,即可完成测定。如选择自动测量则可自动确定一、二通道两个动作电位波形的传导速度)。

● 周期测量(工具按钮:)

用鼠标左键在若干个连续的周期波的相同位置各点击一次,然后点击鼠标右键,系统即自动测量出若干个波的平均周期、频率和波动率。例如:在一段波形上选择两个连续的波峰(或波谷),各点击一次,这时再点击鼠标右键即可测量出这段波形的周期、频率和波动率。

● 数据输出(工具按钮:)

点击该键后,在原始波形上用鼠标确定区域的起点和终点,则在弹出的数据板内将列出该区域中所有点的幅值,这些数据可存盘或导入"Excel 或 Word"进行处理。

● 心肌细胞动作电位分析

用两点选取波形的一个完整周期,则自动分析产生"心肌细胞动作电位"的各项参数。

● 显示测量信息(工具按钮:)

测量数据显示框可通过点击工具按钮关闭或打开数据板(见图 2-34)。

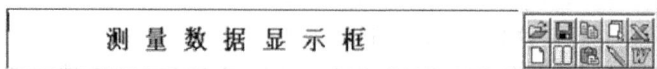

图 2-34   测量数据显示框

"测量数据显示框"用于显示测量数据,同时也可以在此框中增删文字,做实验笔记,并可单独以文本文件存盘。其各部分的功能简述如下:

(1)打开——在"测量数据显示框"中打开以文本文件保存的测量数据。

(2)存盘——将当前测量数据以文本(.txt)文件形式保存。

(3)新建——清除"测量数据显示框"中的数据,并新建文档(尚未保存的数据将丢失)。

(4)日期——自动输入当前日期。

(5)复制——选取所需的内容,点击该键即可复制。借此功能可以方便快捷地将所复制的测量数据粘贴到 Office 等文档中,也可粘贴到本系统的实验信息栏。

(6)粘贴——可将复制的内容粘贴到"测量数据显示框"中。

(7)导出至"实验信息"——实验中可将"数据板"中的信息加载到"评注"中进行打印。

选中"测量数据显示框"中的信息(测量数据或实验中编写的文字),点击 🔲 即可。此时所需要信息已加载到"实验信息"的"实验评注"中,并可打印在"评注"栏中。

(8)标记捕捉——实验者可将"数据板"中的信息制作成标记加载到不同通道中进行打印。

方法:在"测量数据显示框"中用鼠标选取所需的信息(测量数据或实验者编写的文字)作为标记,点击后,则可以用 🔲 鼠标右键在各通道内任意位置添加该标记。

(9)导入 Excel ——将"测量数据显示框"中的所有信息(以空格作为分隔符)自动导入 Excel。

(10)导入 Word ——将"测量数据显示框"中的所有信息自动导入 Word。

(注:在"测量数据显示框"内输入文字时,请使用 Ctrl+Enter 实现回车。)

● 显示原始波形

用于显示所有通道的原始波形。

● 取消标志线(工具按钮: 🔳)

在进行上述各种测量时,会留下各种测量竖线,点击该键即可全部清除。

(五)实验

实验模块是针对生理实验教学项目而开发的,系统预设置了几十个实验项目的参数以供实验者参考。实验者只要选中了相应的项目,系统即自动设置好该实验所需的实验参数。实验时实验者只要根据实际情况对参数稍加调整即可。如图 2-35 所示,实验菜单包括以下选项:

● 肌肉神经类实验

刺激强度与反应的关系实验、刺激频率与反应的关系实验、神经干动作电位的引导实验、神经干兴奋传导速度的测定实验、神经干兴奋不应期的测定实验、神经干兴奋不应期的自动测定实验、肌肉兴奋——收缩时相关系实验。

● 循环类实验

蛙心灌流实验、期前收缩和代偿间歇实验、心电图实验、心肌细胞动作电位实验、心肌细胞动作电位与心电图的同实验、兔减压神经放电实验、兔动脉血压调节实验、左心室内压、动脉血压测定实验、脉搏等实验。

● 呼吸类实验

膈神经放电实验、呼吸运动调节实验。

● 消化类实验

消化道平滑肌的生理特性实验。

● 感觉器官类实验

肌梭放电实验、耳蜗生物电活动实验。

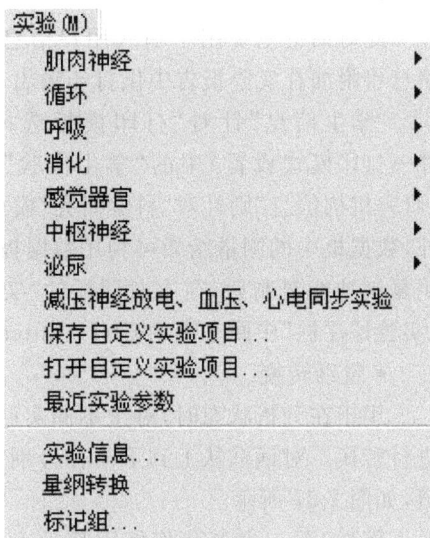

图 2-35　"实验"菜单

● 中枢神经类实验

大脑皮层诱发电位实验、中枢神经元单位放电实验、脑电图实验。

● 泌尿类实验

影响尿生成的因素实验：

以上所有实验项目都是在大量实践的基础上设定各项参数值，实验者只需要选定具体的实验项目，系统即可自动设定好各种参数。实验者可在此基础上稍作调整。

● 保存自定义实验项目

实验者可以将设定好的实验参数保存起来，当下次再做同类实验项目时，可以打开保存的自定义实验项目文件，系统将自动调整好这些参数。利用该功能，可自行设计和设定若干实验项目。

● 打开自定义实验项目

如图 2-36 所示，打开保存的自定义实验项目文件，系统将自动调整好自定义实验参数。

● 最近实验参数

实验者再次进入系统后，可用此方式让系统恢复上次实验的各项参数值。

● 实验信息

此对话框主要用于输入用户信息，这些信息将附加在实验报告中供打印输出。

"学生信息"针对"打印模板选择"（文件—打印模式设置）中的"学生实验"使用；"研究机构信息"则针对"科学研究"模板。另

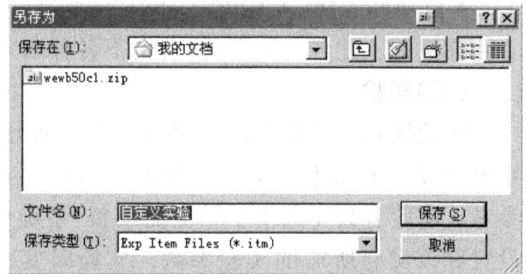

图 2-36　打开自定义实验项目

外，数据板中的测量结果可利用数据板导出到"实验信息"中，并导入"实验评注栏"，也可利用复制功能复制后，在本对话框的"实验评注栏"用快捷键 Ctrl＋V 粘贴上去。需要注意，"实验评注栏"中回车需用 Ctrl＋Enter 键实现。

● 量纲转换

用于在分析状态时，对于不同实验项目的量纲进行转换。对话框从上到下 4 栏分别对应 1～4 通道，如图 2-37 所示。

例如：在 1 通道我们使用呼吸流量传感器，用直流 50 mV 灵敏度挡记录了呼吸波，经呼吸流量计比对，所记波形每格（50 mV）对应流量 21 mL/s，此时，在本对话框的第一栏（对应 1 通道）的每格数值和量纲单位分别输入 21 和 mL/s，然后点击"确定"，波形即变成了流量单位刻度的显示波形。

● 标记组

如图 2-38 所示，本系统带有强大的标记管理

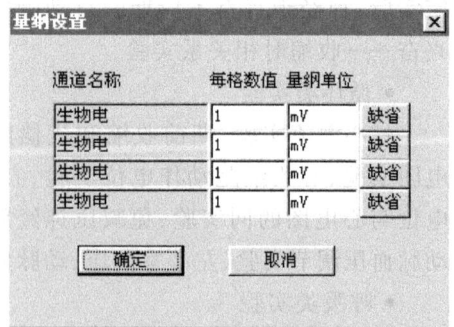

图 2-37　"量纲设置"对话框

功能，针对各种实验，系统设置了大量的标记词条。根据实验需要选择相应的标记组，系统就将该组标记调入系统实验界面的标记框内供实验使用。"缺省标记组"用于恢复各标记组的内容，"自定义组"用于实验者自行定义各自所需的标记组及标记。

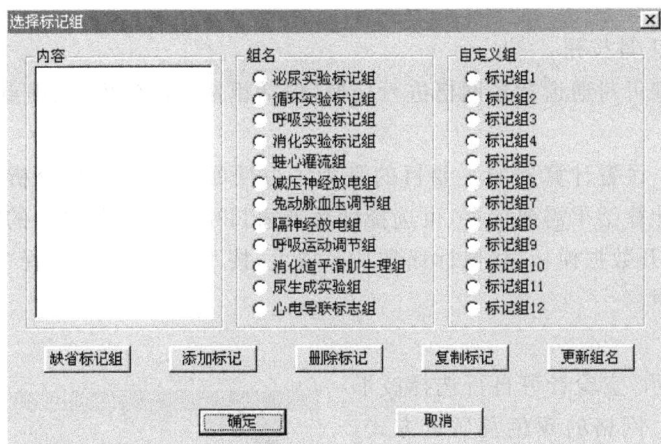

图 2-38　"选择标记组"对话框

(六)工具

"工具菜单"中有各种界面操作工具:

- 坐标滚动

选中后,各通道右边(即监视参数区)将弹出一滚动条,拉动该滑动块可使坐标和波形一起沿垂直方向快速滚动,点击滚动条上下两端的箭头,则缓慢滚动,从而扩大了波形的显示范围。

- 零点偏移

用于通道的零点调节。其正负调零范围最好不要超过放大器当前灵敏度档的范围(即垂直方向±1 大格),否则将影响放大器的动态范围,如果零点偏移太多,应调节换能器本身的零位。

- 波形放大、波形缩小、波形还原

工具按钮:

利用软件改变通道灵敏度,对信号放大或缩小。具体使用时,选择波形放大或缩小,然后在通道内用鼠标每点一下波形即被放大或缩小一次。

- 波形图板

打开波形图板,可对所选的波形,进行各种图形处理。

例如:可对波形进行剪切、擦除、粘贴等处理。同时此图形还可通过粘贴方式,粘贴到 Word 文档中,以供实验报告使用。

- 浏览视图(工具按钮:)

用于分析状态浏览该记录文件的所有波形。

点击后,系统将按 16 幅为一屏顺序展示记录波形。当记录波形超出一屏时,可使用"PgUp"和"PgDn"按键浏览上一屏和下一屏的波形;或者,点击鼠标右键,在弹出的对话框(见图 2-39)中按需要进行选择。"剪切"前选中不需要的一幅波形,剪切完毕后退出保存即可。

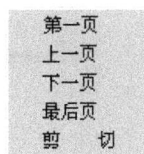

退出"浏览视图"按 Esc 键或双击某一幅图进入该波形的工作

图 2-39　点击鼠标右键后弹出的对话框

界面即可。

- 网格切换（工具按钮：▦）

通过点击该键可对通道背景网格进行切换（包括粗格、细格、虚线、虚点和空白）。

- 计算器

打开计算器。设置计算器的主要目的是为了方便实验者在波形分析与处理过程中作一些计算。如果计算结果需要保存，可选择计算器窗口中"编辑"菜单中的"复制"项将计算结果复制，然后打开数据模板，将鼠标移到某一项上，按下鼠标右键，选择"粘贴"，将计算结果放入数据模板中。

- 选项

如图 2-40 所示，实验者可自行选择波形的颜色、走纸方向、网格的颜色及显示方式，等等。

- 导出实时数据（工具按钮：📈）

在记录状态打开"实时显示参数"功能，点击快捷键即可将实时显示的参数及点击该键的时间导入数据板中，以便实验者事后分析。

- 显示记录时间

选中后，在记录状态或分析状态显示各通道波形的具体记录时间。

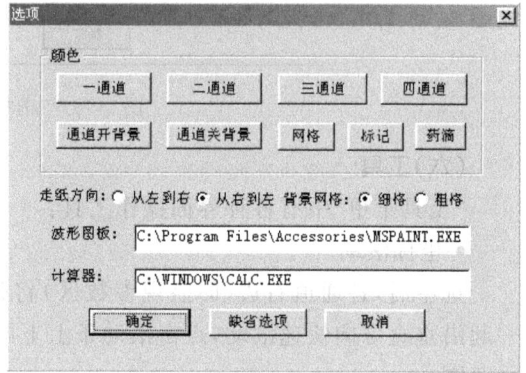

图 2-40   "选项"对话框

- 显示所有通道

将当前所有通道的波形在一个通道内显示，即波形合并。

- 取消显示所有通道

恢复原波形。

- 拆分示波

将各通道（合并通道除外）一分为二：右边显示新波形，左边显示已记录的波形，并可拉动滑动块观察记录的波形，并将其和当前波形作比较。

- 量纲创建

如图 2-41 和 2-42 所示，该功能使得本系统能实现各种物理量的测量。只要配置相应的换能器，并利用该功能创建相应的量纲，放大器即被定义成为以该物理量纲为度量的放大器。此外，用此功能还可精确定标。

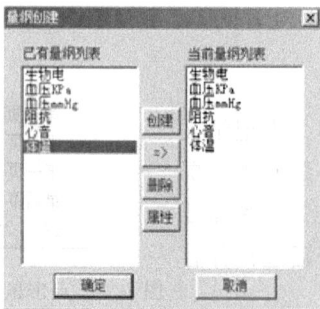

图 2-41   "量纲创建"对话框

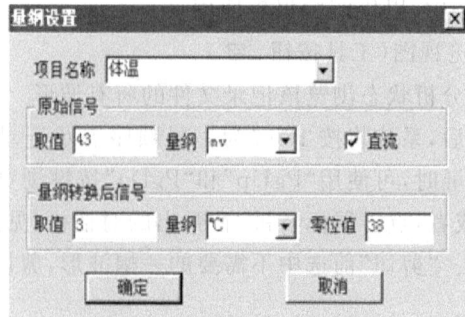

图 2-42   "量纲设置"对话框

- 数据压缩

当保存的文件太大时,可用此功能进行压缩。

- 数据解压

点击"数据解压",则弹出标题为"选择待解压文件"的对话框,选中已压缩文件"打开"即可。

- 外同步触发(见图 2-43)

从"受滴/外触发"端口输入开关信号或 TTL 电平脉冲信号,触发打标记或刺激。

- 示波方式

示波方式选择包括正常示波、扫屏示波。

扫屏方式闪烁感较小,适用于慢速长时间观测波形。

- 波动率设置(见图 2-44)

测量波动率或间期时,用于减小噪音对波形的影响。

- 启动实时存盘与数据恢复

在记录前在工具栏中点击"启动实时存盘",即可随时保存结果。此时若遇到记录过程停电,重新开机后,运行程序会提示,上次记录是在非正常情况下中止的,请恢复波形。点击"确定"按钮后,选择"工具"菜单中的"数据恢复"项,然后点击"保存"按钮,接着要求再输入文件名,存为一个新文件,停电前的实验结果即可恢复,并保存为一个新的文件。查看恢复的文件时,将先点击"刷新"按钮,或退出界面重新进入;再点击"打开"按钮,打开已保存的文件。

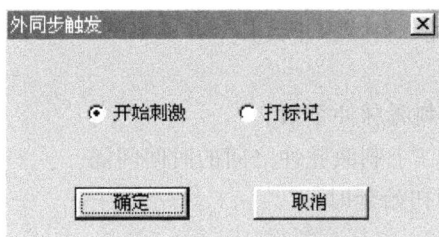

图 2-43　"外同步触发"对话框　　　图 2-44　"波动率设置"对话框

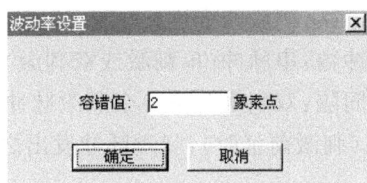

五、功能说明

(一)示波功能

在工具菜单中,打开选项栏,实验者可以根据喜好选择信号显示区各部分的颜色及波形的示波方向。系统的缺省值为从右至左。当开始示波时,波形从右至左依次出现,并且左边的事件先发生,右边的事件后发生。当波形扫描到屏幕左边缘时,最先的数据被推出屏幕外,最新的数据从屏幕的右边推出。

(二)记录功能

在显示波形的同时将采集到的信号实时存储到硬盘。

(三)记滴功能

在示波菜单中,选择记滴功能,弹出如图 2-45 所示对话框(此框可用鼠标随意拖动)。选择"开始记滴"按钮,在"开始时刻"对话框中系统自动记录这一时刻,并在"速率"框中自动显示当前尿滴的速率。此时"开始记滴"按钮变为"停止记滴",需要的时候,按"停止记滴"按钮。系统自动显示记滴时间、滴数和平均速率。如果需要记录波形,请先"开始记录",再"开始记滴"。

图 2-45　"开始记滴"对话框

通过"属性"选择,可进行"记滴测量"、"流量测量"转换。

记滴前应将仪器的记滴电缆插头插入仪器的受滴插孔,电缆的金属夹连接受滴电极,受滴电极可用任意两根彼此绝缘的金属丝组成,当液滴每与受滴电极连接一次即记滴一次。

(四)监听功能

只供第一通道使用,可用于减压神经放电、膈神经放电、肌梭放电等实验作监听。使用时将电脑的有源音箱与仪器的监听插孔接通即可。

(五)刺激器功能

1.电刺激器参数说明(点击工具条上的刺激器即可打开刺激器界面进行参数设置)

■ 刺激参数(见图 2-46):

• 模　式:正电压、负电压、正电流、负电流(后三种模式对应 RM6240C 型)。

• 方　式:单刺激、串单刺激、连续单刺激、自动串单刺激、双刺激、串双刺激、连续双刺激、自动串双刺激。

• 波　宽:刺激脉冲高电平。

• 频　率:刺激脉冲频率[单位时间内(每秒)刺激脉冲数]。

• 强　度:刺激的强度。

• 脉冲数:串脉冲(单刺激或双刺激)时的刺激脉冲个数。

• 波间隔:双刺激时第一个刺激脉冲和第二个刺激脉冲之间的时间间隔。

• T1(刺激前延时):刺激脉冲发出之前的初始延时。

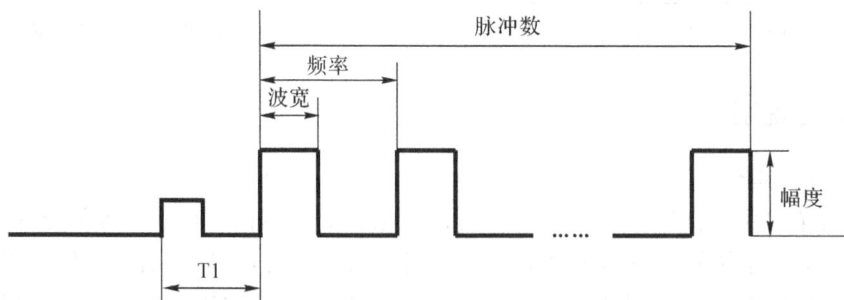

图 2-46　刺激脉冲参数示意图

2.刺激器界面介绍

注意:如图 2-47 所示,在此对话框中的参数设置必须通过每一参数项右边的上下箭头调节。直接通过键盘输入无效。且如果仅通过鼠标点击方向箭头,则数字按 0.1 为单位变化;如果点击鼠标的同时,按住 Shift 功能键,则数字按 1 为单位变化;按住 Ctrl 功能键,则数字按 10 为单位变化。

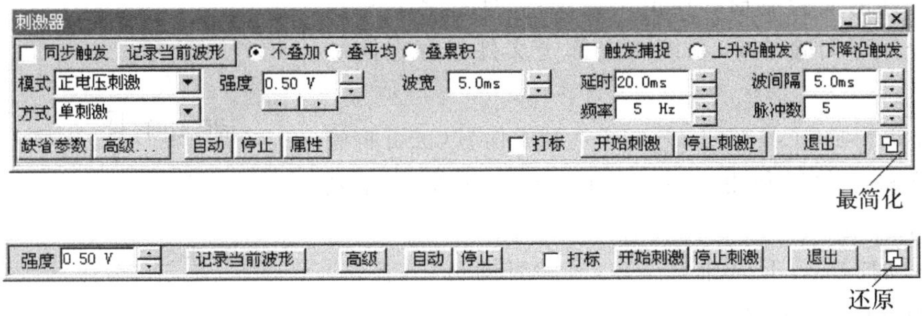

图 2-47　"刺激器"界面

■ 打标

在记录状态选中"打标",则每次点击"开始刺激"的同时,系统将以"词条标记"方式同步打标,以便事后查询。

■ 最简化

为了避免刺激器对话框遮蔽第四通道波形,可点击"最简化"功能键,使用简化了的刺激器对话框,返回原刺激器对话框点击"还原"键即可。

● 同步触发:一旦选择同步触发,系统采集信号和刺激器发刺激脉冲即同步进行,每发一次刺激,系统采集并显示一屏波形。利用同步触发,可以对信号叠加平均,使信号噪声进一步降低。

注意:一旦选择了同步触发,要想恢复连续示波必须取消同步触发。

(1)不叠加:每发一次刺激,显示一屏最新采集的原始波形。

(2)叠平均:每发一次刺激,以当前采集的一屏波形和此前同步采集的所有波形叠加平均再显示。

(3)叠累积:以当前采集的一屏波形和此前同步采集的波形叠加后再显示。

(4)自　动:在同步触发状态,每隔 2 s 或按属性设定自动产生一次刺激(刺激方式以当前选取的方式为准),并自动保存当前波形。例如:此选项可用于"神经干兴奋不应期的自动测定实验",打开该实验包后,点击"自动",每隔 2 s 产生一次双刺激,同时刺激波间隔会逐次减小,直到得到满意的波形。(注意:此选项也可用于其他需要自动"同步触发"的实验,但刺激波间隔不变。)

(5)停　止:即停止自动同步触发。

(6)属　性:如图 2-48 所示,用于自动同步触发状态设定同步触发刺激的"自动"参数。自动同步触发的默认参数为:手动停止、间隔时间为 2 s。如果在属性中取消了手动停止,则一旦点击了自动按键,系统将按属性中设定的间隔时间和次数自动同步触发若干次,从而自动产生并记录下若干幅波形。如选择了手动停止,系统将按属性中设定的间隔时间自动同步触发,直至点击"停止"按键。

(7)记录当前波形:如实验者满意当前波形,则可点击此键,系统以子文件形式保存当前屏幕波形。此后实验者可继续在同步触发状态进行实验,每点击一次该键,即保存一屏波形,子文件以数码号 1、2、3…编号。实验者可通过键盘上的"PgUp"和"PgDn"键依次查看各子文件的实验波形。在退出系统前,实验者若选择保存命令保存实验结果,系统将全部子文件保存在同一文件内。

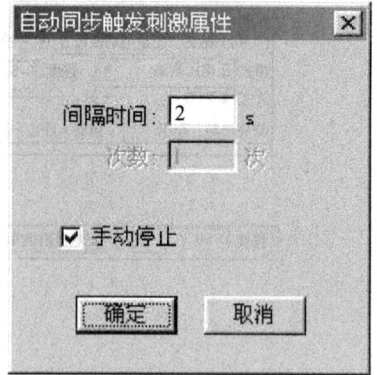

图 2-48 "自动同步触发刺激属性"对话框

• 开始刺激(工具按钮: ⇑):产生刺激信号(也可将刺激器界面最小化后利用工具条上的"开始刺激/停止刺激"快捷键产生)。

• 触发捕捉:一旦选中该选项,实验者即可在(任一)通道中用鼠标将幅度阈值(以一水平线表示)设定在所需位置,以后每点击一次刺激器的开始捕捉键,则在信号达到设定值时,系统按设定的捕捉方式(上升沿或下降沿触发)自动产生一次刺激脉冲。

(1)上升沿触发:当采样信号上升沿达到阈值时,触发刺激器发出刺激信号。

(2)下降沿触发:当采样信号下降沿达到阈值时,触发刺激器发出刺激信号。

• 自动串单(双)刺激:当刺激方式为自动串单刺激或自动串双刺激时,点击"高级"按钮,弹出如图 2-49 所示对话框。通过此对话框,可根据需要按自定义、强度递增、频率递增等方式产生不同的刺激波。

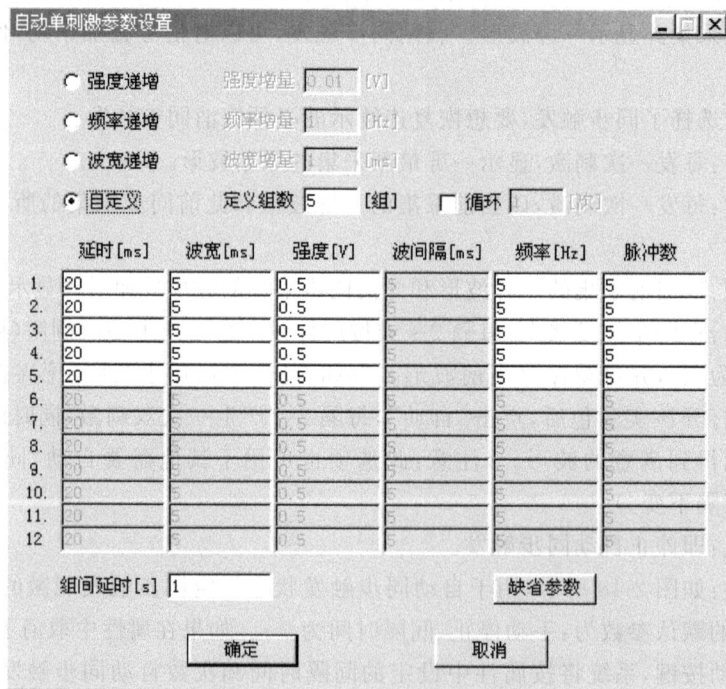

图 2-49 "自动单刺激参数设置"对话框

(1)强度递增方式:可自动按强度递增方式发刺激脉冲。选择该方式后,需确定第一组刺激脉冲参数(即初始刺激参数)、组间延时以及各组之间的强度增量(注意:若初始刺激参数选项中脉冲数为 1,该方式即成为强度递增单刺激方式)。参数确定后,用鼠标单击确定键即回到刺激器对话框,此后每发一次刺激命令,系统即从初始刺激开始,度递增方按强式发出一组组刺激,各组刺激之间的周期由组间延时参数确定。

(2)频率递增方式:可自动按频率递增方式发刺激脉冲。选择该方式后,需确定第一组刺激脉冲参数(即初始刺激参数)、组间延时以及各组之间的频率增量。参数确定后,用鼠标单击确定键即回到刺激器对话框,此后每发一次刺激命令,系统即从初始刺激开始,按频率递增方式发出一组组刺激,而且每组刺激的脉冲数也随频率递增而递增,各组刺激之间的间隔由组间延时参数确定。这可方便地进行肌肉收缩实验中的"刺激频率与反应的关系"实验。

(3)波宽递增方式:可自动按波宽递增方式发刺激脉冲。选择该方式后,需确定第一组刺激脉冲参数(即初始刺激参数)、组间延时以及各组之间的波宽增量。参数确定后,用鼠标单击确定键即回到刺激器对话框,此后每发一次刺激命令,系统即从初始刺激开始,按波宽递增方式发出一组组刺激,各组刺激之间的间隔由组间延时参数确定。

(4)自定义方式:可自由编辑产生最多12组串刺激脉冲。

定义组数——用于确定串刺激脉冲的组数。

组间延时——用于确定脉冲组之间的延时周期。

循环次数——用于确定循环 n 组串刺激脉冲的循环次数。

编辑时先确定串刺激组数,然后由上至下输入各组串刺激的参数。最后用鼠标单击确定键即回到刺激器对话框,此后每发一次刺激命令,系统即按编辑的参数自动产生若干组刺激脉冲。若设定了循环次数,则系统还可按设定值再循环若干次。

本系统的刺激器采用了全隔离技术,刺激器与放大器地线没有连接点,使实验结果更加完美,刺激伪迹非常小。如果将刺激器负端与放大器地线接通,刺激器就变成了普通的非隔离刺激器。由于系统准确记录了刺激标注,故利用该标注作为刺激位置作测量,比过去利用刺激尾迹测量更加容易和准确。本系统配置有专用的刺激器输出电缆,将电缆与刺激输出插孔连接,即可输出刺激信号。电缆上红黑二个端子分别代表刺激信号的正端和负端。

3.导联转换功能

RM6240C 型带有国际标准的导联转换器,在接通导联开关的情况下,通过标准的 ECG 输入线,可在任意通道选择各种导联模式描记心电变化曲线。"导联开关"选择快捷键位于界面的工具条内,用鼠标点击"导联开关"按键,即弹出通道的选择框,可用鼠标选择所有通道,也可选择 4 个通道中的任意通道作 ECG,通道选项前打钩表示该项选中(如所有通道选项前通过单击鼠标打上了钩,即表示此时所有通道的输入都与导联转换器接通,而和通道输入插座断开了,此时信号必须从 ECG 插座通过 ECG 输入线输入,并可在通道右边通过鼠标选择导联模式,而通道1~通道4的输入不起作用。如果通过再次单击鼠标取消了"导联开关"内通道选项前的钩,则在通道的右边参数控制区下方显示"导联关",此时输入和导联转换器断开,而和通道1~通道4接通),"导联开关"的作用是使输入在通道插座和 ECG 插座之间切换。RM6240C 型适配的 ECG 输入线是国际标准的导联输入线,连接应按照输入线的标注连接。

如果仅作肢体导联,则可利用3芯生物电电缆,直接通过通道1~通道4的输入插座输入,使用方法和 LMY-2D 二道生理记录仪是相同的(对应Ⅰ导联,生物电电缆的正极(红色)接左上肢,负极(绿色)接右上肢,参考极(黑色)接右下肢;对应Ⅱ导联,生物电电缆的正极(红色)接左下肢,负极(绿色)接右上肢,参考极(黑色)接右下肢)。(注意:实验中若仪器与人体接触时,必须保证系统接地良好。)

六、通用实验的一般步骤

1. 运行 RM6240 生物信号采集处理系统 1.3e。

2. 参数设置(自动设置:可在实验菜单中选择要做的实验)。

- 调零

- 仪器标定

- 实验输入参数设定(通道选择→信号类型选择→采集频率设定→扫描速度选择→灵敏度选择→时间常数→滤波频率→导联开关)

- 刺激输出参数设定

3. 采样:点击采样处理按钮。

4. 结束采样:点击采样处理窗中控制按钮区的结束按钮。

5. 选择数据存盘作进一步处理,打印数据及曲线附于实验报告。

七、生物信号显示记录装置附件

(一)传感器

1. 传感器的定义、作用和分类

医用传感器(也称换能器)是把机体生理活动的信息转换成与之有确定函数关系的电信息的变换装置。它是医学仪器中与机体进行直接耦合的环节,其功能是把机体生理信息拾取出来,以便进一步实现传输、处理和显示。

医用传感器按传感信息工作原理的不同,可分为物理型、化学型及生物型三大类。物理型传感器是利用物理性质制成的传感器,如利用金属、半导体在被测信息作用下引起的电阻值变化的电阻式传感器;利用磁阻随被测量变化的电感、差动变压器式;利用压电晶体在被测量力作用下产生的压电效应而制成的压电传感器;利用半导体材料的压阻、光电和霍尔效应制成的压力、光电和磁敏传感器等。化学传感器能把人体内的某些化学成分、浓度等转换成与之有确定关系的电信号。它是利用某些功能性膜对特定成分的选择作用把被测定成分筛选出来,进而用电化学装置将它转换成电信号。如用离子选择性电极测量钾、钠、钙等离子,利用气体选择电极测定氧分压和二氧化碳分压等。

生物传感器是利用某些生物活性物质所具有的选择性识别待测生物化学物质的能力而制成的传感器,是一种能从分子水平识别物质的传感器。

(二)压力传感器

1. 用途和原理

压力传感器主要用于测量血压、心内压、颅内压、胸腔内压、胃肠道内压、眼内压等。传感器内部有一平衡电桥,该电桥由敏感元件组成,它可以把压力的变化转化为电阻率的变化。当外界无压力时,电桥平衡,传感器输出为零。当外界压力作用于传感器时,敏感示件的电阻值发生变化,引起电桥失衡,导致传感器产生电信号输出。电信号的大小与外加压力的大小呈线性相关。

2.使用方法和注意事项

(1)将传感器与主机接好后,启动并预热 15～20 min 后,将系统调到零位即可开始测压。

(2)作液体耦合压力测量时,先将传感器透明球盖内充满抗凝剂稀释液,注意将传感器透明球盖及测压导管内的气泡排净,以免引起压力波形失真。应让传感器处于固定的位置,尽可能保持液压导管的开口处与传感器的感压面在同一水平面上,或有一个固定的距离,从而避免静水柱误差的引入。

(3)注液时应首先检查导管是否通畅,避免阻塞形成死腔,引起高压而损坏传感器。传感器有一定的测压范围,使用时应注意被测压力的大小。对超过检测范围的待测压力不能进行测量。严禁用注射器从侧管向闭合测压管道内用力推注,以免损坏传感器。避免猛力撞击或甩打传感器。

(4)测量过程中如需作零位校准,可以采用两个医用三通阀分别接于传感器两个接嘴上,其中一个用来沟通大气压即可。

(5)为使测量结果准确,使用前需要定标。

(三)张力传感器

1.用途和原理

张力传感器主要用于记录肌肉收缩曲线,其工作原理与压力传感器相似。张力传感器把张力信号转换成电信号输入。

严禁用超负荷的力量拆卸传感器。

2.使用方法

(1)传感器的安装方向说明:根据测量方向,将传感器的固定杆固定在合适的支架上,既要保证方向和力的敏感梁(弹簧片)的平面垂直,又要保证传感器的受拉方向正确。测力方向指向弹簧片引出口间隙较大的一方。

(2)传感器的标定:将传感器固定在合适的支架上,将固定杆的固定平面向下并使梁保持水平,将传感器与主机接好预热 10 min 后,按等重量(满量程的五分通电)加砝码到满量程,这时在记录器上得到相应的等距离的标定线。(注意:在正式标定前,先用满量程砝码预压两次。传感器的辅助调零电位器在传感器外壳边面沉孔中)。

3.注意事项

(1)测力时过负荷量不超过满量程的 20%。

(2)传感器内不得灌入液体,否则将可能损坏。

(3)传感器避免打击和撞击,调零时不得用力太大,否则电位器易损坏;传感器不得摔打或抛扔,以免损坏。

(4)使用时,应保证测力的方向正确。

(四)电　极

在检测生物电或行电刺激时,电极是仪器系统与生物体连接或耦合的环节。根据对实验的精确度、结果的可重复性等要求的不同,电生理学中用的电极种类也不同。

金属宏电极又称为普通电极,由银、铂、镍、不锈钢或钨制成的针形或片状电极,它们一般电阻很小,制作也简单。由于其尺寸一般是毫米级的,为了与微米级尺寸的"微电极"区别,一般被称为"宏电极"。由于其形态、功用及附属结构的不同,又被赋予许多具体的名称。根据用途分,用于刺激的"宏电极",简称"刺激电极";而记录用的"宏电极",则称为"记录电极"或"引导电极"。根据形态分,有"针形电极"、"同心圆电极"、"片状电极"等。带有保护固定结构的称为保护电极;贴在组织或皮肤表面的称为表面电极;埋藏在组织中的称为埋藏电极。这些电极的材料一般应具有抗氧化、不腐蚀组织、具有生物惰性和电极电位小的特点。电极作记录用时一般外部有屏蔽层,以减少干扰。

普通金属宏电极由于制作容易、使用方便,是机能学实验中的常用装置,但是在刺激时间很长的慢性实验中不适用。因为,在电流作用下,离子由电极进入组织,可产生毒性作用。在记录直流信号时,由于形成电极电位,影响实验结果。在一些要求较高的科研实验,做精确记录时,必须使用一些更为复杂的电极,如甘汞电极、氯化银电极、微电极、液体离子交换剂膜微电极等。

第三节　分光光度计

一、分光光度计的工作原理

分光光度计的基本原理是溶液中的物质在光的照射激发下,产生了对光吸收的效应,物质对光的吸收是具有选择性的。各种不同的物质都具有其各自的吸收光谱,因此当某单色光通过溶液时,其能量就会因为被吸收而减弱,光能量减弱的程度和物质的浓度有一定的比例关系,符合比耳定律。

$$T = I/I_0 \qquad Lg I/I_0 = KCL \qquad E = KCL$$

式中:T 为透光率,I_0 为入射光强度,I 为透射光强度,E 为消光值(吸光度),K 为吸收系数,L 为溶液的光径长度,C 为溶液的浓度。

从以上公式可看出,当入射光、吸收系数和溶液厚度不变时,透过光的强度是随溶液浓度的变化而变化的。常用的分光光度计有 721 型、722 型和 751 型。

二、722 型分光光度计使用方法

1.将灵敏度旋钮调置"1",此时放大率最小。

2.开启电源,仪器预热 20 min,选择开关置于"T"。

3.开启试样室盖(光门自动关闭),调节"0"旋钮,使数字显示为"00.0"。

4.将装有溶液的比色皿放置比色架中。

5.旋动波长旋钮,把测试所需的波长调节至刻度线处。

6.盖上样品盖,拉动试样架拉手,使标准溶液比色皿置于光路中,调节"100"旋钮,使数字显示为"100.0"。若显示不到"100",可适当增加灵敏度的档位,同时应重复调整仪器的"00.0"。

7.拉动试样架拉手,将被测溶液比色皿置于光路中,数字表读数即被测溶液的透光度(T)值。

8.吸光度 A 的测量。参照方法 3 和方法 6,调整仪器的"00.0"和"100.0",将选择开关置于"A",旋动吸光度调零旋钮,使得数字显示为".000",然后移入被测溶液,显示值即为试样的吸光度 A 值。

9.浓度 C 的测量。选择开关旋至"C",将已标定浓度的溶液移入光路,调节浓度旋钮,使得数字显示为标定值,然后将被测溶液移入光路,即可由数字显示器读出相应的浓度值。

10.仪器在使用时,参照本操作方法中(3)和(6)进行调"00.0"和"100.0"的工作。

11.每台仪器所配套的比色皿不能与其他仪器上的比色皿单个调换。

第四节　血气分析仪

血气分析仪用于测定血液的 pH、二氧化碳分压(PCO_2)、氧分压(PO_2)三项基本指标,参考血红蛋白(Hb)的数据可以计算出其他诊断指标如 HCO_3、碱剩余(BE)、氧饱和度(SO_2)等。

各种型号仪器基本组成均相同,性能类似,其核心部分是组装在血样通道上依次排列的 pH、PCO_2、PO_2 电极,以及电信号的测量仪器、恒温设备、进样和清洗装置。电极的定标除了 pH 标准液外,还应有两种不同浓度的 CO_2(约 5% 和 10%),因此需供应经过严格鉴定的 CO_2 气。有的仪器备有气体混合器及空气压缩机,只要备有纯 CO_2 即可自动配气。此外就是微处理机部分,有的可以储存数据。

分析仪类型很多,国内临床及实验室用得最多的为进口 ABL 系列分析仪。最新产品均配有键盘、显示器、打印机及计算和控制操作程序,操作已全自动化,使用很方便。另外,随着体内电极的发展,目前已有体内血气分析仪器。

第五节　恒温器和人工呼吸机

在进行哺乳类动物离体器官实验时,给离体组织器官提供在体时的恒温环境是非常重要的。茶几恒温器是一种比较好的恒温仪器,能满足离体组织器官生理恒温环境要求。超级恒温器规格型号很多,其主要功能是保持容器内水的温度恒定,用水泵提供恒温水循环。

动物实验常常需对动物进行麻醉,有些麻醉剂有抑制呼吸中枢的作用,影响动物的呼吸运动;有些动物实验使用肌松剂,动物不能自行呼吸,做开腔手术时,动物的胸腔被打开,肺不能进行扩张和收缩。采用人工呼吸机为动物提供呼吸动力,可保证实验动物呼吸正常进行。

一、HSS-1B 型数字式恒温超级恒温浴槽

HSS-1B 超级恒温浴槽(见图 2-50)采用数字控制技术,温度采用数字设定,数字显示,操作方便,温度范围为室温～100 ℃,温度波动度±0.03 ℃,温度显示分辨率 0.1 ℃,循环水流量 6 L/min。该装置既可做痛觉及肠平滑肌等离体器官实验,又可单独作为通用恒温循环浴槽使用。

HSS-1B 超级恒温浴槽的使用方法如下:

1.使用前槽内加入清水,水面不低于工作台面 30 mm,否则通电工作时会损坏加热器。

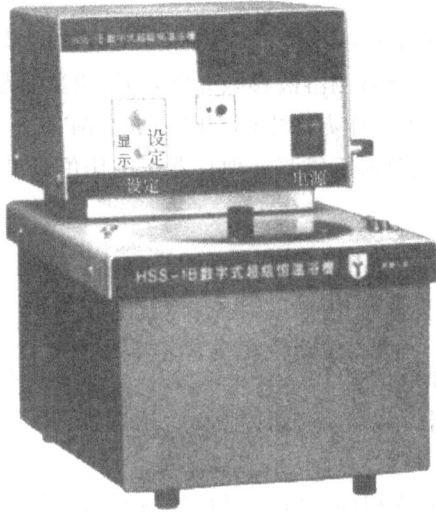

图 2-50   HSS-1B 型数字式恒温超级恒温浴槽

2.用胶管连接好灌流装置。

3.开启"电源"开关。

4.将"设定"开关拨向"设定"一侧,旋转温控旋钮至数字,显示需要的工作温度。

5.将"设定"开关拨向"显示"一侧,此时控温器显示当前槽内水的温度,此后温控器进入自动控制状态。

二、HX-200 动物呼吸机

HX-200 动物呼吸机(见图 2-51)主要用于生物医学实验室,可为麻醉、肌松或开胸动物提供机控呼吸。该呼吸机使用动物为大白鼠、豚鼠、仓鼠、兔、猫、猴及小、中型狗等常用实验动物。

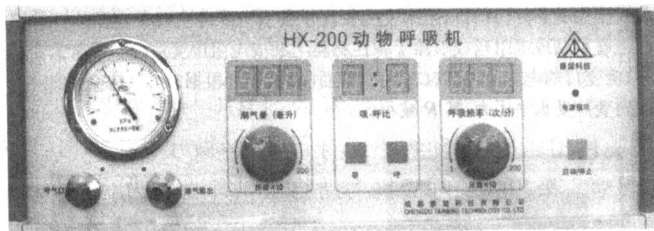

图 2-51   HX-200 动物呼吸机

(一)使用方法

1.准备:主机平置,接上电源,然后将两皮管分别插入潮气输出及呼气接头。

2.操作:首先估计实验动物所需潮气量、呼吸频率、呼吸时比,然后操作呼吸机,步骤如下。

(1)打开电源开关。

(2)将呼吸时比、呼吸频率调到所需位置:按下呼吸比下面相应按钮可对呼吸比例进行调节,呼吸比可设定为 $1\sim5$ 之间的任意比例关系。呼吸频率通过下方旋钮进行调节,顺时针旋转频率增加,逆时针旋转频率减小。

(3)将潮气量调到所需位置:调节方法同呼吸频率的调节。

(4)将三通管一头用软胶管与动物气管插管接通,这时即开始做控制呼吸。

(5)当动物进行机控呼吸时,应及时注意观察所选各参数对动物是否合适,在一般情况下,主要是潮气量的选择是否合适,如觉不适,应及时修正。

(二)注意事项

1. 在系统运行中,改变潮气量后,无需按动启动按钮即可按最新设置运行。若改变其他参数,则需按启动按钮系统方可运行。

2. 潮气量多数与呼吸频率及呼吸时比的参数之间有一定的关系,如果在实验中需要将后两者进行再一次调整的话,应将潮气量输出值重新修正到所需值。

第三章 实验动物的基本知识和操作技术

第一节 实验动物的选择、捉持方法

一、实验动物的选择

根据国家有关实验动物的管理法规规定,在医药学研究中要选用符合一定标准的实验动物,即指遗传背景明确、饲养环境与动物体内微生物得到控制的动物,依动物体内微生物得到控制的情况,将实验动物分为四级,即一级——普通动物,二级——清洁动物,三级——无特定病原体动物,四级——无菌动物。正规研究课题均需用二级以上实验动物,而一级动物只能用于教学实验和一些预实验。

(一)生理学研究中的选择

常用的实验动物有蛙、蟾蜍、小鼠、大鼠、豚鼠、兔、猫、狗等,在选用实验动物时应根据实验目的和动物的解剖生理特点加以选择。如大鼠无胆囊,适用于胆管插管收集胆汁。家兔颈降压神经单独走行,手术容易分离,适用于观察降压神经对心血管的作用。蛙的大脑不发达,但简单的脊髓反射完善,坐骨神经腓肠肌标本适用于观察药物对周围神经和神经肌肉接头部位的作用。另外,动物的年龄、性别、体重、生理状态、健康状况等可明显地影响实验结果,故应选用年龄、体重相近,健康的动物进行实验。

(二)药理学研究中的选择

1.一般药理研究

常用的实验动物有小鼠、大鼠、猫、犬等,性别不限,但观察循环和呼吸系统时一般不宜用小鼠和兔。

2.用于神经系统的药物研究

促智药研究一般使用健康成年的小鼠和大鼠。除非特定需要,一般不选用幼鼠或老年鼠。镇静催眠药研究一般选用健康成年小鼠,便于分组实验。抗痛药研究一般选用健康成年小鼠或大鼠,且以雄性为宜。

镇痛药研究均需在整体动物上进行,常用成年小鼠、大鼠、兔,必要时也可用豚鼠、犬等。一般雌雄兼用,但在热板法或是跖刺激法实验中,不用雄性动物,因为雄性动物的阴囊部位对热敏感。中枢性肌松药研究一般选用小鼠和猫,猫的神经反射极敏感。

对神经节传导阻滞影响的药物研究,首选动物是猫,最常用的是颈神经节,因其前部和后部均容易区分。研究药物对神经肌肉接点的影响时,常用动物是猫、兔、鸡、小鼠和蛙。对影响副交感神经效应器接点的药物进行研究时,首选动物是大鼠。

3.用于心血管系统的药物的研究

抗凝血药物研究常用大鼠和家兔,也可用小鼠、豚鼠或沙鼠等,也以雄性动物为宜。在研究药物对心脏的作用时,可选择青蛙和蟾蜍,因为它们的心脏在离体情况下仍有节律地搏动很久。

4.作用于消化系统的药物研究

胃肠解痉药物研究可用大鼠、豚鼠、家兔、犬等,雌雄均可。催吐或止吐药一般选用犬、猫、鸽等,而不选用家兔、豚鼠、大鼠,因为这些动物无呕吐反射。

5.作用于泌尿系统的药物研究

利尿药物或抗利尿药物的研究一般以雄性大鼠或犬为佳,小鼠尿量较少,家兔为草食动物,实验结果都不理想。

6.作用于内分泌系统的药物研究

肾上腺皮质激素类药物研究可选用大鼠、小鼠,雌雄均可。但做有关代谢实验时,宜选用雄性动物,便于收集尿样。H_1受体激动药物或阻断药物研究首选动物是豚鼠,其次为大鼠,雌雄各半。

7.计划生育药物研究

终止中期妊娠药物或子宫收缩药物的研究常选用雌性大鼠、豚鼠、家兔、猫,并根据实验要求选择适当性周期和妊娠状态的动物。

8.药物研究

抗焦虑药一般选用成年健康小鼠、大鼠、兔等。长期实验以选用雄性动物为好,因为雄性动物耐受性强。抗抑郁药可选用小鼠、大鼠,其次为犬、猪。

(三)心血管系统疾病研究中的选择

无论是对冠心病还是心肌梗死的研究,犬、猪、猫、兔和大鼠都可用于冠状动脉梗死实验。兔开胸进行冠状动脉结扎不需人工呼吸,可大量进行。但由于将动脉伴行的静脉一起结扎,不能从冠状静脉取血作生化测定,这是兔用于心肌缺血实验的缺点。若做开胸和心脏实验时,兔是首选动物,因兔的胸腔结构和其他动物不同,其胸腔中央有一层薄的纵隔膜将胸腔分为左右两半,互不相通,心脏又有心包膜隔开。当开胸和打开心包膜暴露心脏操作时,只要不弄破纵隔膜,动物不需要做人工呼吸。

(四)抗炎与免疫实验研究中的选择

大鼠对炎症反应敏感,特别是踝关节。大鼠多发性关节炎较其他动物的炎症模型更接近于人类风湿性关节炎,适合于多发性关节炎和淋巴腺炎研究。但必须注意大鼠的种系、年龄与机体的免疫状态可影响发病率。幼龄或老龄大鼠还适合于中耳疾病和内耳炎的研究。猪的霉形体关节炎可用于人的关节炎研究,鸡的红细胞可用于炎症的吞噬反应实验。

二、实验动物的捉持方法

(一)蛙和蟾蜍捉持法

左手握持蛙或蟾蜍,食指和中指夹住左前肢,拇指压住右前肢;右手将双下肢拉直,左手无名指及小指将其压住而固定。此法用于淋巴囊注射。毁脑和毁脊髓则用左手食指和中指夹持蛙或蟾蜍的头部,拇指和无名指、小指握持双下肢,右手持刺针进行操作(见图 3-1)。

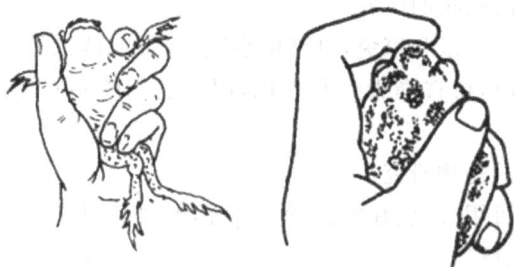

图 3-1　蟾蜍捉持法

(二)小白鼠捉持法

右手提起鼠尾,放在鼠笼盖或其他粗糙面上,向后方轻拉,使小鼠固定在粗糙面上。用左手拇指和食指捏住小鼠双耳及头颈部皮肤,无名指、小指与掌心夹其背部皮肤和尾部,这样便可将小鼠完全固定,并可保持头颈部平直(见图3-2)。

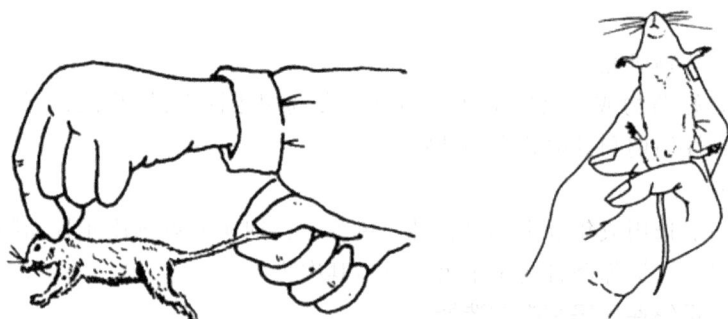

图 3-2　在笼盖上捉取小鼠、小鼠捉持法

(三)大白鼠捉持法

捉持时左手应戴防护手套或用厚布盖住大鼠,先用右手抓住鼠尾,再用左手拇指和食指握住头部,其余手指与手掌握住背部和腹部。用力不要过大,切勿捏其颈部,以免窒息致死(见图3-3)。抓取大鼠时,还应特别注意不能捉提其尾尖,因为尾尖皮肤易于拉脱,也不能让大鼠在空中时间过长,否则会激怒大鼠咬人。

(四)豚鼠捉持法

豚鼠性情温和不咬人,可用左手直接从背侧握持前部躯干,体重小者用一只手捉持,体重大者宜用双手捉持,并用右手托住臀部。

(五)家兔捉持法

一只手抓住颈背部皮肤,将兔轻轻提起,另一只手托住臀部,使呈蹲坐姿势(见图3-4)。切不可用手握持双耳提起兔体。

(六)猫捉持法

捉持猫时应戴好较长的防护手套。轻声呼唤,慢慢将手伸入猫笼,轻抚猫头、颈和背部,抓住颈背部皮肤,用另一只手抓住腰背部。性情凶暴的猫可用布袋或网套捉持,操作中应防其利爪和牙齿伤人。

图 3-3 大鼠捉持法

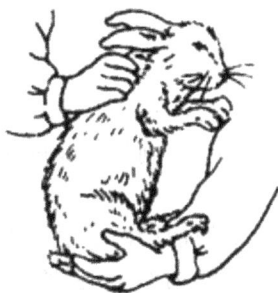

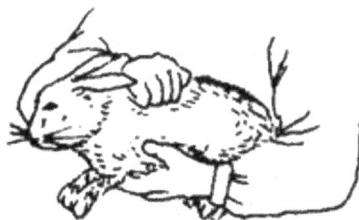

图 3-4 家兔捉持法

(七)狗捉持法

对驯服的狗可戴上特制嘴套,用绳带固定于耳后颈部;对凶暴的狗可用长柄捕狗夹钳住狗的颈部,然后套上嘴套。麻醉后四肢固定于手术台上,取下嘴套或绳带,将一金属棒经两侧嘴角穿过口腔压于舌上,再用绳带绕过金属棒绑缚狗嘴,并固定于手术台上。同时,应将狗舌提出口腔,以防窒息。

第二节 实验动物的性别辨认、标记和去毛方法

一、性别辨认

1. 鼠类:大鼠、小鼠、沙鼠可用肛门-生殖器间距离加以区分。成年大、小鼠性别极易区别。雌性生殖器与肛门之间有一无毛小沟,距离较近。雄性可见明显的阴囊,生殖器突起较雌鼠大,肛门和生殖器之间长毛。幼年鼠则主要靠肛门与生殖器的距离远近来判别,近的为雌性,远的为雄性。但这种方法不适用于辨认豚鼠和地鼠的性别。豚鼠和地鼠用手压迫阴部,雄鼠有阴茎突起,雌鼠则无,但可见阴道口呈"V"形。

2. 家兔:雄性与雌性家兔肛门位于尾根前,肛门前有泄殖孔。成年雄兔泄殖孔附近可见阴囊及内之睾丸。用拇指和食指按压生殖器部位,雄兔可露出阴茎,雌兔腹部可见乳头。

3. 狗与猫:狗与猫的性别可通过明显的性器官来区分,雄性有阴囊,雌性腹部乳头明显。

二、动物标记

对实验动物进行标记,是为了分组。标记的方法较多,均以醒目、易于辨认、持久、简便为原则。

1. 号牌法:狗、猫、兔可用特制的铝质号牌固定于耳或颈部。

2. 染色法:该方法是实验室最常用的标记方法。

(1)常用染料:3%~5%苦味酸溶液(黄色),2%硝酸银溶液(咖啡色,涂后需光照10 min)、0.5%中性红或碱性品红溶液(红色)和煤焦油酒精溶液(黑色)。

(2)标记方法:用棉签或毛笔蘸一种颜料溶液,涂染于动物体表不同部位作为标记,代表不同号码,如 1 号涂左前肢,2 号涂头部,3 号涂右前肢,4 号涂左侧腹,5 号涂背部,6 号涂

右侧腹,7 号涂左后肢,8 号涂尾部,9 号涂右后肢,10 号不涂色。

三、去毛方法

1. 剪毛法:常用于急性实验,固定动物,一手将皮肤绷平,另一手持尖刀平贴于动物皮肤逆着毛的朝向剪毛。不宜用手提着被毛,否则易剪破皮肤。剪下的毛放置于盛水的大烧杯中弃去。

2. 拔毛法:常用于家兔耳缘静脉和后肢静脉的注射或取血。先将动物固定,然后用拇、食指将穿刺部位被毛拔除,如动物仍需继续饲养,无毛部位可涂抹凡士林以保护皮肤。

3. 剃毛法:大动物做慢性手术时采用此法。首先用温肥皂水将需剃毛部位的被毛充分浸润,然后用弯头剪先剪一通,再用剃毛刀顺被毛方向剃毛。如采用电动剃毛刀,可逆被毛方向剃毛,比较方便。

4. 化学脱毛法:多用于大动物无菌手术或观察动物局部血液循环及其他各种病理变化。先将动物手术部位的被毛剪短,然后用棉球沾脱毛剂涂一薄层,2～3 min 后用温水洗涤脱毛部位皮肤,最后用纱布将水擦干。常用的化学药品有硫化钡(BaS)、硫化碱、硫化钠(Na_2S)、硫化钙(CaS)、硫化锶(SrS)、三硫化二砷(As_2S_3)等。

第三节　实验动物的给药方法、标本采集方法

一、实验动物的给药方法

(一)灌胃法

1. 小白鼠

如图 3-5 所示,左手固定小鼠,腹部向上。右手持灌胃器,沿体壁用灌胃针测量口角至最后肋骨之间的长度,作为插入灌胃针的深度。然后经口角插入口腔,与食管成一直线,再将灌胃针沿上腭壁缓慢插入食管 2～3 cm,通过食管的膈肌部位时略有抵抗感。如动物安静睡眠呼吸无异常,即可注入药液。如遇阻力应抽出灌胃针重新插入。一次灌注药量 0.1～0.3 mL/10g 体重。操作宜轻柔,防止损伤食管,如药液误入气管内,动物会立即死亡。灌胃给药的注意要点有:①动物要固定好;②头部和颈部保持平展;③进针方向正确;④一定要沿着口角进针,再沿着食管方向插入胃内;⑤绝不可进针不顺就硬向里插。如图 3-6 所示,灌胃针可用 12 号注射针头自制。磨钝尖针(有条件的话,可在针尖周围点焊成圆突),再稍弯曲,即成灌胃针,针长 5～7 cm,直径 0.9～1.5 cm,连接于 1～2 mL 的注射器上即成灌胃器。

2. 大白鼠

左手持大白鼠,右手持灌胃器,可有一助手协助固定大鼠后肢与尾巴,灌胃方法与小鼠相同,但灌胃管必须长 6～8 cm,直径 1～2 mm,尖端呈球状,并安装在 5～10 mL 的注射器上,注射前应回抽注射器,证明未插入气管(无空气逆流)方可注入药液。

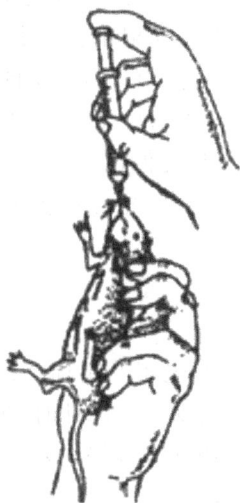

图 3-5　小鼠灌胃法　　　　图 3-6　灌胃针

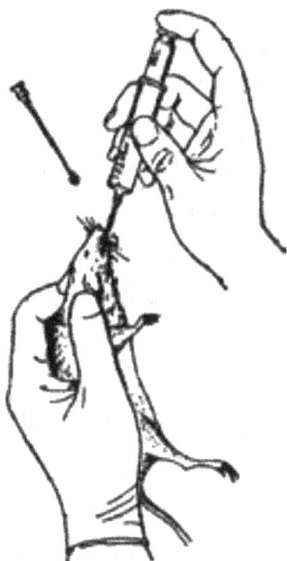

3.家兔

如图 3-7 所示,给家兔灌胃需要两人合作,助手就座,将家兔的躯体夹于两腿之间,左手紧握双耳固定头部,右手抓两前肢固定前身;另一人将开口器横插家兔口内,压住舌头,并固定之,然后把合适的导尿管经开口器中央孔,沿上腭壁慢慢插入食道 15~18 cm。此时可将导尿管外口端放入清水杯中,无气泡溢出,即表明导尿管确实插在食道内,方可注入药液。为保

张口器

导尿管

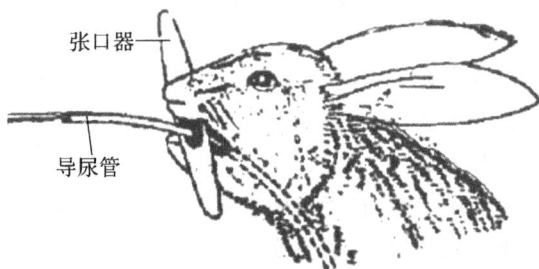

图 3-7　家兔灌胃法

证管内药液全部进入胃内,应再推注少量空气,随后捏闭导尿管外口,拔出导尿管,取出开口器。

4.豚鼠

左手捉持豚鼠,右手持灌胃器,灌胃方法与小鼠相同;或用木制开口器把尿管经开口器中央孔插入胃内。注入药液后应再注入少量空气,以保证药液全部进入胃。

5.猫与狗

给猫与狗灌胃比较困难,为防止咬伤与抓伤,实验者应戴防护手套,狗应进行驯化,猫应轻度麻醉,然后把导尿管从鼻腔或口腔经食道插入胃内给药。

(二)口服法

1.液体药物可在轻轻固定于动物头部后,从口角齿列之间注入药液,动物多能自动咽下。溶于水的药物也可加入饮水中口服,不溶于水的药物可加入饲料中给药。这种给药方法必须是无味的药物,其不足是难以保证剂量准确。

2.片剂等药物可在扒开动物上下齿列后,用镊子夹持放至舌根部,合起上下颌后可咽下。为保证动物咽下顺利,投药前应以水润湿其口腔内部。

(三)皮内注射法

此法常用于观察皮肤血管的通透性变化及观察皮内反应,多用于接种、致敏实验等。皮内注射通常选用背部脊柱两侧的皮肤。操作时,先将注射部位及其周围的被毛剪去,用酒精棉球消毒局部。然后用左手将皮肤捏成皱襞,右手持有 5 号针头的注射器,使针头与皮肤呈 30°角刺入皮下,然后将针头向上挑起并稍刺入,即可注射。注射后,可见皮肤表面鼓起一小丘。注射后 5 min 再拔出针头,否则药液会从针孔漏出。通常小鼠皮内一次注射量不超过 0.05 mL,大鼠、家兔、豚鼠一次注射量约为 1 mL。雄性动物皮肤紧密,皮内注射时较雌性动物难度大,这一点,实验者应予以注意。

(四)皮下注射法

1. 小白鼠

小鼠皮下注射时,通常选用颈背部皮肤。操作时,先用酒精棉球消毒需注射部位的皮肤,再将皮肤提起,使注射针头与皮肤呈一定角度刺入皮下。进针时,先沿体轴从头部方向刺入皮下,再沿体轴方向将注射针推进 5~10 mm。用针尖轻轻向左右摆动,容易摆动则表明已刺入皮下。注射完毕后,缓慢拔出注射针,稍微用手指压一下针刺部位,以防止药液外漏。

2. 大白鼠

与小鼠皮下注射基本相同,常注射于背部及大腿部皮下。

3. 豚鼠

通常在大腿内侧注射。一人把豚鼠固定于台上;另一人左手固定注射侧的后肢,并充分提起皮肤,右手持注射器以 45°角刺入皮下,注射完毕应指压轻揉刺入部位。

4. 家兔

左手拇指、食指与中指提起家兔的背部皮肤,使其皱折成三角体。右手持注射器自皱折下方刺入皮下,然后松开皮肤注入药液。

5. 猫与狗

猫注射于臀部皮下,狗注射于颈背部皮下,猴多注射于腹部和大腿皮下。

(五)肌肉注射法

1. 猴、狗和家兔可注射于肌肉较发达的臀部和股部肌肉。固定动物后,右手持注射器与肌肉呈 60°角刺入肌肉注药,拔针后轻揉注射部位,帮助吸收。

2. 大鼠、小鼠和豚鼠因肌肉少,很少作肌肉注射给药,必要时可注射于股部肌肉。小鼠一侧股部药量不超过 0.1 mL。

(六)静脉注射法

1. 小白鼠与大白鼠

多采用尾静脉。如图 3-8 所示,注射前将小鼠置于固定筒内或玻璃钟罩内,露出尾巴,并用 45 ℃左右的温水浸泡 30 s,或用 75%酒精棉球擦拭,使其表皮软化,血管充血。左手食指和拇指捏住尾根部两侧,阻断尾静脉血回流,使尾静脉更充盈;左手无名指和小指夹持尾尖,中指托起尾巴。右

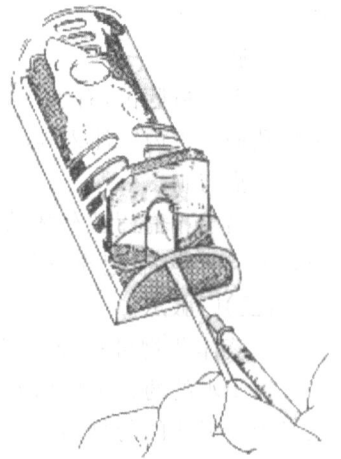

图 3-8　鼠尾静脉注射法

手持安装 4 号针头的注射器,选择粗大的尾静脉(尾巴两侧)进行静脉穿刺。推注药液无阻力则表明针头确实在血管内,可继续推完药物;如推注阻力很大,局部皮肤发白,则表明针头未刺入血管,退出针头重新穿刺。静脉穿刺应从远端(尾尖)开始,不仅容易穿刺,而且可逐渐向近端反复穿刺。一次注射量一般为 0.1~0.2 mL/10 g 体重。注射完毕,穿刺口应用棉球按压止血。大鼠还可用舌下静脉,或在麻醉后切开皮肤,暴露股静脉或颈外静脉给药。

2. 家兔

家兔耳缘静脉注射比较容易,兔耳缘静脉血管分布如图 3-9 所示。如图 3-10 所示,注射部位去毛并用酒精棉球涂擦。左手食指垫于耳下,拇指按住耳边缘部位;右手持安装 5 号针头的注射器从静脉末段刺入皮下,随后进入血管内。推注无阻力无皮肤隆起发白即可注药。否则应退回一点重新穿刺。拔除针头时要用棉球压迫针眼并持续数分钟,以防出血。

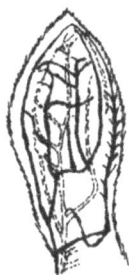

图 3-9　兔耳缘静脉血管分布　　　图 3-10　兔耳缘静脉注射方法

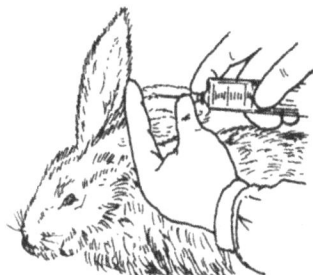

3. 猫

猫装于固定袋或笼内,取出前肢确定皮下头静脉走向,局部去毛消毒,橡皮带止血。右手持注射器从肢体末段朝向心端穿刺,证明在血管内即可松开橡皮带并缓缓注药。

4. 狗

麻醉狗采用股静脉,清醒狗采用前肢头静脉或后肢小隐静脉。去毛消毒,扎橡皮带使静脉充盈。如图 3-11 所示,针朝向心端刺入静脉,回抽针栓有回血既可推注药液;颈静脉注射应有助手协助固定,另一人左手拇指压迫颈部上 1/3 部位,使颈静脉充血,右手持针穿刺。

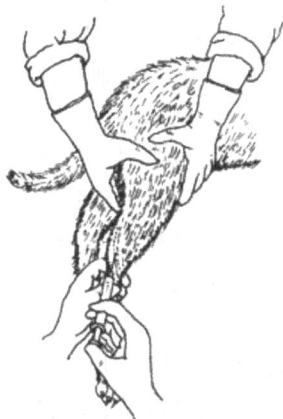

5. 两栖类

将蛙或蟾蜍脑脊液破坏后,仰卧固定于蛙板上,沿腹中线稍左剪开腹肌,可见到腹静脉贴着腹壁肌肉下行。注射时,用左手拇指和食指捏住腹壁肌肉,稍向外拉,中指在腹壁肌肉底下顶起,右手持注射器,注射针头沿血管平行方向刺入即可。

图 3-11　狗后肢小隐静脉注射法

(七)腹腔注射方法

如图 3-12 所示,左手持小鼠或大鼠,使腹部向上面,头部下倾,右手持注射器从一侧下腹部穿刺,针头在皮下推进 3~5 mm,接着与皮肤呈 45°角刺入腹腔,针尖进入腹部有落空感,注药量一般为 0.1~0.2 mL/10g。

(八)淋巴囊注射法

蛙类常采用此法,因其全身皮下分布有咽、胸、背、腹侧、腹、大腿和脚七个淋巴囊,注入药物易被吸收。常选用腹部淋巴囊或头背淋巴囊给药。注射时,将针头从蛙大腿上端刺入,经大腿肌层入腹壁肌层,再进入腹壁皮下,即进入淋巴囊,然后注入药液。有时也可采用胸淋巴囊内注入药液,一次最大注药量一般为 1 mL。蛙的淋巴囊及注射部位如图 3-13 所示。

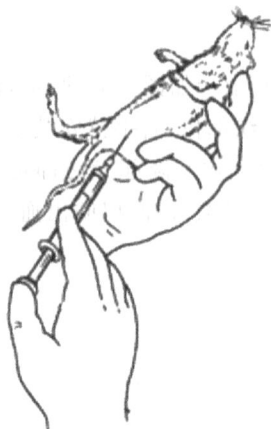

图 3-12 小白鼠腹腔注射   图 3-13 蛙的淋巴囊及注射部位

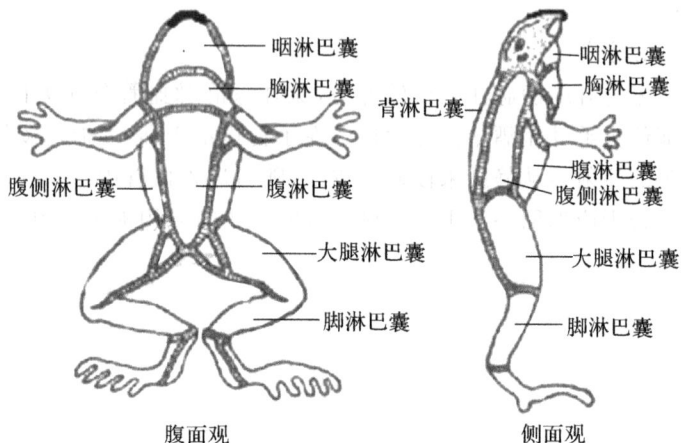

二、标本采集方法

(一)采血

1. 小白鼠和大白鼠取血法

(1)剪尾取血法

将小鼠或大鼠麻醉,剪去尾部被毛,鼠尾用 45~50 ℃温水浸泡,或用二甲苯涂擦,血管充血后剪去小鼠尾尖 1~2 mm(大鼠尾尖 5~10 mm),用手从尾根向尾尖按摩,尾端流出血液可达 3 mL。采血后伤口消毒,用橡胶布紧扎或电灼止血。

(2)眼眶取血法

左手持鼠,拇指与食指紧捏头颈部皮肤,使鼠的眼球突出。右手持弯曲镊或止血钳,钳夹一侧眼球根部,将眼球摘除,断裂的眼眶动静脉涌出血液。取血量约为鼠体重的 4%~5%。动物易死亡,适于一次性取血。

(3)断头取血法

左手持鼠,露出颈部。右手持剪刀,从鼠颈部剪掉鼠头,迅速将鼠颈断端向下,对准备有抗凝剂的器皿,收集从颈部流出的血液。

(4)颈动静脉、股动静脉取血法

麻醉动物,背位固定,一侧颈部或腹股沟部去毛,切开皮肤,分离出静脉或动脉,注射器针头沿动、静脉走向刺入血管;也可把颈静脉或颈动脉用镊子挑起剪断,用试管取血或注射器孔嘴抽血。股静脉连续多次取血时,穿刺部位应尽量靠近股静脉远心端。

2. 家兔取血法

(1)耳缘静脉取血法

选好耳缘静脉,拔去被毛,用二甲苯或 75%酒精涂擦局部,小血管夹夹紧耳根部,使血管充血扩张。术者持粗针头从耳尖部血管逆回流方向刺入静脉内取血,或用刀片切开静脉,血液自动流出,取血后棉球压迫止血,取血量 2～3 mL。压住侧支静脉,血液更容易流出;取血前耳缘部涂擦液体石蜡,可防止血液凝固。

(2)耳中央动脉取血法

家兔置固定箱内,用手揉擦耳部,使中央扩张。左手固定兔耳,右手持注射器,中央动脉末端进针,与动脉平行,向心方向刺入动脉。一次取血量 15 mL。取血后棉球压迫止血。

(3)后肢胫部皮下静脉取血法

家兔固定于兔台上,剪去胫部被毛,股部扎止血带,胫外侧皮下静脉充盈。左手固定静脉,右手持注射器,针头与静脉走向平行,刺入血管后回抽针栓即有血液进入注射器。取血后要长时间压迫止血。

(4)心取血法

将家兔背位固定于兔台上,或由助手在座位将家兔以站立位固定,剪去胸部被毛,常规消毒。术者在胸骨左侧 3～4 肋间摸到心尖搏动,在心搏最明显处作穿刺点;右手持注器,将针头插入肋间隙,在左手触摸心跳的配合下,垂直刺入心脏,当持针手感到心搏动时,再稍刺入即到达心腔。每次抽血量 20～25 mL,针头宜直入直出,不可在胸腔内左右探索。拔针后棉球压迫止血。家兔颈动静脉和股动静脉取血法与大鼠相同,均需做相应的血管分离手术。

3.豚鼠取血法

(1)心取血法

豚鼠心取血法与家兔基本相同。成年豚鼠采血量每周不宜超过 10 mL。

(2)背中足静脉取血法

助手固定动物,将后肢膝关节拉直;术者可从豚鼠脚背面找到背中足静脉,常规消毒后,左手拉住豚鼠趾端,右手持注射器穿刺,抽血后立即用纱布或棉球压迫止血。反复取血可两后肢交替使用。

(3)耳缘切口取血法

豚鼠耳部用酒精消毒,用刀片割破耳缘,在切口周围抹上 20%拘橼酸钠溶液,以防凝血,血液可从切口流入盛器。

(4)股动脉取血法

将豚鼠麻醉,背位固定,除去腹股沟部被毛,碘酒消毒,切开皮肤 2～3 cm,分离暴露股动脉,结扎远心端,在动脉中央剪一小口,用消毒玻璃小管或聚乙烯管插入,然后放开动脉夹,血液可流入盛器中。一次可取血 10～20 mL。

4.狗取血法

(1)心取血法

狗心取血方法与家兔基本相同。将狗麻醉,固定于手术台上,暴露胸部,剪去左侧 3～5 肋间被毛,用碘酒及酒精消毒局部。术者触摸选择心搏最明显处,避开肋骨进针,一般在胸骨左缘外 1 cm 第 4 肋间处可触到,采用 6～7 号针头注射器取血,要垂直向背部方向进针,当针头接触到心时即有搏动感觉,如果进入心腔,即有血液进入注射器,一次可采血 20 mL 左右。

(2)小隐静脉和头静脉取血法

小隐静脉从后肢外踝后方走向外上侧,头静脉位于前肢脚爪上方背侧正前位。剪去局部被毛。如图 3-14 所示,助手握紧腿,使皮下静脉充盈;术者按常规穿刺即可抽出血液。

（3）颈静脉取血法

狗以侧卧位固定于狗台上,剪去颈部被毛,常规消毒。助手拉直颈部,头尽量后仰;术者左手拇指按住颈静脉入胸腔处,使颈静脉曲张;右手持注射器,针头与血管平行,从远心端刺入血管。颈静脉在皮下易滑动,穿刺时要拉紧皮肤,固定好血管。取血后棉球压迫止血。

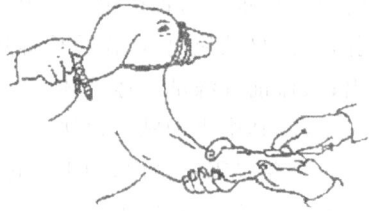
图 3-14　狗前肢静脉取血法

（4）股动脉取血法

麻醉狗或清醒狗背位固定于狗台上。助手将后肢向外拉直,暴露腹股沟,剪去被毛,常规消毒。术者用左手食指与中指触摸动脉搏动部位,并固定好血管;右手持注射器,针头与皮肤呈 45°角,于动脉搏动最明显处直接刺入血管,抽取所需血液量。取血后需较长时间压迫止血。

(二)采尿

1.代谢笼法

此法较常用,适用于小白鼠和大白鼠的尿液采集。代谢笼是能将尿液和粪便分开而达到收集动物尿液目的的一种特殊装置。

2.导尿法

此法常用于雄性兔、犬。动物轻度麻醉后,固定于手术台上,由尿道插入导管（导管顶端应涂抹液体石蜡）,可以采到无污染的尿液。

3.压迫膀胱法

此法适用于兔、犬等大动物。将动物轻度麻醉后,实验者用手在动物下腹部加压,动作要轻柔而有力,当外力使膀胱括约肌松弛时,尿液会自动从尿道口排出。

(三)消化液样本的采集

收集消化液一般在犬、家兔、猫等较大动物体内进行,可收集唾液、胃液、胆汁和肠液。这类收集技术的实施均需用手术方法。

1.唾液

在动物口腔部位,寻找颌下腺、舌下腺,分离沿腺导管,插入极细的聚乙烯导管,即可收集到唾液。

2.胃液

用胃导管插入方法,插入聚乙烯导管,在导管尾部接一注射器,即可收集到胃液。此法对大、小动物的胃液收集都适用。

3.胆汁

用手术方法切开腹腔,找到肝脏,轻轻向上翻转,即可见到肝脏与十二指肠连接的结缔组织。其中有一条较粗大的、呈黄绿色的管道即是胆总管。以小号圆针穿入两条结扎线,插入适度粗细的聚乙烯导管,牢固结扎手术线于胆总管管壁上,借助注射器收集胆汁即可。注意大白鼠没有胆囊,不适宜作收集胆汁的观察分析。

4.肠液

用手术方法切开腹腔,找到预定的肠管,实施肠瘘手术,并将肠导管移至腹壁,用手术缝合线牢固固定,即可收集肠液。

第四节　实验动物的麻醉及复苏、抢救、处死方法

一、局部麻醉

动物实验中常用的麻醉方法为局部皮下浸润麻醉,常用麻醉药为 $5\sim10$ g/L 普鲁卡因。注射时,随切口方向把全部针头插入皮下,回抽针筒芯无回血时即可推注麻醉药,应边推注边将针头向外抽拉,第二针可以从前一针所浸润的末端开始,直至切口部位全部浸润为止。

二、全身麻醉

全身麻醉剂种类很多,可分挥发性和非挥发性两大类。

(一)挥发性麻醉剂

常用的是乙醚。将欲麻醉动物与浸润过乙醚的脱脂棉一起放入烧杯或玻璃钟罩内,至动物麻醉深度达到要求为止。

(二)非挥发性麻醉剂

常配置成一定浓度的溶液,作静脉注射、肌肉注射或腹腔注射。在实验中常使用的全身麻醉剂为戊巴比妥钠溶液和氨基甲酸乙酯(乌拉坦)。戊巴比妥钠为白色粉末,用时配成 $3\%\sim5\%$ 的溶液作静脉或腹腔注射;作用发生快,持续时间 $3\sim5$ h。氨基甲酸乙酯易溶于水,使用时可配成 $20\%\sim25\%$ 的溶液,麻醉过程平稳,动物无明显挣扎现象。一次给药可维持 $4\sim5$ h。不同动物的全身麻醉剂量与用法见表 3-1。

表 3-1　不同动物的全身麻醉剂量与用法

动物	给药途径	戊巴比妥钠(mg/kg)	乌拉坦(mg/kg)
小鼠	i. v	35	
	i. p	50	
大鼠	i. v	25	
	i. p	50	0.75
兔	i. v	30	1.0
	i. p	40	1.0
豚鼠	i. v	30	
	i. p	40	1.5

注:i. v:静脉注射　i. p:腹腔注射。

(三)注意事项

1.配制注射用麻醉剂,一般应用蒸馏水,有些可用生理盐水。

2.动物麻醉一般以眼睑、角膜、瞳孔和趾反射作为观察麻醉深度的指标。

3.静脉注射速度要均匀,不宜太快,否则可因抑制呼吸而使动物死亡。

4.麻醉药剂量与动物品种及健康状况有关,药量要准确,浓度要适中。

5.麻醉深度不够时,必须经一定时间才能补足麻醉剂。补加剂量一次不宜超过原注射

量的 $20\%\sim25\%$。

6.麻醉过深时,动物可出现呼吸深慢而不规则甚至呼吸停止、血压下降、心跳微弱或停止。此时应根据不同情况分别予以处理。

三、复苏与抢救

实验过程中,过量麻醉可导致一些可见的临床表现,应及时采取复苏和抢救措施。

(一)呼吸停止

出现在麻醉的任何一期。如在兴奋期,呼吸停止具有反射性质;在深度麻醉期,呼吸停止是由于延髓麻醉所致,或由于麻醉剂中毒时组织中血氧过少所致。

1.临床症状

呼吸停止的主要临床表现是胸廓呼吸运动停止,黏膜发绀,角膜反射消失或极低,瞳孔散大等。呼吸停止的初期,可见呼吸浅表、频数不等,而且呈间歇性。

2.治疗方法

必须停止供给麻醉药,先打开动物口腔,将舌头拉至口角外,应用 $5\%CO_2$ 和 $60\%O_2$ 的混合气体进行间歇人工呼吸,同时注射温热葡萄糖溶液、呼吸兴奋药、心脏急救药。

3.呼吸兴奋药

此类药物作用于中枢神经系统,用于对抗因麻醉过量引起的中枢性呼吸抑制。常用的有尼可刹米、戊四氮、贝美格(美解眠)等。

(1)尼可刹米:尼可刹米又名可拉明,为人工合成品。直接兴奋呼吸中枢,安全范围较大,适用于由各种原因引起的中枢性呼吸衰竭。每次用量 $0.25\sim0.50$ g,静脉注射。大剂量可致血压升高、心悸、心率失常、肌颤等。

(2)戊四氮:戊四氮为延髓兴奋药,能兴奋呼吸及血管运动中枢,对抗巴比妥类及氯丙嗪等药物过量所致的中枢性呼吸衰竭。每次用量 0.1 g,静脉注射或心内注射。可以重复使用,但大剂量可导致惊厥。

(3)贝美格(美解眠):美解眠与戊四氮相似,作用较短,安全范围较戊四氮宽。主要对抗巴比妥类和水合氯醛中毒。每次用量 50 mg,静脉缓慢注射。过量使用可引起肌肉抽搐和惊厥。

(二)心跳停止

在吸入麻醉时,麻醉初期出现的反射性心跳停止,通常是由于剂量过大所致。还有一种情况,就是由手术后麻醉剂所致的心脏急性变性、心功能急剧衰竭所致。

1.临床症状

呼吸和脉搏突然消失,黏膜发绀。心跳停止可能无预兆。

2.治疗方法

心跳停止应迅速采取心脏按摩,即用掌心(小动物用指心)在心脏区有节奏地敲击胸壁,其频率相当于该动物正常心脏收缩次数。与此同时,予以注射心脏抢救药。

3.心脏抢救药

(1)肾上腺素:肾上腺素用于提高心肌应急性,增强心肌收缩力,加快心率,增加心脏排血量。用于心跳骤停急救.每次 $0.5\sim1$ mg,静脉注射、心内或气管内注射。肾上腺素也有一定的复跳作用,用于治疗窦缓、室颤等。氟烷麻醉中毒禁用。

（2）碳酸氢钠：碳酸氢钠是纠正急性代谢性酸中毒的主要药物。首次给药用5％碳酸氢钠按1～2 mL/kg注射。对于心脏停跳的动物，可于首次注射肾上腺素以后立即静脉给药，因为酸中毒的心肌对儿茶酚胺反应不良。

四、处死方法

（一）蛙类

常用金属探针插入枕骨大孔，破坏脑脊椎的方法处死。将蛙用温布包住，露出头部，左手执蛙，并且用食指按压其头部前端，拇指按压背部，使头前俯；右手持金属探针由头前端沿线向尾方刺触，触及凹陷处即枕骨大孔所在。将探针由凹陷处垂直刺入，刺破皮肤即入枕骨大孔。这时将探针尖端转向头方，向前探入颅腔，然后向各方搅动，以捣毁脑组织，如探针确在颅腔内，实验者可觉出针在四面皆壁的腔内。脑组织捣毁后，将探针退出，再由枕骨大孔刺入，并转向尾方，与脊柱平行刺入椎管，以破坏脊髓。脑和脊髓是否被完全破坏，可检查动物四肢肌肉的紧张性是否完全消失。拔出探针后，用一小干棉球将针孔堵住，以防止其出血。

操作过程中要防止毒腺分泌物射入实验者眼内。如被射入，须立即用生理盐水冲洗眼睛。

（二）大鼠和小鼠

1.脊椎脱臼法

右手抓住鼠用力向后拉，同时左手拇指与食指用力向下按住鼠头，将脊髓与脑髓拉断，鼠便立即死亡。

2.断头法

实验者戴上棉绿纱手套，用右手握住大鼠头部，左手握住背部，露出颈部，助手用剪刀在鼠颈部将鼠头剪掉。小鼠处死法相同。

3.击打法

右手抓住鼠尾，提起，用力摔击其头部，鼠痉挛后立即死亡。用小木锤用力击打鼠头部也可致死。

4.急性大失血法

可采用鼠眼眶动脉和静脉急性大量失血方法使鼠立即死亡。

5.化学致死法

吸入一氧化碳，大、小鼠在一氧化碳浓度为0.2％～0.5％环境中即可致死。

皮下注射士的宁，吸入乙醚、氯仿，均可致死。士的宁注射量，小鼠为0.76～2.0 mg/kg体重，大鼠3.0～3.5 mL/kg体重。氯化钾处死大鼠剂量：25％溶液0.6 mL/只静脉注射。

（三）狗、猫、兔、豚鼠

1.空气栓塞法

向动物静脉内注入一定量的空气，使之发生栓塞而死。当空气注入静脉后，可在右心随着心脏的跳动使空气与血液相混致血液成泡沫状，随血液循环到全身。如进入肺动脉，可阻梗其分支，进入心脏冠状动脉，造成冠状动脉阻塞，发生严重的血液循环障碍，动物很快致死。一般兔、猫等静脉内注入20～40 mL空气即可致死。每条狗由前肢或后肢皮下静脉注入80～150 mL空气，可很快致死。

2.急性失血法

先使动物轻度麻醉,如狗可按每千克体重静脉注射硫喷妥钠 20～30 mg,动物即很快入睡。暴露股三角区,用锋利的杀狗刀在股三角区作一个约 10 cm 的横切口,把股动、静脉全切断,立即喷出血液。用一块湿纱布不断擦去股动脉切口周围处的血液和血凝块,同时不断用自来水冲洗流血,使股动脉切口处保持畅通,动物 3～5 min 内即可死亡。采用此种方法,动物十分安静,对脏器无损伤,对活杀采集病理切片标本而言,是一种较好的方法。

3.破坏延脑法

如果急性实验后,脑已暴露,可用器具将延髓破坏,导致动物死亡。对家兔也可用木锤用力锤击其后脑部,损坏延脑,造成死亡。

4.开放性气胸法

将动物开胸,造成开放性气胸。这时胸膜腔的压力与大气压力相等,肺脏因受大气压缩发生肺萎陷,纵隔摆动,动物窒息而死。

5.化学药物致死法

静脉内注入一定量的氯化钾溶液,使动物心肌失去收缩能力,心脏急性扩张,致心脏弛缓性停跳而死亡。每条成年兔由兔耳缘静脉注入 10% 氯化钾溶液 5～10 mL,每条成年狗由狗前肢或后肢下静脉注入 20～30 mL,即可致死。

静脉内注入一定量的福尔马林溶液,使血液内蛋白凝固,动物由于全身血液循环严重障碍和缺氧而死。每条成年狗静脉注入 10% 福尔马林溶液 20 mL 即可致死。也可将福尔马林与酒精按一定比例配成动物致死液应用。

皮下注射士的宁致死:豚鼠剂量为 3.0～4.4 mg/kg 体重,兔 0.5～0.5 mg/kg 体重,狗 0.3～0.42 mg/kg 体重,猫 1.0～2.0 mg/kg 体重。

经口或注射 DDT 致死(LD_{50})。豚鼠:经口 0.4 g/kg 体重,皮下 0.9 g/kg 体重。兔:经口 0.3 g/kg 体重,皮下 0.25 g/kg 体重;静脉 0.043 g/kg 体重;狗:静脉 0.067 g/kg 体重。

第五节　动物实验外科基本操作技术

一、常用手术器械

(一)蛙类手术器械

1.金属探针:用于破坏蛙类的脑和脊髓。

2.剪刀:普通粗剪刀用于剪皮肤、肌肉和骨等粗硬组织;细剪刀或眼科剪刀用于剪神经、血管和心包膜等细软组织。禁用眼科剪刀剪皮肤、肌肉或其他粗硬物。

3.镊子:圆头镊子对组织损伤较小,用于夹捏组织和牵提切口;有齿镊子用于夹捏骨头和剥脱蛙皮;眼科镊子有直、弯两种,可用于分离神经、血管和夹捏细软组织。但不可用镊子直接夹捏或牵提神经血管。

4.玻璃分针:用于分离血管、神经等组织,不可用力过猛,以防折断。

5.蛙心夹:使用时将蛙心夹的一端夹住蛙心尖部,另一端借助缚线连于换能器,以进行心脏舒缩活动的描记。

6.蛙板:用于固定蛙类,以便进行解剖和实验。板上有多个圆孔,用以在镜下.观察蛙舌、肠系膜微循环。制备神经肌肉标本时,可将蛙腿用大头针固定在蛙板上,并应在蛙腿下垫一块玻璃片进行操作。

7.锌铜弓(锌铜叉):制备神经肌肉标本时常用它对标本施加刺激,以检查其兴奋性,或用它来刺激神经以判断神经的哪一个分支通到哪块肌肉。

(二)哺乳类手术器械

1.手术刀:用于切开皮肤和脏器。常用手术刀由刀片和刀柄组成。根据手术的部位与性质,可以选用大小、形状不同的手术刀片。刀片宜用血管钳夹持安装,避免割伤手指(见图 3-15)。刀柄一端为一良好的钝性分离器,可以用于分离组织,或用以显露手术野深部。常用的执刀方法有 4 种(见图 3-16)。

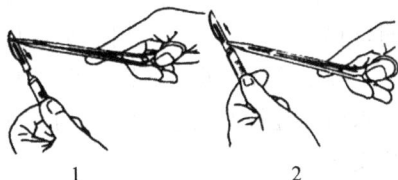

图 3-15　刀片安装与取卸
1.安装方法　2.取卸安装方法

(1)执弓式是一种常用的执刀方法,动作范围广而灵活,用于腹部、颈部或腹部的皮肤切口。

(2)握持式用于切口范围较广,用力较大的切口,如切开较长的皮肤、截肢等。

(3)执笔式此方法用力轻柔而操作精巧,用于小而精确的切口,如眼部手术,局部神经、血管、作腹膜小切口等。

(4)反挑式使用时安装适合的刀片,刀口朝上,常用于向上挑开组织,以免损伤深部组织。

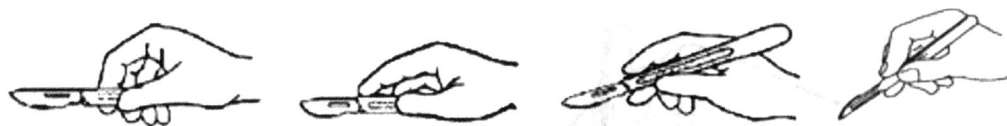

图 3-16　常用的执刀方法
1.执弓式　2.握持式　3.执笔式　4.反挑式

2.剪刀:有手术剪刀、眼科剪刀、普通粗剪刀;又有大小、类型(直弯、尖头及圆头)、长短之分。持剪的方法是以拇指和无名指分别插入剪柄的两环,中指放在无名指指环前面的外方柄上,食指轻压在剪柄和剪刀交界处(见图 3-17)。

(1)弯手术剪刀用于剪毛,直手术剪刀用于剪神经、血管、脂肪、肌肉等组织。

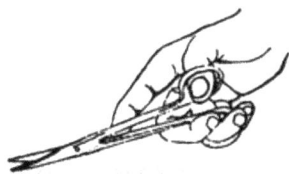

图 3-17　执剪姿势图

(2)眼科剪常用于剪包膜、神经,或剪破血管、输尿管以便插管,禁用眼科剪刀剪皮肤、肌肉、骨骼等。

(3)普通粗剪刀用于剪毛、皮肤、骨骼或剪破组织。

3.止血钳:有大小、直弯、有齿、无齿之分。不同类型的止血钳根据止血部位不同,所需各异。执钳方法与手术剪相同。

(1)直止血钳和无齿止血钳主要用于手术野浅部止血,也可用于浅部的组织分离。有齿止血钳主要用于强韧组织的止血、提起切口处的皮肤等,不能用于皮下止血。

(2)弯止血钳主要用于手术深部组织或内脏止血,有齿止血钳不宜夹持血管、神经及脆弱的组织。

（3）蚊式止血钳适用于分离小血管及神经周围的结缔组织及小血管止血，不宜夹持大块或坚硬组织。

4.镊子：分有齿和无齿两类，大小长短不一，根据手术需要选用。执镊方法用拇指对食指和中指，不宜握于掌心内（见图3-18）。

有齿镊用于牵拉切口处的皮肤或坚韧的筋膜、肌腱，不可用于夹捏内脏及血管、神经等软组织；无齿镊用于夹捏皮下组织、脂肪、黏膜和血管等；眼科镊用于夹捏细软组织。

5.持针器：有大小之分，持针器的头端较短，口内有槽。执持针器的姿势与执剪刀略同，但为了缝合方便，仅用手掌握住其环部即可，不必将手指插入环口中（见图3-19）。

6.组织钳（爱立斯钳）：弹性大而软，尖端有细齿，对组织损伤轻微，用于皮下组织及夹持水巾。缝针有大小、直弯、圆三角之分。圆针用于内缝组织；三角针又称皮肤针，用于外缝皮肤。

7.骨钳：有剪刀式和小碟式两种，用于打开颅腔和骨髓腔时咬切骨质。剪刀式适用于咬断骨质，小碟式适用于咬切骨片。

8.颅骨钻：用于开颅钻孔用。

9.动脉夹：动脉夹有大小之分，用于夹闭动脉以阻断动脉血流，以便插动脉插管；还可用于兔耳缘静脉注射时固定针头。

10.各种插管：Y形管为气管插管。有大小之分，可根据动物的气管大小而选择。用于急性动物实验时插入气管，以保证呼吸道通畅；用粗细不同的塑料管制成的插管，可作动脉、静脉、输尿管插管之用。

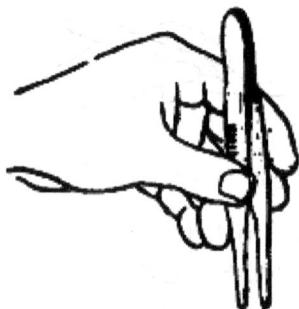

图3-18　执镊姿势图　　图3-19　执持针器姿势图

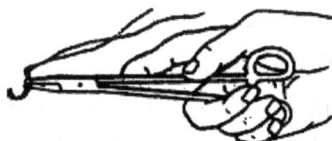

二、组织切开、分离与止血

动物外科手术基本操作技术包括切开、分离、止血、打结、缝合和换药等。这些基本技术几乎在所有动物外科手术中都要用到。开展动物外科手术，必须要掌握这些基本技术。

（一）组织切开

1.组织切开的一般原则

（1）根据实验目的的要求确定手术切口的部位和大小。如肾切除取左背部斜切口，肠切除取腹正中切口。

（2）根据不同部位的切口采用不同的执刀方法。

2.注意事项

（1）切开前，应先将切口部位的皮肤（或其他组织）拉紧，使其平坦紧张而固定。

（2）刀刃与切开的组织垂直，以一次切开为佳（见图3-20）。

（3）组织逐层切开，并以按皮肤纹理或各组织的纤维方向切开为佳。

（4）组织的切开处应选择无重要血管及神经横贯的地方，以免将其损伤。

（5）选择切口时，应注意选择易于敷料或导管包扎和固定的部位。避免术后动物活动时被碰撞、摩擦而脱落。

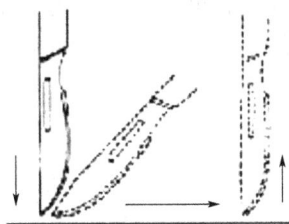

图 3-20 组织切开方法

（二）组织分离

分离目的在于充分显露深层的组织或血管，便于手术操作。

1.组织分离的一般原则

（1）根据不同部位手术的需要采用不同的分离方法。常用的分离方法有两种：①用刀或剪作锐性分离，用剪割的方式将组织分离，该方法常用于致密组织，如皮肤、韧带、筋膜等的分离。②用止血钳、手指或刀柄等将组织推开或牵拉开的钝性分离。该方法多用于皮下组织、肌肉筋膜间隙等疏松组织的分离。

（2）沿正常组织间隙分离。这样易于分离，且出血少，视野干净、清楚。

2.注意事项

（1）肌肉的分离应顺肌纤维方向作钝性分离，若需要横行切断分离，应在切断处上、下端先夹两把血管钳，切断后结扎两断端以防止肌肉中血管出血。

（2）神经、血管的分离应顺其平行方向分离。要求动作轻柔，细心操作，不可粗暴，切忌横向过分拉扯，以防断裂。

（三）止血

对组织切开、分离过程中所造成的出血必须及时止血。完善的止血不仅可以防止继续失血，还可以使术野清楚地显露，有利于手术的顺利进行。一般常用的止血方法有压迫止血法、钳夹止血法、结扎止血法、药物止血法和烧烙止血法等。

1.压迫止血法：用灭菌纱布或棉球压迫出血部位，多适用于毛细血管渗血。止血时，将纱布或棉球用温热生理盐水打湿拧干后，按压在出血部位片刻即可，对于较大血管出血时可先用压迫止血法后再以其他方法止血。

2.钳夹止血法：用血管钳的尖端垂直夹住出血血管端，小的血管出血经钳夹，放松止血钳可不再出血；大的血管出血，应钳夹后再用结扎法止血。

3.结扎止血法：结扎止血法为常用的可靠的止血方法。结扎止血法又可分单纯结扎止血法和贯穿结扎止血法两种：

（1）单纯结扎止血法：用丝线绕过止血钳夹住的血管及组织而结扎，适用于一般部位经压迫止血无效或较大血管出血的止血。出血点用纱布压迫蘸吸后，迅速用止血钳尖端逐个夹住血管断端，要夹准、夹牢。结扎时，先将血管钳尾竖起，将结扎线绕过钳夹点之下，将钳放平后钳尖端稍翘起，打第一个结时，边扎紧边轻轻松开止血钳，完全扎紧后，再打第二个结（见图3-21）。

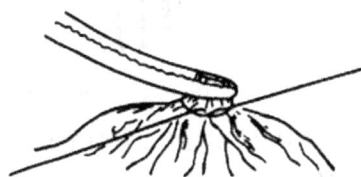

图 3-21 单纯结扎止血法

（2）贯穿结扎止血法：将结扎线用缝针穿过所钳夹组织（勿穿透血管）后结扎。常适用大血管出血防止结扎线滑脱。其常用方法有单纯贯穿结扎法（见图3-22）和贯穿"8"字缝合结扎法（见图3-23）两种。

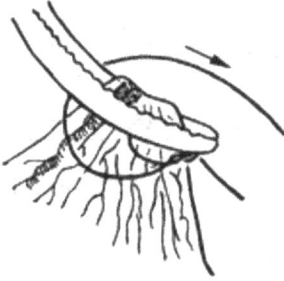

图3-22 单纯贯穿结扎法   图3-23 贯穿"8"字缝合结扎法

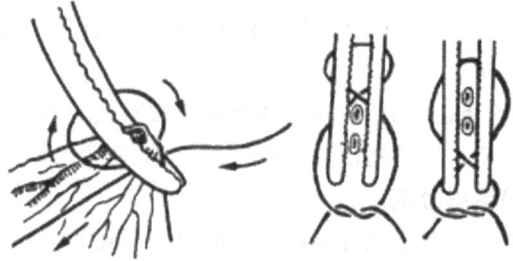

4.其他止血方法：①药物止血法：用 $1\% \sim 2\%$ 麻黄素或 $0.005\% \sim 0.01\%$ 肾上腺素液浸湿纱布或棉片，敷压出血处，使血管收缩而止血。②烧烙止血法：常用电凝器或电刀直接烧灼血管断裂处，使血液凝固而止血，常用于渗血和小血管出血。止血快，切口内不留结扎线，有利于术后刀口恢复。

三、缝合、打结、拆线与换药

(一)缝合

1.常用的缝合种类与方法：常用的缝合种类包括间断缝合（结节缝合）、褥式缝合、"8"字缝合、连续缝合、毯边缝合（交锁缝合）、浆肌层单缝合、浆肌层连续缝合、全层内翻缝合、荷包缝合。其缝合方法如下：

(1)间断缝合（结节缝合）：将缝线穿过切口两侧边缘即行打结。常用于皮肤、皮下组织、黏膜或筋膜的缝合（见图3-24）。

(2)褥式缝合：为两个相反方向而接连的间断缝合，可使切口边缘外翻，有垂直及平行两种褥式缝合（见图3-25）。常用于松弛部位皮肤的缝合或血管缝合。

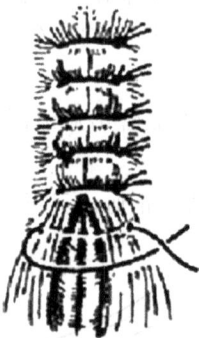

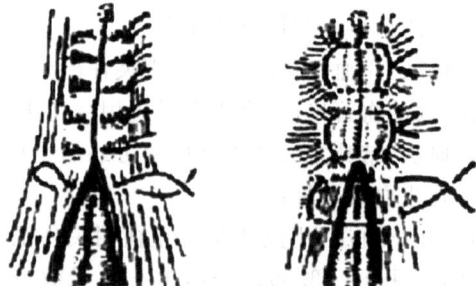

图3-24 间断缝合   图3-25 褥式缝合（垂直、平行）

(3)"8"字缝合：为两个相反方向交叉的间断缝合组成（见图3-26）。多用于筋膜或腱膜的缝合。

(4)连续缝合：于切口的一端开始，先作一间断缝合后不剪断线，用同一缝线作连续缝合至切口的另一端再行打结。在最后打结时，缝针穿出后线头应留在最后一个结节的另一边，作为打结依靠用。连续缝合常用于腹膜及胃肠道吻合口内层缝合（见图3-27）。

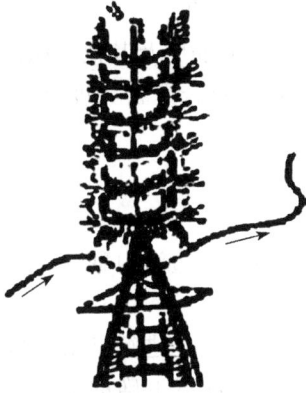

图 3-26　"8"字缝合　　　　　　　　　　图 3-27　连续缝合

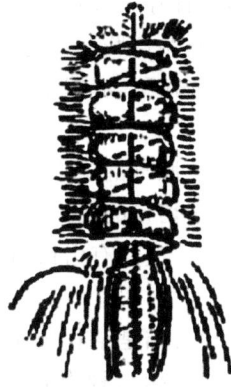

（5）毯边缝合（交锁缝合）：缝合方法和连续缝合基本相似，但在缝合过程中每次须将缝线交锁（见图 3-28）。多用于胃肠手术吻合口后壁内层缝合。

（6）浆肌层单缝合：缝线分别穿过切口两侧的浆膜及肌层即行打结（见图 3-29），这样可使部分浆膜内翻对合。适用于胃肠道的外层缝合。

（7）浆肌层连续缝合：于切口的一端先作一浆肌层单缝合，再用同一缝线平行切口连续作浆肌层缝合至切口另一端（见图 3-30）。适用于胃肠道手术外层缝合。

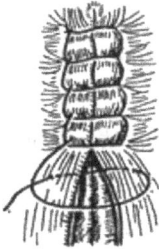

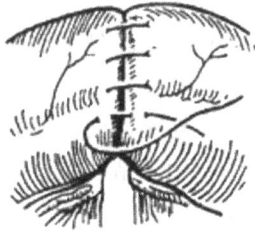

图 3-28　毯边缝合　　　　图 3-29　浆肌层单缝合　　　　图 3-30　浆肌层连续缝合

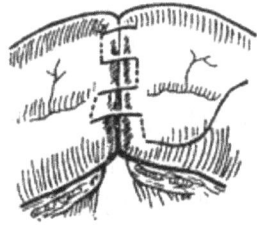

（8）全层内翻缝合：于一端开始，先作一间断缝合，再用同一线平行切口连续作全层缝合至另一端，使之内翻（见图 3-31）。适用于胃肠道的前壁内层缝合。

（9）荷包缝合：即作环状的浆肌层连续缝合（见图 3-32）。常用于胃肠小的造口包埋使之内翻缝合。

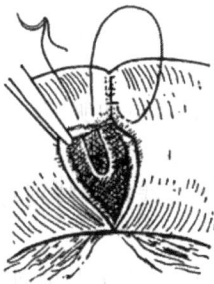

图 3-31　全层内翻缝合　　　　　　　　图 3-32　荷包缝合

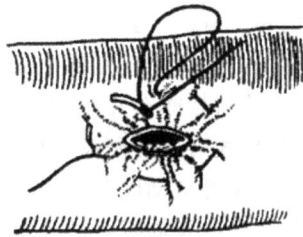

2.注意事项

（1）缝合前，应彻底止血，并清除缝合口内的血凝块及游离组织，必要时加以冲洗。

(2)缝合时,缝针穿入或穿出组织应与该组织表面相垂直。

(3)入孔和出孔距皮肤切口边缘一般要0.5～1.0 cm,筋膜及其他组织约0.2～0.5 cm。

(4)两边针孔要对称,缝线不要过紧、过密,以切口能对合严密为度,以利于切口边缘血液循环。

(5)深切口须按原解剖层次对合缝合。

(6)线结应位于切口的同一侧。

(7)缝合皮肤后,应用有齿镊对合切口,切勿使切口皮肤边沿内翻,影响切口愈合。

(二)打结

正确而牢固地打结是结扎止血和缝合的重要环节,熟练地进行打结可缩短手术时间。

1.常用的正确的扣结种类包括方结、外科结、三重结;不正确的扣结有假结、滑结、假结,其中滑结是打结中最忌讳的,必须避免(见图3-33)。

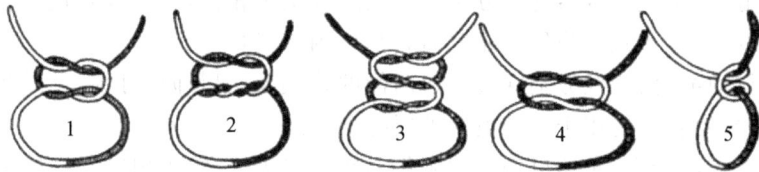

图3-33 结的种类
1.方结   2.外科结   3.三重结   4.假结   5.滑结

(1)方结:用于一般结扎止血和各种缝合的结扎。结扎时两端必须用力均匀,避免形成滑结。

(2)外科结:结扎第一道时,两线重复交叉两圈,第二道线亦如方结。此种结因第一道结线绕两圈,摩擦面增大,不易松开。常用于结扎大血管。

(3)三重结:用于重要组织和大血管的结扎。在方结基础上再增加一道结扎。

2.常用的打结方法

(1)单手打结法:适用于各部位的打结,操作简便,速度快(见图3-34)。

(2)血钳打结法:用于浅部缝合结扎、深部狭小术野的结扎及某些精细手术的结扎(见图3-35)。

(三)剪线及拆线

1.剪线:结扎止血或缝合后的结扎线均需剪短,一般丝线头留1～2 mm即可。正确的剪线方法是:用张开的剪刀尖沿着拉紧的结扎线滑至扣结处,再将剪刀向上稍倾斜一些,然后剪断,倾斜的角度取决于要留的线头长短(见图3-36)。

2.拆线:拆线是指拆除皮肤上的缝线。埋在皮肤深部组织和脏器上的缝线不拆除,仅在切口内化脓时要将暴露在外面的缝线拆除。拆线的时间一般需8～12 d。腹下、四肢等张力较大的部位拆线时间应稍长。根据实验情况,也有不拆线的。特别对小动物手术许多情况下不拆线,线头可自动脱落。

拆线时,先将线结及周围皮肤消毒,然后用有齿镊提夹线结向上稍向对侧提拉,使埋在组织内的缝线外露一段,用尖剪刀尖伸向结内并剪断此处,拉出线结,不让外露缝线通过深部组织,防止细菌感染(见图3-37)。最后再用消毒剂擦缝线孔,需要保护的刀口也可盖上敷料保护,两天后可取掉。

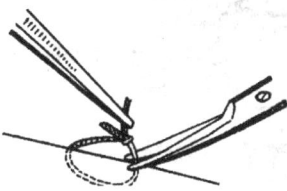

图 3-34 单手打结法

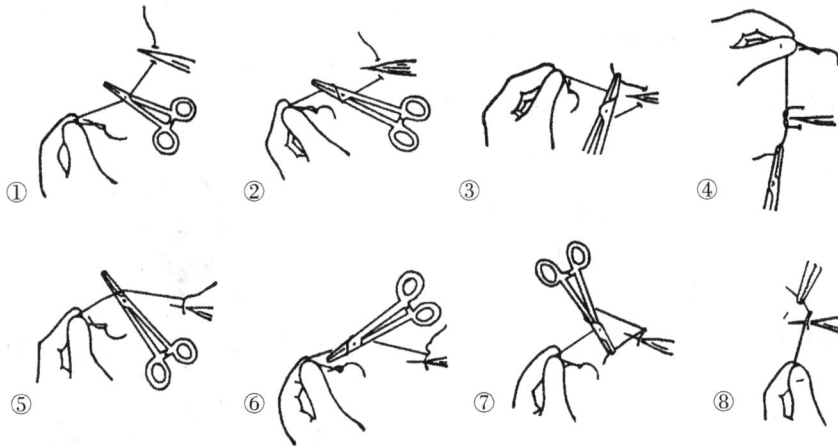

图 3-35 止血钳打结法

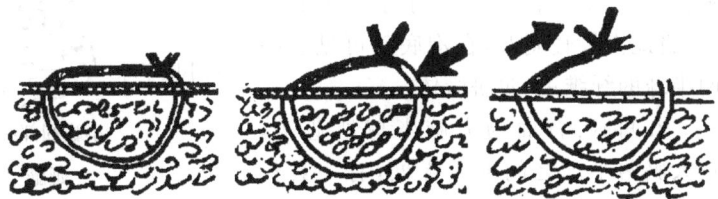

图 3-36 剪线方法

图 3-37 拆线方法

(四)换药

大动物做较长时间实验时,手术后的切口、瘘口、引流口或留置的导管出口处有些要定期清洗和更换敷料,以保护切口洁净并使其尽快愈合。换药次数根据具体情况确定。

1.换药前的准备:换药前,必须准备好器械和材料。常用器械和材料有经灭菌的换药碗或弯盘1只、有齿镊和无齿镊各1把,以及消毒用酒精棉球(或纱球)、碘酒棉球(或碘伏棉球)、灭菌敷料、胶布若干。有时有些切口化脓需冲洗时,还需备有生理盐水和双氧水。

2.注意事项:换药时,应严格按无菌技术操作,先消毒切口周围皮肤,接着细致地清除切口周围的积存物,再消毒盖好敷料。对于有些动物,实验后必须换药,但对于难于配合固定的动物,须用再麻醉的办法进行换药。在换药中发现切口有感染、引流又不畅的应及时放入引流管,以促进切口及早愈合。术中留置的引流管或实验用导管滑出或脱落时,换药时均应纠正或重新换管插入。

四、神经和血管的分离

神经和血管都是易损伤的组织,在分离过程中要细心、轻柔,以免损伤其结构与功能。切不可用有齿镊进行剥离,也不可用止血钳或镊子夹持。分离时应掌握先神经后血管、先粗后细的原则。分离较大的神经和血管时,应先用蚊式止血钳将其周围的结缔组织稍加分离,然后用大小适宜的止血钳沿分离处插入,顺血管和神经的走向逐步扩大,直至将血管神经分离出来;在分离细小的血管和神经时,要用眼科镊子或玻璃分针小心操作,须特别保持局部的自然解剖位置,不要破坏解剖结构。分离完毕后,在血管或神经的下方穿以浸透生理盐水的丝线,备供刺激时提起或结扎之用。

五、头部手术

实验生理科学中常有神经系统实验,如去大脑僵直、大脑皮层功能定位及诱发电位等。这里以兔为代表,介绍脑的结构与头部手术操作。

(一)脑结构

兔脑结构分为五部分(见图3-38)。

1.大脑:兔大脑较发达,但表面子滑,很少有脑沟和脑回。大脑半球前方发出很大的椭圆形的嗅叶,从嗅叶发出嗅神经。两大脑半球之间有一深的纵沟,将此沟轻轻剥开,在沟底部可见联络两半球的纤维束,叫胼胝体。

2.间脑:背面为大脑半球所遮盖。在大脑两半球之间的后缘处,有一具长柄的松果体,一般不易观察到。在腹面有一对白色的视神经交叉,其后方为脑

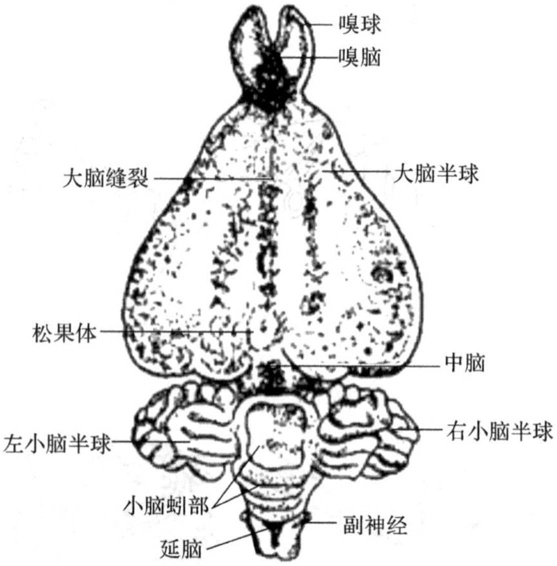

图3-38　兔脑背面示意图

漏斗,漏斗末端是圆形的脑垂体。

3.中脑:背面亦被大脑半球所遮盖,小心地将两大脑半球的后缘分开,可以看到四个圆形突出,叫四叠体。腹面可以看到一对大脑脚,它是大脑梨状叶后方两侧的突起。

4.小脑:小脑也较发达,有五部分。背面中间是蚓部,其上有横的皱襞;蚓部两侧是一对小脑半球;其侧面有一对向外突出的小脑副鬈。小脑腹面可见到横行的神经纤维束,叫脑桥。

5.延脑:位于小脑的后面,其背面前半部为小脑的蚓部所遮盖。延脑下接脊髓。

(二)兔大脑皮层分离术

将麻醉后的兔腹位固定于兔台上。用手术刀沿头部眉间至枕部将头皮纵行切开,以刀柄剥离肌肉与骨膜,在距正中线 1 cm 左右的颅骨处用骨钻开孔,勿伤硬脑膜。再以骨钳将创口向前扩大,暴露大脑前端,向后扩展到枕骨结节,暴露双侧大脑半球的后缘。若有出血可用骨蜡止血。在接近头骨中线和枕骨时,要特别注意防止伤及矢状窦与横窦,以免大量出血。由于硬脑膜紧贴在颅骨内面骨膜上,有时易与颅骨同时被取下,用小镊子夹起硬脑膜,仔细剪去。暴露出大脑皮层,即可按实验要求进行操作、观察。

注意事项:暴露皮层后,将 37 ℃左右的液体石蜡滴在皮层表面,以防止干燥。

六、颈部手术

颈部手术主要以兔、狗、猫、大白鼠、豚鼠为实验对象。将动物仰卧位固定于手术台上,然后进行实验。

(一)颈部切开

剪去颈前皮肤上的毛。用手术刀在喉头与胸骨上缘之间沿颈腹正中线作一切口。切口的长度:大白鼠或豚鼠为 2.5~4 cm,兔、猫为 5~7 cm,狗为 10 cm。用止血钳分离皮下结缔组织,然后将切开的皮肤向两侧拉开,可见到颈部有 3 条浅层肌肉:

1.胸骨乳突肌:起自胸骨,斜向外侧方头部颞骨的乳突处,在狗称为胸头肌。左右胸骨乳突肌呈"V"型斜向分布。

2.胸骨舌骨肌:起自胸骨,止于舌骨体,位于颈腹正中线,左右两条平行排列,覆盖于气管腹侧面。

3.胸骨甲状肌:起自胸骨和第一肋软骨,止于甲状软骨后缘正中处。

(二)气管切开及气管插管术

气管切开术是哺乳类动物急性实验中常做的手术。一方面切开气管和插入气管插管可保证呼吸通畅,另一方面为实验要求作准备。

气管位于颈部正中位,全部被胸骨舌骨肌与胸骨甲状肌所覆盖。用止血钳分开左右胸骨舌骨肌,在正中线沿其中缝插入并向前后两端扩张创口。注意止血钳不能插入过深,以免损伤气管或其他小血管。也可用两食指沿左右胸骨舌骨肌中缝轻轻向上下拉开,此时即可见到气管。

在喉头以下气管处,分离一段气管与食管之间的结缔组织,并穿一根浸过生理盐水的棉线备用。于甲状软骨下 1~2 cm 处的两个软骨环之间,用手术刀或剪刀将气管横向切开,再向头端作一小纵向切口,使呈"⊥"形,将口径适当的气管插管由切口向胸端插入气管腔内,用备用线结扎,并再在插管的侧管上打结固定,以防插管滑出。

插入插管后需仔细检查,若管内有血液,必须拔出插管,经止血处理后再插入。

(三)颈部神经、血管分离的基本方法

神经和血管都是比较娇嫩的组织,因此在剥离的过程中应细心,动作要轻柔,切不可用带齿的镊子进行剥离,也不可用止血钳或镊子夹持,以免其结构和机能受损。

剥离颈部较粗大神经和血管时,先用止血钳将神经或血管周围的结缔组织稍加分离,然后在神经或血管附近结缔组织中插入大小适合的止血钳,顺着神经或血管走行方向扩张止血钳,逐渐使其周围结缔组织剥离。分离细小神经或血管时,要特别注意保持局部的自然解剖位置,不要把结构关系弄乱,同时需用玻璃分针轻轻地进行分离。剥离组织时的用力方向应与神经或血管的走行方向一致。

分离完毕,在神经或血管的下面穿过浸有生理盐水的细线(根据需要穿一根或两根),以备刺激时提起或结扎之用。然后用一块浸有温热生理盐水的纱布或棉花盖在切口组织上,经常保持组织湿润。

图 3-39 为兔颈、胸部的神经和血管示意图。

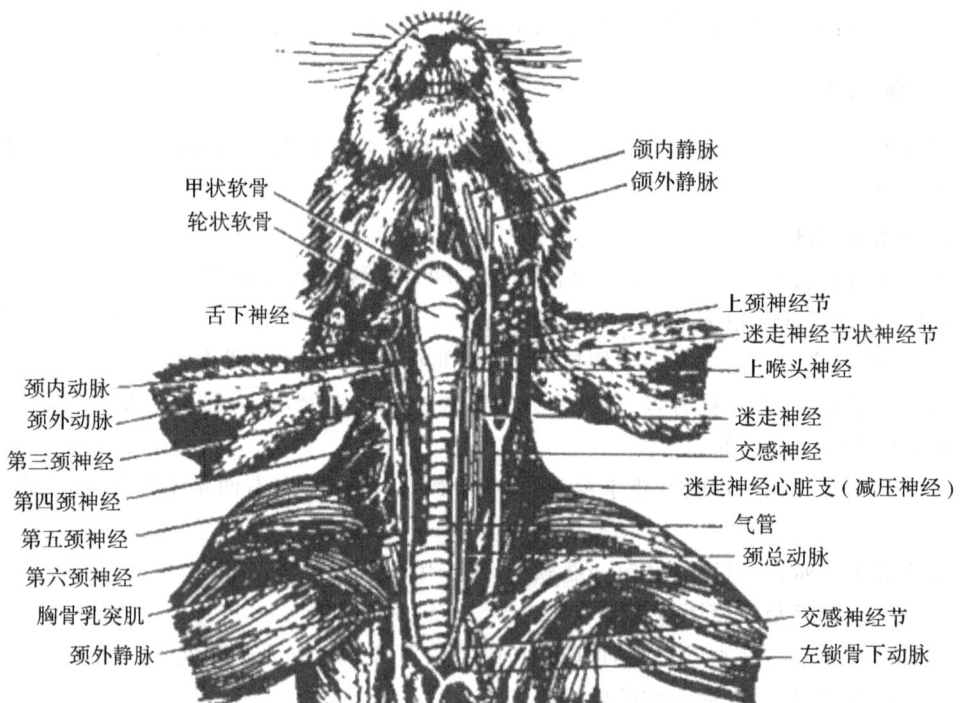

图 3-39　兔颈、胸部的神经和血管示意图

(四)颈外静脉的分离与插管

在急性实验中,颈外静脉插管常用于注射各种药物、取血、输液和测量中心静脉压。

兔和狗的颈外静脉很粗大,是头颈部的静脉主干。颈外静脉分布很浅,在颈部皮下胸骨乳突肌的外缘。分离时,将一侧切开的皮肤,用手指在颈皮肤外面向上顶起,即可看到呈暗紫红色的颈外静脉,用钝头止血钳或玻璃分针沿血管走行方向,将静脉周围的结缔组织

轻轻分离。

颈外静脉插管前,首先准备长短适当、内径为 0.1～0.2 cm 的塑料管或硅胶管,插入端塑料管头要剪成斜面,另一端连接输液或静脉压测量装置。插管时先用动脉夹夹住静脉近心端,待静脉充盈后再结扎远心端。用眼科剪在静脉上靠远心端结扎线处,呈 45°角剪一马蹄形小口,约为管径的 1/3 或 1/2,插入导管。将备用线打一个结,取下动脉夹,把导管慢慢向右心房方向送至所需长度。测量中心静脉压时,兔需插入约 5 cm,狗插入约 15 cm,此时导管口在上腔静脉近右心房入口处,可从中心静脉压计中观察到液面停止下降并随呼吸明显波动,结扎固定导管。如果颈外静脉用作注射、输液等,导管一般送入 2～3 cm 即可。

兔选用颈外静脉较好,狗则多用股静脉。

(五)颈总动脉的分离与插管

在急性实验中,颈总动脉插管作测量动脉血压或放血用。

颈总动脉位于气管外侧,其腹面被胸骨舌骨肌和胸骨甲状肌所覆盖。分离两条肌肉之间的结缔组织,可找到呈粉红色较粗大的血管,用手指触之有搏动感,即为颈总动脉。

颈总动脉与颈部神经被结缔组织膜束在一起,称为颈部血管神经束。用左手拇指和食指抓住颈皮和颈肌,以中指顶起外翻,右手持蚊式止血钳或玻璃分针,顺血管神经的走行方向分离出颈总动脉。此时应注意:颈总动脉在甲状腺附近有一较大的侧支,为甲状腺前动脉,分离时勿将其切断。分离过程中,应不时地用生理盐水湿润手术野,并拭去附近的血液。为了便于插管或作颈总动脉加压反射等操作,颈总动脉应尽量分离得长些:大白鼠、豚鼠 2～3 cm,兔 3～4 cm,狗 4～5 cm。

颈总动脉插管用导管同颈外静脉导管,其内充满肝素生理盐水溶液。分离的颈总动脉下置两根备用线,用一根结扎动脉远心端,将动脉夹夹住近心端,另一根线打一活结于动脉夹与远心端结扎线之间。血管切口同颈外静脉。导管插入动脉管腔 1～2 cm,然后用线打结,其松紧以放开动脉夹后不致出血为度。结扎固定后再围绕导管打结固定,以免导管滑脱。未测量前暂勿放开动脉夹。

(六)颈部神经的分离

1. 颈部迷走、交感、减压神经的分布情况:颈部神经的分布因动物种类而异。

(1)兔:在气管外侧,颈总动脉与三根粗细不同的神经在结缔组织的包绕下形成血管神经束。其中最粗者呈白色,为迷走神经;较细者呈灰白色,为颈部交感神经干,交感神经干有到心脏去的分支;最细者为减压神经,属于传入性神经(见图 3-40)。其神经末梢分布在主动脉弓血管壁内。减压神经一般介于迷走和交感神经之间,但其位置常有变异,且变异率很大。

(2)猫:迷走神经与交感神经并列而行,粗大者为迷走神经,较细者为交感神经,减压神经并入迷走神经中移行。

(3)狗:在颈总动脉背侧仅见一粗大的神经干,称为迷走交感神经干。迷走神经的结状神经节与交感神经的颈前神经节相邻。迷走神经于第一颈椎下进入颈部,

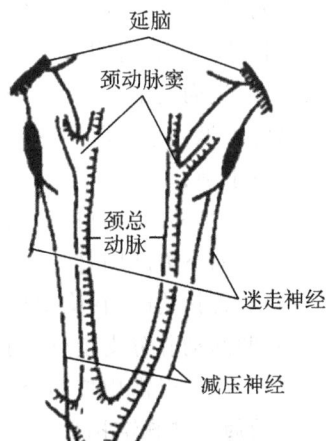

图 3-40　兔减压神经分布示意图

与交感神经干紧靠而行,并被一总鞘所包,联合而成迷走交感神经干。但进入胸腔后,迷走神经与交感神经即分开移行。

2. 颈部迷走、交感、减压神经的分离方法:该方法同颈总动脉。可根据神经的形态、位置和行走方向等特点来辨认。对于迷走神经和交感神经很容易辨认。而减压神经仅在兔中为一条独立的神经(在人、马、猪、狗等动物中,此神经并不单独走行,而是行走于迷走交感干或迷走神经中)。辨认时可将颈血管神经束附近的结缔组织膜捏住,轻轻拉向外侧,或在颈总动脉下穿一根线,轻轻提起,即可看到血管、神经自上而下排列在结缔组织膜上。减压神经极易受损伤,故应先用玻璃分针将其周围组织分离,然后再分离其他神经,一般分离2～3 cm长的一段即可。分离后,分别把经生理盐水湿润的细线置于各条神经之下面,并各打一虚结备用。

3. 颈部膈神经的分离方法:切开并分离颈部皮肤,可见气管和胸骨乳突肌,胸骨乳突肌的外侧有紧贴于皮下的颈外静脉。用止血钳在颈外静脉和胸骨乳突肌之间向深处分离,当分离到气管边缘时,即见较粗的臂丛神经从后外方行走,在臂丛神经内侧有一条较细的膈神经,它约在颈部下 1/5 处横跨臂丛并与之交叉,向内、后走行。辨清膈神经后,用玻璃分针小心地将膈神经分出 1～2 cm,并在神经下置一线备用。为使电位记录幅度较大,可小心剥去神经干周围的结缔组织膜。

七、胸部手术

(一)胸部切开

将兔麻醉后仰卧固定于兔床上,剪毛,沿胸骨正中线切开皮肤直至剑突上,可见胸部肌肉及胸骨。在胸腔的外侧和腹侧壁覆盖着胸肌,分为浅、深两层。

1. 胸浅肌很发达,包括两部分:胸大肌位于后部,胸薄肌位于前部。他们起自胸骨柄,向下至侧面,止于肱骨的内侧面。

2. 脚深肌比胸浅肌厚,也分为两部分,它们直接起自胸骨,向前上方,一部分止于锁骨,另一部分至锁骨下肱骨上缘。

在正中线左缘 1～2 mm 处上自第二肋骨下至剑突上切开胸肌,可见肋间肌。肋间肌位于肋骨间隙处,分成内、外两层,都是短的肌束,参与吸气、呼气运动。

选择 3、4、5 肋骨附着点用手术刀刀刃向上挑断肋软骨,或用骨剪自肋间斜插入胸腔剪断肋软骨,进而向上至第 2 肋向下至第 7、8 肋剪断肋骨,然后用小拉钩或小开胸器牵开胸壁。这时可见心包及跳动的心脏。

注意事项:

(1)为做好开胸切口,首先要求距正中线不得太远,以免伤及胸内动脉;

(2)当向下剪断肋骨时,不要伤及膈肌;

(3)放置拉钩时,在胸壁切口左侧缘垫湿生理盐水纱布防止造成气胸;

(4)肋间动脉分支走行于肋间肌、肋骨和胸膜之间,手术中应避免损伤它;

(5)分离神经需用玻璃分针,避免金属器械碰神经。

(二)冠状动脉结扎术

1. 兔心脏的血液供应

兔心脏本身所需的血液来自左右冠状动脉。冠状动脉起自主动脉根部,主动脉瓣前方的左右两壁处。其中左冠状动脉主干位于动脉圆锥和左心耳之间,长度一般不超过3 mm。

左冠状动脉下行至冠状沟后即分为两个主要分支。①前降支:下行至心脏腹侧面、左右心室之间的前纵沟。降支较短,止于前纵沟上 1/3 处占 61%;到达中 1/3 处者占 34%。根据降支发出分支的差异,又分为两型。其中先发出圆锥支为第一型,先发出左室支为第二型。前者前降支细小,而左室前支粗大。左室前支下行至心尖附近。②左旋支:在冠状沟内转向心脏背侧,至心脏背面变细,然后离开冠状沟向下沿前纵沟下行。除发出数个短的左室前支和左室后支及左心房支外,在前面还发出一个粗大的左室支,此支起点在相当于左心耳中 1/3 处,以单支或双支呈反"S"形走向心尖,供应范围包括左心室前后壁及乳头肌。这是兔冠状动脉的一个特点。

2.手术方法

用镊子仔细提起心包膜,用眼科剪小心将其前部剪开,找到前降支及左室支,有的兔前降支明显;有的前降支不明显,左室支粗大。用包裹湿纱布的左手食指,轻轻将心脏向右方翻动一个角度,此时可见一穿行于浅层心肌下、纵行到心尖的较粗大的反"S"型血管,即为冠状动脉左室支。

用止血钳将左心耳轻轻提起,用小号持针器持眼科圆形弯针,在冠状动脉前降支根部下约 1 cm 处左侧(或左室支管壁下)刺入,结扎动脉。为减少侧支循环,增加心肌缺血、心肌梗死范围,可在结扎线下约 0.5 cm 处再穿线进行第二次冠脉结扎。结扎完毕后可迅速见到心室前壁、心尖区心肌颜色出现变化,心肌收缩减弱。

注意事项:剪心包膜时不要弄破胸膜。

八、腹部手术

将麻醉动物以仰卧位固定于手术台上。

(一)胆总管插管

沿剑突下正中切开长约 10 cm 的切口,打开腹腔,沿胃幽门端找到十二指肠,于十二指肠上端背面可见一黄绿色较粗的肌性管道,称为胆总管。

在近十二指肠处仔细分离胆总管,并在其下方置一棉线,于靠近十二指肠处的胆总管上剪一小口,向胆囊方向插入细塑料管结扎固定。塑料管插入胆总管后,立即可见绿色胆汁从插管流出。如不见胆汁流出,则可能是未插入胆总管内,应取出重插。

注意事项:插管应基本与胆总管相平行,才能使之引流通畅。

(二)膀胱与输尿管插管

常用狗、兔等做膀胱或输尿管插管手术。

1.膀胱插管:于耻骨联合上方沿正中线作 4~5 cm 长切口,再沿腹白线切开腹腔。暴露膀胱,将其上翻,结扎尿道。在膀胱顶部血管较少的部位剪一小口,插入膀胱插管,用线将切口处的膀胱壁结扎固定于插管上。

注意事项:膀胱插管的另一端尿液出口处应低于膀胱水平。

2.输尿管插管:动物手术基本同膀胱插管。

将膀胱翻至体外后,在膀胱底两侧辨认输尿管,在输尿管靠近膀胱处,轻轻分离周围组织,从两侧输尿管下方穿线打一松结,用眼科剪于输尿管上剪一小口,将充满生理盐水的细塑料插管向肾脏方向插入,扎紧松结,两侧输尿管均同样插入插管,连接一 Y 形管引出体外。此时可见尿液从插管中逐滴流出。

注意事项:

(1)插管要插入输尿管管腔内,不要插入管壁肌层与黏膜之间;

(2)插管方向应与输尿管方向一致,勿使输尿管扭转,以妨碍尿液的流出;

(3)输尿管须与输精管加以区别。

九、股部手术

将麻醉动物以仰卧位固定于手术台上。

(一)股动脉、静脉和股神经的分离

先用手在后肢根部触及动脉搏动部位。用手术刀沿血管行走方向作一长 4~5 cm 的切口,可见在耻骨肌与缝匠肌后部的后缘之间形成的三角区,称为股三角。由股动脉、股静脉、股神经组成的血管神经束即在股三角内通过。

分离时,可用蚊式止血钳在耻骨肌与缝匠肌交点处小心地沿缝匠肌后部内侧缘分离,其下方即可见深筋膜包围着的血管神经束。仔细分离深筋膜,并分离各血管、神经,穿线备用。股静脉、股动脉、股神经的解剖位置依次由内向外排列。

(二)股动脉、静脉的插管

其插管方法同颈总动脉、颈外静脉的插管。

如需要从股动脉放血、股静脉输血或注射药物等,也可在管腔内插入一塑料插管,股动脉插管内先用 20% 枸橼酸钠溶液润湿,插管外接一段软质细胶管,便于放血。

第四章　医学机能基础实验

第一节　神经肌肉实验

实验 1　刺激强度改变对肌肉收缩的影响

[实验目的和原理]　一条神经由许多兴奋性不同的神经纤维组成。当刺激作用于神经时,若刺激强度太弱,不能引起神经兴奋。只有当刺激强度增大到某一数值时,才能引起其中兴奋性较高的神经纤维产生兴奋,表现为受这些神经纤维支配的肌纤维发生收缩(观察标本可见肌肉开始出现微弱收缩)。此时的刺激强度就是引起这些神经纤维发生反应的最小刺激强度,即阈强度,又称为刺激阈、阈值。具有此强度的刺激叫阈刺激。随着刺激强度的不断增加,有较多的神经纤维兴奋,肌肉的收缩反应也相应逐步增大。强度超过阈值的刺激叫阈上刺激。当阈上刺激强度增大到某一值时,神经中所有纤维均兴奋,此时肌肉作最大的收缩。再继续增强刺激强度,肌肉收缩反应不再继续增大。这种能使组织发生最大反应的最小刺激强度称为最适强度,而具有引起肌肉最大收缩的最小刺激强度的刺激(即具有最适强度的刺激)称为最大刺激。本实验在于加深对上述概念的理解,并观察保持足够的刺激时间(脉冲波宽)不变的条件下,对蟾蜍坐骨神经的刺激强度(脉冲振幅)的改变与腓肠肌收缩状况的相互关系。

[实验对象]　蟾蜍或蛙。

[实验器材]　蛙类手术器械、铁支架、双凹夹、任氏液、张力换能器、生物信号采集系统。

[方法和步骤]

(一)制备在体坐骨神经腓肠肌标本(在体标本)

1.经枕骨大孔制备毁脑脊髓的蟾蜍。

2.剥去一侧下肢自大腿根部起的全部皮肤,然后将蟾蜍俯卧位固定于蛙板上。

3.在大腿背内侧的股二头肌与半膜肌之间,纵向分离坐骨神经至膝关节处,并在神经下穿线以便于提起、寻找神经之用(此线不要打结)。然后分离腓肠肌的跟腱,穿线结扎,并连同结扎线将跟腱剪下,一直将腓肠肌分离至膝关节。在膝关节旁钉一大头针,折弯压住膝关节,至此在体标本制备完成。

(二)连接刺激和记录装置

1.打开生物信号采集处理系统外置仪器电源,张力换能器固定于支架上。将张力换能器连接生物信号采集处理系统通道一"输入"孔内、刺激电极连接刺激器输出接口。启动计算机,在 Windows 环境用鼠标双击系统软件图标进入生物信号采集处理系统环境。

2. 松开微调双凹夹固定螺丝,降下微调双凹夹,将腓肠肌跟腱的结扎线固定在换能器弹簧片上。随后缓慢升起微调双凹夹至结扎丝线无明显松弛时,旋紧微调双凹夹固定螺丝,调节微调双凹夹的微调旋钮,使连接丝线拉紧至微显张力即可。连接丝线应与桌面垂直。实验过程中切勿移动标本,以免损坏张力换能器。(注意:实验完毕,去除换能器弹簧片上丝线时,应先降下微调双凹夹,再用剪刀剪断丝线,切忌用力牵拉而损坏换能器)。

3. 把穿好线的坐骨神经轻轻提起,放在刺激电极上,确保神经与刺激电极接触良好。

4. 用鼠标点开软件界面上的"实验"菜单,然后用鼠标单击"肌肉神经"栏目中的"刺激强度与反应的关系"项,系统即自动设置好实验参数、弹出刺激器对话框,并处于示波状态。此时应先调节好张力换能器的零点,然后用鼠标点击系统的开始记录键进入记录状态,再点击刺激器对话框中的"开始刺激"键,在刺激器的默认参数下,刺激器即自动按幅度递增(从零开始,每发一次刺激幅度自动递增)的方法自动产生刺激。在屏幕上即可观察到刺激强度改变对肌肉收缩的影响。各项观察项目完成后,即可用鼠标点击系统的停止记录键,再点击刺激器对话框中的"停止刺激"键。整个实验过程的波形就被记录下来了。此时系统处于分析状态,我们可以利用系统的分析工具对波形进行测量和分析,如需保存波形,在退出系统前应保存文件。在分析过程可利用系统显示界面下方的滚动条沿水平方向拖动图形。

5. 如需手动完成实验,可在刺激器对话框中将刺激方式设为单刺激,并手动调节刺激强度及发送刺激脉冲。

[观察项目]

1. 将刺激器中波宽调至 1 ms,强度调至最低档次,然后设置刺激强度(幅度)以 100 mV 递增,描记收缩曲线,并记录刚能引起肌肉出现微小收缩的强度(阈强度)。

2. 将刺激强度逐步增大,观察肌肉收缩反应是否也相应增大,即记录的曲线幅度是否相应增高。

3. 增加刺激强度,直至肌肉收缩曲线不再继续升高为止,读出最大刺激强度。

[实验结果]   将典型数据曲线剪贴于实验报告上,并在其下方注明刺激强度及相关名称,确定实验中的阈强度与最适强度值。

[实验分析]   结合实验数据、实验现象及下列问题提示进行分析讨论。

随着刺激强度的增加,肌肉收缩有何变化?为什么?

[注意事项]

1. 刺激持续一定时间之后必须让肌肉有一定的休息时间(0.5~1 min)。

2. 用任氏液湿润标本,防止标本干燥。

3. 如果肌肉在未给刺激时即出现挛缩,可能是由于仪器漏电等原因引起,应检查仪器接地是否良好。

实验 2   刺激频率改变对肌肉收缩的影响

[实验目的和原理]   用最大刺激(具有最适强度的刺激)作用于神经时,若刺激频率较

低,每次刺激间的时间间隔大于肌肉单次收缩的持续时间,则肌肉的反应表现为一连串的单收缩。若刺激频率逐渐增加,刺激间隔逐渐缩短。当刺激之间的间隔时间短于单收缩的持续时间时,前一个收缩结束之前就开始后一个收缩,两次肌肉的收缩反应就会融合起来,这种现象称为复合收缩。如果后一个收缩在前一个收缩的舒张期内发生,各次收缩融合出现一锯齿状收缩曲线,称为不完全强直收缩。若刺激之间的间隔时间短于单收缩的收缩期,后一收缩就会发生在前一收缩的收缩期内,此时会出现一持续的收缩曲线,完全看不到舒张的形迹(且收缩的强度随刺激频率增大而增强),这种持续收缩状态称为完全强直收缩。本实验目的和原理在于观察不同电脉冲刺激频率作用下肌肉收缩的不同表现形式,以了解神经冲动或刺激频率与肌肉收缩形式的关系。

　　[实验对象]　蟾蜍或蛙。

　　[实验器材]　蛙类手术器械、铁支架、双凹夹、任氏液、张力换能器、生物信号采集系统。

　　[方法和步骤]

　　(一)制备在体坐骨神经腓肠肌标本(在体标本制备方法同"实验1")

　　(二)接刺激和记录装置

　　1.打开生物信号采集处理系统外置仪器电源,张力换能器固定于支架上。将张力换能器连接生物信号采集处理系统通道一"输入"孔内、刺激电极连接刺激器输出接口。启动计算机,在 Windows 环境用鼠标双击系统软件图标进入生物信号采集处理系统环境。

　　2.松开微调双凹夹固定螺丝,降下微调双凹夹,将腓肠肌跟腱的结扎线固定在换能器弹簧片上。随后缓慢升起微调双凹夹至结扎丝线无明显松弛时,旋紧微调双凹夹固定螺丝,调节微调双凹夹的微调旋钮,使连接丝线拉紧至微显张力即可。连接丝线应与桌面垂直。实验过程中切勿移动标本,以免损坏张力换能器。(注意:实验完毕,去除换能器弹簧片上丝线时,应先降下微调双凹夹,再用剪刀剪断丝线,切忌用力牵拉而损坏换能器)。

　　3.把穿好线的坐骨神经轻轻提起,放在刺激电极上,应保证神经与刺激电极接触良好。

　　4.用鼠标点开软件界的"实验"菜单,然后用鼠标单击"肌肉神经"栏目中的"刺激强度与反应的关系"项,并选择典型实验项(系统自动按 1、2、4、8、16、32 Hz 的频率间歇发送刺激脉冲)或常规实验项(系统从 1 Hz 开始自动按 2 Hz 的频率增量间歇发送刺激脉冲),系统即自动设置好实验参数、弹出刺激器对话框,并处于示波状态。此时应先调节好张力换能器的零点,设置最适宜的刺激强度,然后用鼠标点击系统的开始记录键进入记录状态,再点击刺激器对话框中的"开始刺激"键,刺激器即自动按频率递增的方法自动产生刺激。在屏幕上即可观察到随刺激频率变化而出现的肌肉收缩的变化波形。各项观察项目完成后,即可用鼠标点击系统的停止记录键,再点击刺激器对话框中的"停止刺激"键。整个实验过程的波形就被记录下来了。此时系统处于分析状态,我们可以利用系统的分析工具对波形进行测量和分析,如需保存波形,在退出系统前应保存文件。在分析过程中可利用系统显示界面下方的滚动条沿水平方向拖动图形。

　　[观察项目]

　　1.给坐骨神经数次波宽 1 ms、强度 2 V 的单个脉冲刺激,使刺激间隔时间足够长,描记出一系列单收缩曲线。

　　2.改用同样强度的连续电脉冲刺激,使刺激频率按典型实验项、常规实验项的参数逐渐增加,分别记录不同频率时的肌肉收缩曲线。观察不同刺激频率时肌肉收缩形式的变化。

[实验结果] 剪贴典型曲线,标明为何种收缩形式。

[实验分析] 结合实验数据、实验现象及下列问题提示进行分析讨论。

1.随着刺激频率的增高,肌肉收缩形式有何变化?为什么?

2.为什么刺激频率增高,肌肉收缩的幅度也增大?

[注意事项]

1.标本兴奋性必须良好,经常滴加少量任氏液保持湿润。

2.不进行正式记录时,电子刺激器输出应断开,避免不必要的刺激。

3.用刚能引起肌肉最大收缩的强度刺激,刺激不能过强,以免损伤神经。

实验 3　神经干动作电位的引导

[实验目的和原理] 神经干动作电位是神经兴奋的客观标志。处于兴奋部位的膜外电位负于静息部位。当神经冲动通过后,兴奋处的膜外电位又恢复到静息时水平。神经干兴奋过程所发生的这种膜电位变化称为神经干动作电位。

如果两引导电极置于正常完整的神经干表面,当神经干一端兴奋后,兴奋波先后通过两个引导电极处,可记录到两个方向相反的电位偏转波形,称为双相动作电位。如果两个引导电极之间的神经组织有损伤,兴奋波只通过第一个引导电极,不能传导至第二个引导电极,则只能记录到一个方向的电位偏转波形,称为单相动作电位。神经干由很多兴奋性不同的神经纤维组成,故神经干动作电位与单根神经纤维的动作电位不同,它是由许多神经纤维动作电位综合成的复合性电位变化,其电位幅度在一定范围内可随刺激强度的变化而变化。通过实验,要求学习电生理实验仪器的使用方法,掌握蛙类坐骨神经干的单相、双相动作电位的记录方法,并能分析、判别动作电位的波形,测量其幅值及时程。

[实验对象] 蟾蜍或蛙。

[实验器材] 蛙类手术器械、标本屏蔽盒、带电极的连接线若干、任氏液、生物信号采集系统。

[方法和步骤]

(一)制备蟾蜍坐骨神经干标本

方法 1:标本制备方法与坐骨神经腓肠肌标本制备方法大体相同,但无需保留股骨和腓肠肌。神经干应尽可能分离得长一些。要求上自脊椎附近的主干,下沿腓总神经与胫神经一直分离至踝关节附近为止。

方法 2:取剥皮后的蟾蜍下部躯干,取俯卧位,用尖头镊子夹住骶骨尾端稍向上提,用组织剪水平剪除骶骨。然后将标本背位固定,用玻璃分针分离脊柱两侧坐骨神经干,穿线、紧靠脊柱结扎神经并剪断、提起线头,从骶骨剪口处穿向背侧;将标本腹位固定。用手轻提一侧结扎神经的线头,辨清坐骨神经走向,然后置剪刀于神经与组织间,剪刀与下肢成 30° 角,紧贴股骨、腘窝,顺神经走向,把神经连同肌肉一起剪下,直至跟腱,剪断跟腱和神经。提起剪下的神经肌肉标本,用镊子夹住腓肠肌表面,顺神经干向下轻拉,去除肌肉组织后,一根坐骨神经干标本便制备好了。

在制备蟾蜍坐骨神经干标本时,神经干分离过程中勿损伤神经组织,以免影响实验结果。神经干两端要用细丝线扎住,然后浸于任氏液中备用。

(二)连接实验装置

如图 4-1 所示,用仪器配备的"生物电输入电缆"及刺激器输出电缆连接仪器。在本实验中,只需使用一对引导电极 r1。

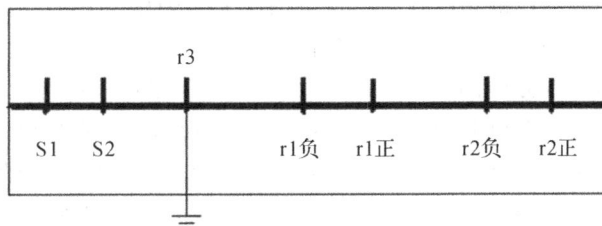

图 4-1 观察神经干动作电位及测定神经冲动传导速度的装置图(标本盒)

S1、S2:刺激电极,S1 接刺激器输出正端(红),S2 接刺激器输出负端(黑);r3:接地电极,接放大器地线端,即生物电输入电缆地线(黑);r1:引导电极,"r1 负"接放大器负输入端,即生物电输入电缆负端(绿),"r1 正"接放大器正输入端,即生物电输入电缆正端(红);r2:引导电极,"r2 负"接放大器负输入端,即生物电输入电缆负端(绿),"r2 正"接放大器正输入端,即生物电输入电缆正端(红)。在本仪器预设置的实验包内,r1 接仪器通道 1,r2 接仪器通道 2;通道 1、2 的地线均连接 r3。

(三)采集、引导神经干动作电位

1.打开外置仪器电源,启动计算机,在 Windows 环境用鼠标双击系统软件图标进入系统环境。

2.按实验要求处理好蟾蜍坐骨神经干标本,将神经干置于标本屏蔽盒内,脊椎附近的主干靠刺激电极端,各电极应靠近些,以获得较强的信号。神经干须经常用任氏液保持湿润(屏蔽盒内置一小片湿纱布,以保持盒内湿润,防止标本干燥;也可将标本盒内充满石蜡,只暴露电极,起到保护作用)。取神经干时须用镊子夹持两端扎线,切不可直接夹持或用手触摸神经干。

3.先用鼠标点开显示屏上端的"实验"菜单,然后用鼠标单击"肌肉神经"栏目中的"神经干动作电位"项,系统即自动设置好实验参数、弹出刺激器对话框,并处于示波状态;用鼠标在刺激器对话框中选择同步触发,然后点击"开始刺激"键,稍等片刻屏幕上即出现一屏"动作电位"波形,以后每点击"开始刺激"键一次,波形即刷新一次。根据波形幅度可调节位于屏幕上显示通道右侧的灵敏度键,必要时还可调节刺激幅度。参数调节后,应再次点击"开始刺激"键,以刷新波形。若需保存波形,用鼠标点击刺激器对话框内的"记录当前波形"键即可,每刺激一次,均可按此方法将当前波形保存起来。若保存了多幅波形,每幅波形作为一个子文件存在,以后可用"PgUp"与"PgDn"翻页查找。(注意:用"记录当前波形"键记录的是临时文件,若需长期保存,在退出系统前应正式保存文件。)

此外,若在刺激器对话框中选择了同步触发,并点击了对话框中的"自动"键,则系统会自动地每秒刺激一次和记录一幅波形(以临时文件形式),直至用鼠标点击"停止"键。以后可用"PgUp"与"PgDn"翻页查找波形。选择理想的波形用"保存当前画面"命令将其保存为正式文件。当然也可用保存命令将全部临时文件保存为正式文件。

(四)观察项目

1.在刺激强度为 1 V 的刺激下,引导、记录一双相动作电位波形,仔细观察双相动作电位波形,辨认刺激伪迹。读出此时双相动作电位上下相的幅度和整个动作电位持续时间数值。

2.观察神经干动作电位的幅度在一定范围内随刺激强度变化而变化的现象,并读出波宽为某一数值时阈刺激和最大刺激强度的数值。

3.把神经干标本放置方向倒换后,仔细观察双相动作电位波形有无变化。

4.把引导电极调换位置(即生物电输入端 r1、r2 互换),观察动作电位波形有无变化。

5.用镊子将两个记录电极之间的神经夹伤或用药物(如普鲁卡因)阻断,仔细观察动作电位波形有无变化。读出最大刺激时单相动作电位的振幅值和整个动作电位持续时间值。

［实验结果］ 描绘或剪贴单、双相动作电位波形,记录观察项目中的有关数值。

［实验分析］ 结合实验数据、实验现象及下列问题提示进行分析讨论。

1.什么叫刺激伪迹? 有何意义?

2.随着刺激强度的增强,神经干动作电位的幅度有何变化? 为什么?

3.在引导出的神经干双相动作电位中,前、后相的幅度有何不同? 为什么?

4.记录神经干动作电位时,常在神经中枢端给予刺激,而在外周端引导动作电位,为什么? 若改变神经干方向,动作电位波形会发生什么变化? 为什么?

5.引导电极调换位置后,动作电位波形有无变化? 为什么?

6.两个记录电极之间的神经损伤后,动作电位有何变化? 为什么?

实验 4   神经兴奋传导速度的测定

［实验目的和原理］ 动作电位在神经纤维上的传导有一定的速度。不同类型的神经纤维,其传导速度各不相同。传导速度取决于神经纤维的直径、有无髓鞘、环境温度等因素。蛙类坐骨神经干以 Aa 类纤维为主,传递速度大约为 $35\sim40$ m/s。测定神经冲动在神经干上传导的距离(d)与通过这些距离所需的时间(t),即可根据 $v=d/t$ 求出神经冲动的传导速度。本实验的目的是要求掌握神经动作电位传导速度的影响。

［实验对象］ 蟾蜍或蛙。

［实验器材］ 蛙类手术器械、标本屏蔽盒、带电极的接线若干、任氏液、直尺、生物信号采集系统。

［方法和步骤］

1.制备蟾蜍坐骨神经干标本、连接实验装置,均与神经干动作电位引导的实验一致。制备的神经干标本应尽可能长。在本实验中需使用两对引导电极,同时显示 1、2 两个通道神经干动作电位。连接实验装置时应使神经干与刺激电极、接地电极、引导电极均接触良好,且两对引导电极之间的距离应尽可能大。实验全程注意经常用任氏液湿润神经标本,以保持良好兴奋性。

2.用鼠标点开软件界面上的"实验"菜单,然后用鼠标单击"肌肉神经"栏目中的"神经干兴奋传导速度的测定"项,系统即自动设置好实验参数、弹出刺激器对话框,并处于示波状态;用鼠标在刺激器对话框中选择同步触发,然后点击"开始刺激"键,稍等片刻屏幕上通道一和通道二均出现"双相动作电位"波形,可看到两个波形之间存在时间差。可通过调节灵敏度或刺激幅度,直至获得满意的波形,然后用鼠标点击刺激器对话框内的"记录当前波形"键记录波形。

3.用鼠标点击"传导速度测量"键,在系统弹出的对话框中输入电极距离(即 r1 和 r2 极性相同的两电极之间的距离),如在该对话框中选择了"自动测量",则点击"确定"键,系统即在"测量信息栏"将自动测量的有关信息("传导时间"、"电极距离"、"传导速度")显示出来;如在该对话框中选择了"手动测量"并点击"确定"键,则需用鼠标先在一个通道的动作电位波形上(如波峰)点击一次,然后在另一通道的动作电位波形相同位置点击一次,系统即在"测量信息栏"显示出有关信息。"测量信息栏"中的数据,可用测量信息栏的数据复制功能复制到"Word"等文档中(方法:先用鼠标将欲复制的数据涂黑,然后点击测量信息栏右边的"复制"键,最后到"Word"等文档中用快捷键"Ctrl＋V"将数据粘贴到文档中)。

4.将神经干置于 4 ℃的任氏液中浸泡 5 min 后,再测定神经冲动的传动速度。

[实验结果]　计算神经冲动的传导速度。

[实验分析]　结合实验数据、实验现象及下列问题提示进行分析讨论。

1.从所测出的神经冲动传导速度推断其应为何种类型神经纤维。

2.将神经干置于 4 ℃的任氏液中浸泡 5 min 后,神经冲动的传导速度有何改变? 为什么?

[注意事项]

1.神经干标本应尽可能长,并需经常用任氏液湿润以保持兴奋性良好。

2.使神经干与刺激电极、接地电极、引导电极均接触良好。

3.两对引导电极之间的距离(d)应尽可能大。

第二节　血液实验

实验 5　血型的鉴定

[实验目的和原理]　ABO 血型鉴定的原理主要是根据红细胞表面存在的特异性抗原来确定的。这种抗原(或称凝集原)是由先天遗传所决定的。抗体(或凝集素)存在于血清中。它与红细胞的相应抗原起反应,产生凝集反应,而后发生溶血现象。因此,临床上在输血前必须注意鉴定血型,以确保安全输血。本实验的目的是学习鉴别血型的方法,观察红细胞凝集现象,掌握 ABO 血型鉴定的原理。

[实验对象]　人。

[实验器材]　采血针、双凹玻片、牙签(或载玻片)、显微镜、75％酒精、干棉球、标准 A型和 B 型血清、记号笔。

[方法和步骤]

1.取已知的 A 型与 B 型血清各 1 滴,滴在双凹玻片的两侧凹池中央,分别用记号笔标明 A、B。

2.用 75％酒精棉球消毒耳垂或指尖,用消毒采血针刺破皮肤,擦去第一滴血,待第二滴血流出时用消毒牙签(或载玻片)一端沾血少许涂在 A 型血清内并搅匀;然后用另一牙签蘸取血液,同法涂在 B 型血清中。也可取一滴血置入盛有 1 mL 生理盐水的小试管中混匀,制成红细胞混悬液,备供取用。

3.10 min 后用肉眼观察有无凝集现象。如无凝集现象,可再用清洁牙签混合之。30 min 后,再在显微镜下观察,并根据有无凝集现象判定受试者的血型属于何类型(可参考图 4-2),若有疑问之处,可重新再检测一次。

[实验结果]　写出测定实验结果。

[实验分析]　结合实验数据、实验现象及下列问题提示进行分析讨论。

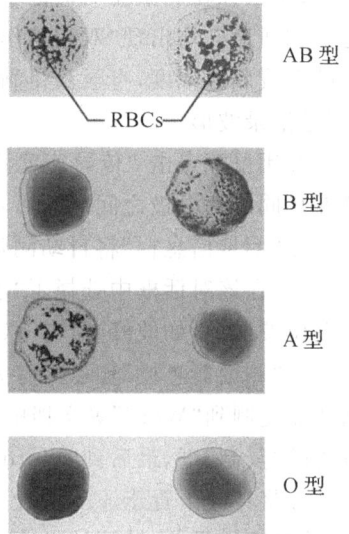

图 4-2　血型判定参考图

1.根据实验实验结果判定受试者的血型,并说明判定依据。

2.讨论该受试者在临床输血时能给何型病人输血? 能接受何型献血者的血液? 为什么?

[注意事项]

1.牙签沾取血液切勿过多,以防止在血清中形成团块,影响判断实验结果。

2.分清牙签,不要用同一牙签一端同时在 A 血清和 B 血清中搅拌。

实验 6　血红蛋白含量的测定

[实验目的和原理]　测定血红蛋白量的方法很多,其中比较简便并常用的是比色法。血红蛋白本身的色泽,常随所结合氧量的多少而异,不便于比色。但是加稀盐酸于血液中可使血红蛋白变成不易变色的高铁血红蛋白,用水稀释后即可与标准色相比,从而测出其含量。通常以每升血液含血红蛋白若干克来表示。我国正常成年男子为 120～150 g/L,成年女子为 110～140 g/L。通过本实验学会用比色法测定正常人体的血红蛋白量。

[实验对象]　人。

[实验器材]　沙里血红蛋白计 1 套、采血针、干消毒棉球、蒸馏水、95％酒精、乙醚、75％酒精、0.1 mol/L 盐酸。

[方法和步骤]

1.了解血红蛋白计的构成:沙里血红蛋白计主要有专用吸血管、比色计和比包管等部件。吸血管为一厚壁毛细玻璃管,其上标有 20 mm³ 的刻度,供吸血用。比色计的两侧,装有标准色玻璃管。其中装有标准浓度的高铁血红蛋白溶液,也有用比色玻璃柱(或片)来代替。比色管可插在比色计中。与其两侧的标准色进行比色。比色管的两侧,通常刻有两行刻度:一行为血红蛋白量的绝对值、以 g％(每 100 mL 血液中所含血红蛋白的克数)表示。

由 2 至 22 为止;另一行为血红蛋白的相对值,以%(即相当于正常平均值的百分数)来表示,由 10 至 160 为止。为避免所用平均值的标准不一,一般采用绝对值来表示。此外,仪器中还附有搅拌用的玻璃棒和添加蒸馏水的滴管。

2. 用蒸馏水将刻度比包管洗净,专用吸血管则依次用蒸馏水、95%酒精、乙醚洗净干燥备用。

3. 用滴管加 0.1 mol/L 盐酸 5～6 滴到刻度比色管内,约加到刻度"2"或"10%"处为止。

4. 用采血计在耳垂或指尖处采血。用干棉花拭去第一滴血,待第二滴自然流出一大滴时,用吸血管吸至 20 mm³ 刻度处。仔细将管尖外面的血液拭去。

5. 将吸血管中血液轻轻地吹到刻度比色管中盐酸的底部,反复吸入并吹出稀释管内上层的盐酸,使吸血管内的血液完全洗净,切勿将空气吹入,以致形成气泡影响比色。吸血管尖端残留的液体应在比色管内壁上沥净。取出吸血管,轻轻摇动比色管,使血液和盐酸充分混合。静置 10 min,使管内的盐酸和血红蛋白作用完全,形成棕褐色的高铁血红蛋白。

6. 用滴管向比色管内逐滴加入蒸馏水。每加一滴都应用玻璃棒搅动均匀,边滴边观察比色管内的颜色,直至溶液的色度与标准玻璃色柱的色度相同为止。取出搅拌用的玻璃棒,其上溶液应在比色管内壁上沥净。读出管内液面所在的数值,即为每 100 mL 血液中所含血红蛋白的克数。读数应以与溶液凹面之最低点相一致的刻度为准。实验完毕应将吸血管和比色管洗净,放回匣内。记录测定实验结果×10,并与正常人的平均值(g/L)相比较以作出评价。

[实验结果] 写出测定实验结果。

[实验分析] 结合实验数据、实验现象及下列问题提示进行分析讨论。

1. 实验所得实验结果与血红蛋白正常值相对照,有何变异? 为什么?

2. 为什么正常人的血红蛋白含量可保持在相对稳定的水平? 与红细胞数量有何关系?

3. 试讨论血红蛋白的正常值及其临床意义。

[注意事项]

1. 吹血液入比色管及洗净吸血管时,不宜用力过猛。

2. 滴加蒸馏水时,宜少量多次、逐滴加入,混匀比色,以免稀释过度,得不到准确实验结果。

3. 盐酸浓度不可过稀。血液与盐酸相作用的时间不可过短,必须在 10 min 后方查稀释比色。否则血红蛋白不能充分转变成高铁血红蛋白。

4. 比色应在自然光线下进行,避免在阴暗处或有色灯光下比色。应取比色管无刻度的一面进行比色。

5. 血红蛋白计的吸血管很易破损,应妥加爱护,不可与稀释管底碰撞。管内有凝时不可用金属丝去疏通,可浸入氨水或 45%尿素溶液中,待血块去除后再用水洗净,并按蒸馏水—95%酒精—乙醚的顺序依次冲洗,并用吹气球吹干吸管。

实验 7 血液凝固及其影响因素

[实验目的和原理] 血液凝固可分为内源性凝血系统和外源性凝血系统。内源性凝血系统是指参与凝血过程的因子全部存在于血液中,而外源性凝血系统是指在组织因子参

与下的血凝过程。本实验采用颈总动脉放血取血,血液几乎为与组织因子接触。因此,凝血过程主要是内源性凝血系统的作用。肺组织浸液含有丰富的组织因子,在血液加入肺组织液时,可观察外源性凝血系统的作用。本实验目的和原理是通过测定各种条件下的血液凝固时间,了解血液凝固的一些影响因素。

[实验对象]　家兔。

[实验器材]　兔手术台、哺乳动物手术器械1套、动脉夹、细塑料管、20 mL注射器、试管8支、小烧杯2个、竹签1束、冰块、棉花、石蜡油、肝素、草酸钾、生理盐水、20%氨基甲酸乙酯、肺组织浸液。

[方法和步骤]

1. 采血前,各实验小组首先对试管逐个编号标记(选用的每只试管口径大小要相对一致,不可相差太大),将试管按顺序排放于试管架上,并按附表中实验条件的要求加入所需物品。实验小组成员应合理分工,以便采血时默契配合,使凝血时间的记录准确无误。

2. 将家兔用氨基甲酸乙酯按1 g/kg体重给兔耳缘静脉注射麻醉,仰卧固定于兔手术台上,分离一侧颈总动脉,头端用线结扎阻断血流,尾端夹上动脉夹。在阻断血流的血管处剪一"V"形小口,向心脏方向插入细塑料管于颈总动脉内,予以结扎固定,备供取血之用。

3. 将8支准备好的试管每管加入血液2 mL,应尽量使每只试管加入的血量准确一致,不可相差太大。每个试管加血后,即刻开始计时;每隔15 s,将试管倾斜1次观察血液是否会凝固,至血液成为凝胶状,试管倾倒时血液不流出为止(判断凝血的标准要力求一致,一般以倾斜试管达45°时,试管内血液不在流动为准)。记下全程时间,即为凝血时间。依次将实验所得实验结果填入表4-1:

表4-1　实验结果记录表

实验用品	编号	实验条件	凝血时间	解释
10 mL试管,每管加血2 mL	1	对照管		
	2	放棉花少许		
	3	石蜡油润滑试管内表面		
	4	置于37 ℃水浴槽中		
	5	置于冰浴槽中		
	6	加肝素8 U		
	7	加1%草酸钾2 mL		
	8	加肺浸液(或脑浸液)1 mL		
2支小烧杯各放血10 mL,其一为对照		放血于小烧杯时用竹签不断搅动,约2~3 min取出竹签,用水洗净竹签上的血,观察有无纤维蛋白产生		

[实验结果]　写出测定实验结果(凝血时间)。

[实验分析]　结合实验数据、实验现象予以理论解释,并写出实验小结。

第三节　心血管实验

实验8　期前收缩和代偿间歇

[实验目的和原理]　心肌每兴奋一次,其兴奋性就发生一次周期性的变化。心肌兴奋性的特点在于有效不应期特别长,约相当于整个收缩期和舒张早期。因此,在心脏的收缩期和舒张早期内,任何刺激均不引起心肌兴奋而收缩。但在舒张早期以后,给予一次较强的阈上刺激就可以在正常节律性兴奋到达以前,产生一次提前出现的兴奋和收缩,称之为期前收缩。同理,期前收缩亦有不应期,因此,如果下一次正常的窦性节律性兴奋到达时正好落在期前收缩的有效不应期内,便不能引起心肌兴奋、收缩,这样在期前收缩之后就会出现一个较长的舒张期,这就是代偿间歇。本实验通过观察在心脏活动的不同时期给予刺激,以验证心肌兴奋性周期变化的特征。

[实验对象]　蟾蜍或蛙。

[实验器材]　生物信号采集系统、刺激电极、张力换能器、蛙心夹、铁支架、双凹夹、蛙类手术器械、滴管、任氏液。

[方法和步骤]

(一)取蟾蜍1只,破坏脑和脊髓,将其仰卧固定于蛙板上。从剑突下将胸部皮肤向上剪开(或剪掉),然后剪掉胸骨,打开心包,暴露心脏。

(二)将与张力换能器有连线的蛙心夹在心室舒展期夹住心尖。将刺激电极固定,使其两极与心室相接触。将张力换能器与生物信号采集系统相连,启动计算机,打开生物信号采集系统应用程序,设置好相关参数后观察。

(三)观察项目

1.描记正常蛙心的搏动曲线,分清曲线的收缩相和舒张相。

2.用中等强度的单个阈上刺激分别在心室收缩期和舒张早期刺激心室,观察能否引起期前收缩。

3.用同等强度的刺激在心室舒张早期之后刺激心室,观察有无期前收缩的出现。

4.刺激如能引起期前收缩,观察其后是否出现代偿间歇。

[实验结果]　将典型记录曲线剪贴并注释。

[实验分析]　结合实验数据、实验现象及下列问题提示进行分析讨论。

1.在心脏的收缩期和舒张早期分别给予心室一中等强度的阈上刺激,能否引起期前收缩?为什么?

2.若用同等强度的刺激在心室的舒张早期之后刺激心室,实验结果又如何?为什么?

3.在期前收缩之后,为什么会出现代偿间歇?

4.在什么情况下期前收缩之后,可以不出现代偿间歇?

[注意事项]

1.破坏蛙的脑和脊髓要完全。

2. 蛙心夹与张力换能器间的连线应有一定的紧张度。

3. 注意滴加任氏液,以保持蛙心适宜的环境。

实验 9　不同离子及药物对离体蛙心的影响

[实验目的和原理]　作为蛙心起搏点的静脉窦能按一定节律自动产生兴奋。因此,只要将离体失去神经支配的蛙心保持在适宜的环境中,在一定时间内仍能产生节律性兴奋和收缩活动;另一方面,心脏正常的节律性活动有赖于内环境理化因素的相对稳定,所以改变灌流液的成分,则可以引起心脏活动的改变。本实验的目的是学习离体蛙心的灌流方法,并观察钠、钾、钙三种离子,肾上腺素,乙酰胆碱等因素对心脏活动的影响。

[实验对象]　蟾蜍或青蛙。

[实验器材]　生物信号采集处理系统、张力换能器、蛙心夹、滑轮、铁支架、双凹夹、蛙心插管、蛙类手术器械、滴管、搪瓷杯、缝线,任氏液、0.65% NaCl、3% $CaCl_2$、1% KCl、$1:10000$肾上腺素溶液和$1:100000$乙酰胆碱溶液。

[方法和步骤]

(一)离体蛙心制备

1. 取蟾蜍 1 只,破坏脑和脊髓后,使其仰卧固定在蛙板上,从剑突下将胸部皮肤向上剪开,然后剪掉胸骨,打开心包,暴露心脏。

2. 在主动脉干下方引 2 根线。一条在左主动脉上端结扎作插管时牵引用,另一根则在动脉圆锥上方,系一松结用于结扎固定蛙心插管。

3. 左手持左主动脉上方的结扎线,用眼科剪在松结上方左主动脉根部剪一小斜口,右手将盛有少许任氏液的大小适宜的蛙心插管由此剪口处插入动脉圆锥。当插管头到达动脉圆锥时,将插管稍稍后退,并转向心室中央方向,在心室收缩期插入心室。判断蛙心插管是否进入心室可根据插管内的任氏液的液面是否能随心室的舒缩而上下波动。如蛙心插管已进入心室,则将预先准备好的松结扎紧,并固定在蛙心插管的侧钩上以免蛙心插管滑出心室。剪断主动脉左右分支。

4. 轻轻提起蛙心插管以抬高心脏,用一线在静脉窦与腔静脉交界处作一结扎,结扎线应尽量下压,以免伤及静脉窦,在结扎线外侧剪断所有组织,将蛙心游离出来。

5. 用新鲜任氏液反复换洗蛙心插管内含血的任氏液,直至蛙心插管内无血液残留为止。此时离体蛙心已制备成功,可供实验。

(二)仪器装备

1. 张力换能器输出线接微机生物信号采集处理系统任一通道。

2. 微机生物信号处理系统参数设置:可选用软件中实验模块的蛙心灌流参数或参考表 4-2 自行设置。

表 4-2 微机生物信号处理系统参数设置

采集频率	扫描速度	灵敏度	时间常数	滤波常数	50 Hz 陷波
400 Hz	2 s/div	5 mv	直流	10 Hz	开

3. 将蛙心插管固定在铁支架上,用蛙心夹在心室舒张期夹住心尖,并将蛙心夹的线头

通过滑轮连至张力换能器的应变梁上,此线应有一定的紧张度,但张力应适度,不可过紧。

(三)观察项目

1.描记正常的蛙心搏动曲线,注意观察心跳频率、强度及心室的收缩和舒张程度。

2.把蛙心插管内的任氏液全部更换为 0.65％NaCl 溶液,观察心跳变化。

3.把 0.65％NaCl 溶液吸出,用新鲜任氏液反复换洗数次,待曲线恢复正常时,再在任氏液内滴加 3％CaCl$_2$ 1～2 滴,观察心跳变化。

4.将含有 CaCl$_2$ 的任氏液吸出,用新鲜的任氏液反复换洗,待曲线恢复正常后,在任氏液中加 1％KCl 1～2 滴,观察心跳变化。

5.将含有 KCl 的任氏液吸出,用新鲜的任氏液反复换洗,待曲线恢复正常后,再在任氏液中加 1∶10000 的肾上腺素溶液 1～2 滴,观察心跳变化。

6.将含有肾上腺素的任氏液吸出,用新鲜的任氏液反复换洗,待曲线恢复正常后,再在任氏液中加 1∶100000 的乙酰胆碱溶液 1～2 滴,观察心跳变化。

[实验结果]　剪贴并记录波形,注明有关标记。

[实验分析]　结合实验数据、实验现象及下列问题提示进行分析讨论。

1.正常蛙心搏动曲线的各个组成部分,分别反映了什么?

2.用 0.65％NaCl 溶液灌注蛙心时,将观察到心搏曲线发生什么变化? 为什么?

3.在任氏液中加入 3％CaCl$_2$ 溶液灌注蛙心时,将观察到心搏曲线发生什么变化? 为什么?

4.在任氏液中加入 1％KCl 溶液灌注蛙心时,心搏曲线又将出现什么变化? 为什么?

5.在任氏液中加入肾上腺素溶液灌注蛙心时,心搏曲线将发生什么变化? 为什么?

6.在任氏液中加入乙酰胆碱溶液灌注蛙心时,心搏曲线又将发生什么变化? 为什么?

[注意事项]

1.制备蛙心标本时,勿伤及静脉窦。

2.上述各实验项目,一旦出现作用应立即用新鲜任氏液换洗,以免心肌受损,而且必须待心跳恢复正常后方能进行下一步实验。

3.蛙心插管内液面应保持恒定,以免影响实验结果。

4.滴加药品和换取新鲜任氏液,须及时在记录纸上标记,以便观察分析。

5.吸新鲜任氏液和吸蛙心插管内溶液的吸管应区分专用,不可混淆使用,以免影响实验结果。

6.化学药物作用不明显时,可再适量滴加,密切观察药物剂量添加后的实验结果。

实验 10　急性心肌梗死

[实验目的和原理]　急性心肌梗死是临床上常见的病症,急性心肌梗死后心肌缺血再灌注损伤将影响心肌的活动。本实验的目的是:①结扎兔冠状动脉右室支,复制急性心肌梗死模型。②观察心肌梗死后心电图(EKG)、左心室内压、dp/dt、中心静脉压(CVP)的变化,以了解心肌急性缺血对心肌的电活动和血流动力学的影响。③观察突然解除梗死,恢复心肌血供后所出现的再灌注损伤。

[实验对象]　家兔,体重 3 kg 以上。

［实验器材］ 生物信号采集处理系统、压力换能器、3％戊巴比妥钠、1％肝素、颈静脉插管 1 副、中心静脉压（CVP）测压装置 1 副、左心室插管 1 副。输液器 1 副、2％利多卡因、手术器械 1 套，注射器 10 mL、5 mL、1 mL 各 1 副、针头或针灸针 4 支（作 EKG 针形电极用）

［方法和步骤］

1. 家兔称重，用 3％戊巴比妥钠（1 mL/kg 体重）耳缘静脉注射麻醉，固定于手术台上。

2. 颈部切口，作气管插管，分离右侧颈外浅 V 和右颈总动脉，从右颈外浅静脉插入插管约 2.5 cm，通过三通连接输液瓶和 CVP 测压装置，打开输液瓶，输液流量约 15 滴/分。液体加利多卡因（0.1％浓度）以防心律不齐。

3. 将压力换能器与生物信号采集处理系统通道相连接，运行生物信号采集处理系统软件，采集处理系统参数可选用软件实验模块中的左心室内压、动脉血压实验参数或参考表 4-3 自行设置，并将动脉测压管内充满肝素生理盐水。随后作左心室插管，从右颈总动脉插入约 3～4 cm，直至波形出现、固定插管。

表 4-3 生物信号采集处理系统参数设置

采集频率	扫描速度	灵敏度	时间常数	滤波常数	50 Hz 陷波
10 kHz	80 ms/div	12 kPa	直流	30 Hz	开
		200 uv	0.02 s	30 Hz	开

4. 双侧前后肢各插入一针灸针，连接 ECG 各电极。

5. 连接气管插管和呼吸机，调节潮气量为 10 mL/kg 体重；率 30 次/分，呼/吸＝1.5/1。

6. 开胸，暴露心脏，剪开心包，找出右冠状动脉，用小圆针在后室间沟下穿一针，暂不扎。

7. 记录正常数据，观察指标包括：心率、左心室内压（LVP）、dp/dt、CVP。

8. 扎紧室间沟下缝线，观察各项指标，若出现 ST 升高，表明家兔心肌缺血，继续观察 15 min。

9. 松开室间沟下缝线，观察各项指标，通常发生心室纤颤，即再灌注损伤。

［实验结果］ 将实验中采集的各项目曲线剪贴在报告本上，注明有关标记。每一实验组必须有一份实验数据。

［实验分析］ 结合实验数据、实验现象及下列问题提示进行分析讨论。

冠脉缺血再灌注为何会引起心肌损伤？

［注意事项］

1. 兔颈动脉插管口以靠远心端为宜，以便断裂后可在近心端重插。

2. 肝素化前注意伤口止血须彻底，尽量减少手术出血。

第四节　呼吸系统实验

实验 11　呼吸运动的调节

[实验目的和原理]　呼吸运动是呼吸中枢节律性活动的反应。呼吸中枢通过支配呼吸肌的传出神经膈神经和肋间引起呼吸肌收缩,从而产生呼吸运动。呼吸运动能够维持其节律性,并能适应机体代谢需要的变化,是由于体内存在着完善的调节机制。体内外的各种刺激可通过体内调节系统的作用而影响呼吸运动。本实验的目的是观察某些因素对呼吸的影响。

[实验对象]　兔。

[实验器材]　生物信号采集处理系统、哺乳动物手术器械 1 套、CO_2 气体、N_2(氮气)、兔台、气管套管、100 mL 烧杯 1 个、注射器(20 mL、5 mL 各一支)、50 cm 长的橡皮管一根、支架、20％的氨基甲酸乙酯、3％的乳酸溶液、生理盐水、纱布及线等。

[方法和步骤]

(一)麻醉固定:用 20％的氨基甲酸乙酯 1 g/kg 体重(即 5 mL/kg),自耳缘静脉注入,动物麻醉后,取仰卧位固定在手术台上。

(二)仰卧固定:待麻醉满意后,将兔仰卧置于兔解剖台上,依次固定四肢、兔头,前肢固定时注意将缚线经背部交叉后固定。

(三)手术操作:颈部切开,行气管插管术,并分离双侧迷走神经,神经下穿线备用。手术完毕,用盐水纱布覆盖手术野。

(四)仪器装置连接与配置

1.将呼吸换能器输出线接微机生物信号处理系统第一通道(亦可选择其他通道)。气管插管一端用胶管与呼吸换能器连接,另一端口接一 5～10 cm 长的胶管,此胶管口可根据记录波形时的需要,部分夹闭,以调节气流产生的压力大小。

2.微机生物信号处理系统参数设置:可选用软件实验模块中的兔呼吸运动调节实验参数或参考表 4-4 自行设置。

表 4-4　微机生物信号处理系统参数设置

采集频率	扫描速度	灵敏度	时间常数	滤波常数	50 Hz 陷波
800 Hz	1 s/div	5 mv	直流	10 Hz	开

[观察项目]

1.正常呼吸曲线描记:先记录一段正常呼吸曲线,认定曲线与呼吸的关系。

2.增加吸入气中 CO_2 浓度:将连接 CO_2 气瓶的胶管和连接气管插管自由端口的胶管并行放入烧杯中。烧杯杯口向上。打开气瓶阀门,以低流量排气并观察高浓度的 CO_2 对呼吸运动的影响。关闭气瓶阀门,观察呼吸恢复正常的过程。

3.缺 O_2:将连接 N_2 气瓶的胶管和连接气管插管自由端口的胶管并行放入烧杯中。烧杯杯口向上。打开气瓶阀门,以低流量排气进入烧杯以达缺 O_2 的目的,观察此时的呼吸运动。

4.增大无效腔:把 50 cm 长的橡皮管连接在气管插管的气管插管自由端口上,观察呼吸运动的变化。

5.增加血液酸度:由耳缘静脉注入 3% 乳酸溶液 2 mL,观察呼吸运动的变化。

6.迷走神经在呼吸运动中的作用:描记一段正常呼吸运动曲线,先切断一侧迷走神经,观察呼吸运动的变化,再切断另一侧的迷走神经,观察呼吸运动有何变化。用不同的频率刺激一侧迷走神经的中枢端,再观察呼吸运动的变化。

[实验结果]   将实验中采集的各项目曲线剪贴在报告本上,注明有关标记。每一实验组必须有一份实验数据。

[实验分析]   结合实验数据、实验现象及下列问题提示进行分析讨论。

1.增加吸入气体中 CO_2 对呼吸运动有何影响?为什么?

2.缺 O_2 对呼吸运动有何影响?为什么?

3.增大无效腔对呼吸运动有何影响?其作用机制如何?

4.血液中酸度增加时对呼吸运动有何影响?为什么?

5.切断一侧迷走神经和切断双侧迷走神经以后,呼吸运动有何变化?如何解释?

6.用电刺激一侧迷走神经的中枢端,呼吸运动有何变化?为什么?

[注意事项]

1.插气管插管前一定注意将气管内清理干净后再插管。

2.打开气瓶阀门排气时流速不宜过急,以免直接影响呼吸运动,造成假象,干扰实验结果。

3.经耳缘静脉注射乳酸时,要避免乳酸外漏引起动物躁动。

实验 12   肺水肿

[实验目的和原理]   学习实验性肺水肿动物模型的复制方法,观察肺水肿形成的原因及对机体的影响。

肺水肿依发病机制不同可分为两大类:一是流体静压性肺水肿;二是通透性肺水肿,又称肺泡中毒性肺水肿。本实验的作用原理是前者,即通过快速输液而使毛细血管流体静压增高,同时大量晶体进入血管也会稀释血浆蛋白,而使血浆胶体渗透压下降,最终导致组织液生成过多,形成肺水肿。大量输液亦会加重心脏负荷,促进肺水肿的形成。在肺水肿形成过程中,机体会伴有一系列的临床表现。

[实验对象]   家兔。

[实验器材]   兔固定装置、1% 普鲁卡因、兔手术器械、注射器(5 mL、50 mL)、兔气管插管、听诊器、天平、丝线、纱布、滤纸、生理盐水(37～38 ℃)500～1000 mL。

[方法和步骤]

1.取健康家兔 1 只,称重,背位固定在兔台上。

2.颈部剪毛,在颈正中线皮下注射 1% 普鲁卡因 1 mL 进行局部浸润麻醉。

3.进行气管插管。用手术剪沿颈正中线自甲状软骨处向下至靠近胸骨上缘作一长约

4～6 cm的切口,后以气管为标志沿正中线用止血钳钝性分离颈部正中的肌群和筋膜,即可暴露气管。分离食道与气管,在气管下穿一粗线备用。在气管中段,于两软骨环之间,剪开气管口径一半,再向头端作一小纵切口,呈"⊥"形,用镊子夹住"⊥"形切口的一角,将适当口径的气管插管向心方向插入气管内,用粗线扎紧后,再将结扎线固定于"Y"形气管插管分叉处,以防脱出。

4.进行颈外浅静脉插管。于颈部正中切口,用手指从皮肤外侧将组织顶起并外翻,在胸锁乳突肌外缘即可见粗而颜色很深的颈外浅静脉,分离一段长约2～3 cm的静脉,穿两丝线备用。先将静脉远心端结扎,再在靠近结扎点的向心端部位剪一小切口,将插管向心方向插入(静脉插管可用头皮针去掉针头代替)。若插管过程中遇到阻力,可稍退回改变角度重插(切忌盲目硬插)。最后用另一丝线结扎固定。颈外浅静脉插管用于推注生理盐水用。

5.用50 mL注射器由颈外浅静脉椎注37～38 ℃生理盐水,速度约为10～20 mL/min·kg。记录呼吸及心率的变化,并听诊呼吸音的改变和有无水泡音出现。待在两肺底闻及水泡音或气管插管内喷出泡沫样液体后,证明肺水肿确已形成,停止推液。观察家兔一般状况,待其死亡后,用粗线结扎主气管,以防水肿液流出。

6.解剖尸体观察并做如下工作:①解剖腹腔,观察腹腔脏器的变化及是否有腹水产生;②解剖胸腔,观察胸腔及心包是否有积液;③将心肺提起,结扎并离断静脉及主动脉,随后于气管分叉上方1 cm处再用粗线结扎气管,自结扎线以上离断气管,并将心脏与食道分离,弃去食道,用滤纸吸去肺表面的水分并称重(g)。

7.计算肺系数:

$$肺系数 = \frac{肺重量(g)}{兔体重(kg)}(正常家兔的肺系数为4.0～5.0)$$

[实验结果]　将实验中采集的各项目曲线剪贴在报告本上,注明有关标记。每一实验组必须有一份实验数据。

[实验分析]　结合实验数据、实验现象及下列问题提示进行分析讨论。

1.根据实验所见分析本实验造成肺水肿的因素有哪些。

2.肺水肿形成过程中家兔的呼吸、心率及呼吸音是如何变化的?

[注意事项]

1.在分离血管的过程中,应尽量避免用手术器械刺激血管,否则会引起血管反射性收缩变细。

2.推注生理盐水时速度不宜过快,以免造成动物急性左心衰而突然死亡;也不能过慢,否则肾脏发挥代偿作用后将难以出现肺水肿。

第五节　神经系统实验

实验 13　去大脑僵直

[实验目的和原理]　观察去大脑僵直现象,证明中枢神经系统有关部位对肌紧张的调

节作用。中枢神经系统对肌紧张具有易化和抑制作用。在正常情况下,通过这两种作用,使骨粉肌保持适当的紧张性,以维持机体正常姿势。若在中脑上、下丘之间切断脑干,则抑制肌紧张的作用减弱,易化作用相对增强,动物出现四肢伸直,头尾昂起,脊柱后挺等伸肌紧张亢进的特殊姿势,称为去大脑僵直。

[实验对象]　兔。

[实验器材]　哺乳动物手术器械、咬骨钳、颅骨钻、骨蜡或止血海绵、20%氨基甲酸乙酯、石蜡油、气管插管、丝线、纱布、脱脂棉。

[方法和步骤]

1. 麻醉用20%氨基甲酸乙酯溶液5 mL/kg体重(1 g/kg)由耳缘静脉注射麻醉。

2. 将兔背位固定于手术台上。颈部手术,结扎两侧颈总动脉,以避免脑部手术时出血。

3. 动物改为俯卧位,头部抬高固定。行开颅手术,在接近颅骨中线和枕骨时尤须防止伤及矢状窦和横窦而引起大出血。应将矢状窦处的颅骨暂时保留,细心将矢状窦与头骨内壁剥离然后再钳去保留的颅骨,并在矢状窦的前后两端各穿一线结扎。用小镊子夹起硬脑膜,并细心剪除,暴露出大脑皮层,滴少许石蜡油防止脑表面干燥。

4. 横断脑干:松开动物四肢,将动物头托起并使其呈屈曲低头位。用刀柄由大脑半球后缘与小脑之间伸入,轻轻托起两大脑半球枕叶,即可见到中脑上、下丘部分。用手术刀在上、下丘之间向口裂方向呈45°方位插入,切断脑干。

5. 观察项目　在上、下丘之间横断脑干后10 min左右观察有无去大脑僵直现象。

[实验结果]　描述横断脑干后所观察到的实验现象。

[实验分析]　结合实验现象及下列问题提示进行分析讨论。

1. 在中脑上、下丘之间横断脑干后动物的姿势有何异常?

2. 去大脑僵直产生的机理如何?

3. 何谓α僵直和β僵直? 去大脑僵直属于哪一种僵直? 为什么?

[注意事项]

1. 动物麻醉宜浅。麻醉过深不易出现去大脑僵直现象。

2. 手术时,注意勿伤及矢状窦及横窦,避免大出血,否则会影响僵直现象的出现。

3. 切断部位要准确,过低将伤及延髓呼吸中枢,导致呼吸停止。

4. 为避免切断脑干出血过多,可用拇指与示指在第一颈椎横突后缘压迫椎动脉数分钟。

实验14　药物的镇痛作用

实验14—1　用热板法观察药物的镇痛作用

[实验目的和原理]　将小鼠置于一定温度的热板上热刺激小鼠足部产生疼痛反应(舔后爪),通过测量小鼠痛阈(出现疼痛反应即舔后爪的时间),比较用药组与对照组小鼠痛阈的差异,判定药物有无镇痛作用。本实验用热板法观察吗啡或哌替啶的镇痛作用。

[实验对象]　小鼠(雌,20~30 g)

[实验器材]　Woolfe氏热板(恒温水浴、控温仪、温度计、铜板等)、天平、玻璃钟罩、鼠笼、注射器(1 mL、2 mL)、秒表、0.04%盐酸吗啡(morphine hydrochloride)、0.5%盐酸哌替

啶(pethidine hydrochloride)、生理盐水。

[方法和步骤]

1. 将水浴槽加满水，使水面接触热板，通过控温装置使热板表面温度维持在 55 ℃±1 ℃。

2. 热板法个体差异大，实验动物均应预先筛选，一般以疼痛反应在 30 s 以内者为敏感鼠，可供实验用。将小鼠置于热板上的玻璃钟罩内，密切观察小鼠的活动。正常情况下，大多数小鼠在热刺激下可出现不安状态，表现举前肢、抬后肢、跳跃等，但以上指标均不宜作痛阈指标。应用舔后爪出现的时间作为疼痛反应的指标，该指标比较稳定。当出现舔后爪时，立即记录时间，并将鼠取出。用此法选出痛阈在 30 s 内的小鼠供实验用。

3. 取已选出的小鼠称重，随机分为两组(实验组、对照组)。

4. 按上述方法分别测出小鼠给药前痛阈值，然后分别给予下列药物：实验组小鼠腹腔注射 0.04% 盐酸吗啡 10 mg/kg(或 0.5% 盐酸哌替啶 50 mg/kg)；对照组小鼠腹腔注射生理盐水 25 mL/kg。

5. 注射后 15、30、45 min，分别测定小鼠痛阈值。对于 60 s 不舔后爪的小鼠，应立即取出，痛阈值按 60 s 计算。

[实验结果]

1. 将全班实验实验结果汇总，自行设计表格，将给药前、后小鼠痛阈值、痛阈改变百分率记录在表格内。按下列公式计算不同时间(15、30、45 min)痛阈改变百分率。

$$痛阈改变百分率 = \frac{用药后\ 15(30、45)min\ 痛阈值 - 用药前\ 15(30、45)min\ 痛阈值}{用药前痛阈值} \times 100\%$$

2. 做出用药后 15、30、45 min 小鼠痛阈改变百分率图，横坐标表示时间，纵坐标表示痛阈改变百分率，画出时效曲线。

3. 根据全班实验结果，进行组间 t 检验。

[实验分析] 结合实验数据、实验现象及下列问题提示进行分析讨论。

影响热板法镇痛实验准确性的主要因素有哪些？实验中应怎样控制？

实验 14－2 用扭体法观察药物的镇痛作用

[实验目的和原理] 某些化学物质(如酒石酸锑钾溶液、醋酸溶液等)，注入小鼠腹腔可刺激腹膜引起持久的疼痛，致使小鼠产生"扭体"反应(腹部内凹、躯体与后腿伸张等)。镇痛药减轻疼痛反应，可明显地减少发生"扭体"反应的小鼠数。通常，给药组比对照组减少扭体反应发生率 50% 以上时才认为有镇痛作用。本实验用扭体法观察盐酸哌替啶和氨基比林的镇痛作用。

[实验对象] 小鼠(20~30 g)。

[实验器材] 鼠笼、天平、注射器(1 mL、2 mL)、0.5% 盐酸哌替啶、1.5% 氨基比林(amidopyrin)、生理盐水、0.6% 醋酸(acetic acid)、1% 酒石酸锑钾(antimony potassium tartrate)。

[方法和步骤]

1. 称重后，将小鼠分成 3 组，即 2 个实验组(哌替啶组、氨基比林组)和 1 个对照组。

2. 观察每组动物的活动情况，然后注射给药。实验组小鼠分别皮下注射 0.5% 盐酸哌替啶 20 mg/kg 及氨基比林 150 mg/kg。对照组小鼠皮下注射生理盐水 10 mL/kg。

3.20 min 后,分别给每只小鼠腹腔注射 1％酒石酸锑钾 0.2 毫升/只(或 0.6％醋酸 0.2 毫升/只)。观察 15 min 内各组出现"扭体"反应的动物数。

［实验结果］　汇总全班实验的实验结果,计算药物镇痛百分率,自行设计表格,将各组发生扭体反应和未发生扭体反应的小鼠数及镇痛百分率记入表格。

$$药物镇痛百分率＝\frac{实验组无扭体反应数－对照组无扭体反应数}{对照组扭体反应数}$$

［实验分析］　结合实验数据、实验现象及下列问题提示进行分析讨论。

成瘾性镇痛药的镇痛作用与解热镇痛药有何不同?

实验 15　药物的抗惊厥作用

实验 15－1　药物的抗电惊厥作用

［实验目的和原理］　电惊厥法是利用电流刺激动物诱发惊厥这种实验模型来筛选抗癫痫大发作的药物。通过本次实验观察抗癫痫药对电惊厥的作用,了解实验性癫痫大发作动物模型的制备方法。

［实验对象］　小白鼠(18～22 g),实验前 12 h 应禁食物,不禁水。

［实验器材］　药理生理多用仪或电刺激仪、注射器(1 mL)、电子秤、棉球、1％苯巴比妥钠(sodium phenobarbital)、1％苯妥英钠(phenytoin sodium)、生理盐水。

［方法和步骤］

1.将多用仪功能档拨向"电惊厥",刺激方式"单次",A 频率为"Hz",输出导线前端的两个鳄鱼夹要用生理盐水浸湿,然后夹住小鼠的两耳。输出电压由小至大,直到出现惊厥反应为止。记录使各鼠发生惊厥的电压阈值。小鼠发生惊厥的表现,前肢屈曲,后肢僵直—痉挛—恢复,以其后肢僵直作为电惊厥的指标。通电时间由于动物差异及刺激仪情况有所不同,一般以刚能引起惊厥的通电时间为宜,时间过长对小鼠的影响太大而不利于实验。

2.待小鼠恢复常态后,分 3 组,称重,作标记,分别由腹腔注射 1％苯巴比妥钠 100 mg/kg,1％苯妥英钠 100 mg/kg 及生理盐水 10 mL/kg。30 min 后,再用各鼠原惊厥阈值给予刺激,比较给药后动物反应有何不同。

［实验结果］　将全班实验的实验结果汇总列表,用卡方检验方法,确定给药组与对照组的惊厥百分率是否有显著性差异。

［实验分析］　结合实验数据、实验现象及下列问题提示进行分析讨论。

苯巴比妥钠和苯妥英钠的抗癫痫作用原理是什么?

实验 15－2　药物的抗化学性惊厥作用

［实验目的和原理］　戊四氮(pentylenetetrazol)能增强中枢神经系统兴奋性突触易化过程而致惊厥,这种惊厥类似癫痫小发作,常用来筛选抗癫痫小发作药。本实验观察抗癫痫药对戊四氮惊厥的作用,了解实验性癫痫小发作动物模型的制备方法。

［实验对象］　小鼠(18～22 g)。

［实验器材］　注射器(0.5 mL)、电子秤、1％戊四氮(pentylenetetrazol)或 0.05％回苏

灵（dimefline）、2.5％尼可刹米（nikethamide）、1％苯巴比妥钠（sodium phenobarbital）、生理盐水。

［方法和步骤］ 取小鼠分为两组（实验组和对照组），分另由腹腔注射1％苯巴比妥钠50 mg/kg，生理盐水10 mL/kg。10 min后再给两组鼠皮下注射1％戊四氮100 mg/kg，或2.5％尼可刹米0.5～0.75 g/kg。观察两组鼠有无惊厥，以其后肢伸直为指标。

［实验结果］ 将全班的实验实验结果列表，用卡方检验法，判定给药组与照组与对照组惊厥发生率是否有显著性差异。

［实验分析］ 结合实验数据、实验现象进行分析讨论。

实验16　氯丙嗪对激怒反应的作用

［实验目的和原理］ 以弱电流或低电压刺激鼠足部，或以止血钳夹鼠尾（距尾尖1/3处）以疼痛刺激引起鼠的激怒状态，引起鼠吱叫、对峙、格斗和互咬等反应。给予氯丙嗪后可抑制此类激怒反应。本实验观察氯丙嗪对鼠激怒反应的拮抗作用，了解刺激诱发激怒反应的方法。

［实验对象］ 异笼喂雄性小鼠（20～30 g）或大鼠（250～300 g）。

［实验器材］ 药理生理实验多用仪（或电刺激器）、导电铜丝板鼠笼、注射器（1 mL，2 mL）及天平等，0.5％氯丙嗪（chlorpromazine），生理盐水。

［方法和步骤］

1.将药理生理多用仪的"刺激方式"钮旋至"连续B"上，把后面板上的开关拨在"激怒"处，将交流电压输出调节旋钮逆时针旋至最小，把交流电压输出线插入后面板"交流输出"的插座内，再把导线连接于导电铜丝箱的红和黑线柱上。时间为0.5或1 s，频率8或4 Hz。选取异笼喂养，体重相近小鼠4只，配对分成实验组和对照组。将每组两只小鼠分别放入导电铜丝箱内，接通多用仪电源，按下"启动"钮开始刺激，并调节后面版上交流电压输出调节旋钮，使电压由低逐渐升高（不宜过高），直至出现激怒反应（前肢离地站起、对峙、互相撕咬）为止，以此时电压为该激怒反应的阈电压，每次刺激间隔30 s，可重复几次（如刺激3 min仍不出现激怒反应则需更换小鼠），然后记下引起每组鼠出现激怒反应的参数。也可以选取异笼喂养大鼠4只，称重后配对分成实验组和对照组，配对大鼠体重应相近，然后分别将两对大鼠放入两个鼠笼中，以止血钳夹两只鼠的尾部（距尾尖1/3处），反复几次，以疼痛刺激引起大鼠的激怒状态，一般此状态可以持续1 h。

2.将实验组小鼠腹腔注射0.5％氯丙嗪7.5 mg/kg或大鼠腹腔注射0.5％ 氯丙嗪20 mg/kg，对照组给予同剂量的生理盐水。

3.给药15 min以后，再以上述方法刺激两组鼠，观察两组鼠给药前后的反应有什么不同；如行电刺激可逐步调整电压，观察此时的阈电压与给药前有什么变化。

［实验结果］ 自行设计表格，总结实验结果。

［实验分析］ 结合实验数据、实验现象及下列问题提示进行分析讨论。

本实验中氯丙嗪对动物所谓"安定"作用与镇静作用有何区别？其机理是什么？

第六节　药物作用实验

实验 17　不同剂型、剂量、给药途径对药物作用的影响

实验 17-1　不同剂型对药物作用的影响

〔实验目的和原理〕　比较乌拉坦不同剂型对小白鼠作用的差异，认识糖浆剂延缓药物扩散的作用。

〔实验对象〕　小白鼠，18～22 g。

〔实验器材〕　1 mL 注射器，电子秤，8%乌拉坦水溶液，8%乌拉坦胶浆液（含 2.5%羧甲基纤维素），苦味酸。

〔方法和步骤〕　取体重接近、性别相同的小白鼠 2 只，编号并称重。1 号鼠腹腔注射 8%乌拉坦水溶液 0.15 mL/10g，2 号鼠腹腔注射 8%乌拉坦胶浆液 0.15 mL/10g，观察小白鼠对所注射药物的反应。记录小白鼠出现步态蹒跚、匍匐不动或卧倒、反正反射消失等反应的时间。比较小白鼠注射乌拉坦不同制剂后造成中枢抑制的深度、作用出现的快慢与持续时间的长短。

〔实验结果〕

鼠号	药物	给药途径	剂量(mg/kg)	剂型	现象
1 号					
2 号					

〔实验分析〕　结合实验数据、实验现象及下列问题提示进行分析讨论。

药物的不同剂型对药物的作用有何影响？

实验 17-2　不同剂量对药物作用的影响

〔实验目的和原理〕　观察不同剂量对药物作用的差异。影响药物作用的因素中有药物的给药剂量，当药物的剂量增加时，药物的效应也随之增加，当增加到一定程度时，药物的效应恒定在一定的水平，而当药物剂量过大时，可致中毒或死亡。

〔实验对象〕　小白鼠，18～22 g。

〔实验器材〕　1 mL 注射器，电子秤，0.25%、0.15% 和 0.025%戊巴比妥钠溶液，苦味酸。

〔方法和步骤〕　取体重接近的小白鼠 3 只，编号并称重。观察小白鼠正常活动后，1、2、3 号小白鼠分别腹腔注射 0.25%、0.15% 和 0.025%戊巴比妥钠溶液 0.2 mL/10g，观察并比较 3 只小鼠有何不同现象发生，并予以解释。

［实验结果］

鼠号	药物	剂量(mg/kg)	现象
1号			
2号			
3号			

［实验分析］　结合实验数据、实验现象及下列问题提示进行分析讨论。

1.药物的剂量和作用的关系在临床用药中有何重要意义？

2.什么是药物的安全范围？它对药物应用有何重要性？

实验 17-3　不同给药途径对药物作用的影响

［实验目的和原理］　观察不同给药途径对药物作用的影响。不同的给药途径对药物的吸收、分布、代谢和排泄都有较大的影响，有时甚至会改变药物的作用性质。

［实验对象］　小白鼠，18~22 g。

［实验器材］　1 mL 注射器、电子秤、小鼠灌胃针头、0.5％戊巴比妥钠溶液、苦味酸。

［方法和步骤］　取体重接近的小白鼠 2 只，编号并称重。观察小鼠正常活动及翻正反射情况，然后用 0.5％戊巴比妥钠溶液，分别从不同途径(灌胃、皮下注射和腹腔注射)给药 0.1 mL/10g。观察小鼠反应，记录小鼠翻正反射消失及恢复的时间。

［实验结果］

鼠号	给药途径	剂量(mg/kg)	睡眠潜伏期(min)	睡眠时间(min)
1号				
2号				
3号				

［实验分析］　结合实验数据、实验现象及下列问题提示进行分析讨论。

同一药物、同等剂量以不同途径给药将会出现哪些不同反应？

［注意事项］

掌握正确的灌胃操作技术，不要误入气管或插破食管。

实验 18　药物 LD_{50}、ED_{50} 测定

［实验目的和原理］　了解药物半数致死量(LD_{50})和半数有效量(ED_{50})的概念、测定的意义、原理、方法和计算过程。

LD_{50} 和 ED_{50} 是衡量药物毒性大小及效力强弱的主要标志，是评价药物优劣的重要参数。LD_{50} 及 ED_{50} 的比值称为药物的治疗指数，比值越大表示药物越安全。

LD_{50} 是指在一群动物中能使半数动物死亡的剂量，ED_{50} 是使半数动物产生阳性反应的剂量。

LD_{50} 及 ED_{50} 测定方法很多，例如，目测机率单位法、加权机率单位法(Bliss 氏法)、寇氏

法(Karber 氏法)及序贯法等,其中寇氏法最为常用。寇氏法是以对数剂量与反应呈 S 形曲线的量效曲线为基础,由曲线下包括的面积推导出 50% 死亡率相当的剂量(LD_{50}),此法实验结果较准确,计算简便,可计算出全部有关参数。序贯法只适用于毒性或效应出现较快的药物,其优点是测定药物的 LD_{50} 或 D_{50} 实验简便,可节约动物,但不能计算其他全部参数。

[实验对象] 小鼠,18~24 g,♀♂各半,实验前禁食 12 h,不禁水。

[实验器材] 小鼠笼、注射器(1 mL)、小鼠体重秤、电子计数器(或对数表)、戊巴比妥钠(pentobarbital sodium)或其他药物。

[方法和步骤]

寇氏法求 LD_{50} 或 ED_{50}:

本法要求计量按等比级数排列,每组小鼠数相等(不应太少,一般 10~20 只),剂量范围接近或等于 0%~100% 死亡率,一般分 5~8 个剂量组。

(一)预备实验

1. 探索剂量范围:先找出 100% 及 0% 死亡的剂量(或阳性反应的剂量),此剂量即上、下限剂量(D_m 及 D_n)。方法是先取小鼠 9~12 只,每组 3 只,按估计量(根据经验或文献资料定出)给药,如 3 只小鼠全死则降低剂量,如不全死则增加剂量,由此找出上、下限剂量。实验时参考有关资料。

2. 确定组数,计算各组剂量:确定组数(G),可根据适宜的组距确定组数,一般分 5~8 个剂量组。

计算各组剂量:要求各组剂量按等比级数排列,在找出 D_m 及 D_n 和确定组数后,可按公式(4-1)求出公比 r:

$$\lg r = \frac{1}{G-1} \cdot \lg\left(\frac{D_m}{D_n}\right), \quad r = \sqrt[(G-1)]{\frac{D_m}{D_n}} \tag{4-1}$$

再按公式计算各组剂量 D_1, D_2, D_3, D_4, D_5, $\cdots$, D_m,其中 $D_1 = Dn =$ 最小剂量,$D_2 = D_1 \times r$;$D_3 = D_2 \times r$;$D_5 = D_4 \times r \cdots D_m = D_{m-1} \times r$

3. 配制等比稀释药液系列,使每只鼠给药容量相等,一般为 0.1~0.25 mL/10 g。

(二)正式实验

1. 分组编号:称各组小鼠体重,将体重相同的小鼠放一笼,分别用苦味酸作好标记。再按确定组数分层随机分组,使各组平均体重分布尽可能一致,每组一般用 10 只小鼠。

2. 给药:先计算各体重组小鼠等容注射药量,取相应的等比稀释药液,给各组小鼠腹腔注射。给药顺序最好采用间隔跳组法,如分为 7 组,先按 2、4、6 组顺序给药,再逆行按 7、5、3、1 组顺序给药。

3. 观察记录:给药后观察小鼠中毒表现,记录小鼠死亡数,计算每组死亡率。观察时间可根据药物作用快慢而定,应到小鼠不再因药物作用死亡为止,一般观察时间为 24 h,作用快者可观察 10~30 min;最后将实验实验结果列入如表 4-5 所示的实验结果记录表。

[实验结果]

组别	剂量 （mg/kg） D	对数剂量 $\lg D$ X	动物数（只） n	死亡数 （阳性反应数） （只）F	死亡率 （阳性反应率） $(F/n)P$
1					
2					
3					
4					
5					
6					

注：死亡率（或阳性率）用小数值表示。

3.计算 LD_{50} 或 ED_{50} 及95%可信限：

常用改良寇氏法，计算公式如下：

（1）求 LD_{50} 或 ED_{50} 两者公式相同：

$$\lg LD_{50} = X_m - i(\sum p - 0.5) \tag{4-2}$$

式中：X_m 为最大剂量的对数值；i 为相邻两组比值的对数（$r=D_2:D_1$）；p 为各组死亡率；$\sum p$ 为各组死亡率的总和。

（2）求 LD_{50} 的95%平均可信限：

$$LD_{50}的95\%平均可信限=LD_{50}\pm4.5\cdot LD_{50}\cdot S_{x50} \tag{4-3}$$

式中：S_{x50} 为 LD_{50} 的标准误。

$$S_{x50} = i \times \sqrt{\frac{\sum p - \sum p^2}{n-1}} \tag{4-4}$$

式中：n 为各组动物数；$\sum p^2$ 为各组死亡率平方的总和。

（3）治疗指数的计算：

$$治疗指数 TI = LD_{50}/ED_{50} \tag{4-5}$$

[实验分析] 结合实验现象及下列问题提示进行分析讨论。

1.测定 LD_{50} 及 ED_{50} 的意义何在？

2.哪些因素影响 LD_{50} 及 ED_{50} 的测定实验结果？

3.寇式法 LD_{50} 及 ED_{50} 的实验设计有哪些要求？

实验19 磺胺类药物的药代动力学参数的测算

[实验目的和原理] 了解磺胺类药物（sulfonamides）在动物体内随时间变化的代谢规律，并掌握药代动力学参数的计算方法。

磺胺能与某些试剂发生反应生成有色物质，通过比色可以对磺胺血药浓度进行定量分析。磺胺在酸性环境下使其苯环上的氨基（—NH$_2$）离子化生成铵类化合物（—NH$_3^+$），与亚硝酸钠发生重氮化反应生成重氮盐（ —N≡N⁺— ）。该化合物在 525 nm 波长下比色，其光密度与磺胺浓度成正比。

[实验对象]　家兔（3 kg 左右）

[实验器材]　722 分光光度计、离心机、婴儿秤、手术器械 1 套、动脉夹、动脉插管、尼龙管或硅胶管、兔手术台、注射器（5、10、20 mL）及针头、吸管（0.1、0.2、0.5、1、2、5 mL）、洗耳球、试管及试管架、玻璃记号笔、药棉、纱布、10%磺胺嘧啶（SD）（也可以用同浓度 ST、SM2、SMZ 代替）、7.5%三氯醋酸、0.1%SD 标准液、0.5%亚硝酸钠、0.5%麝香草酚（用 20%NaOH 配制）、0.3%肝素、20%对氨基甲酸乙酯、蒸馏水。

[方法和步骤]

1. 取兔 1 只，（实验前 2 h 禁食不禁水），称重记录体重和性别，耳缘静脉注射 20%对氨基甲酸乙酯 5 mL/kg 麻醉，仰位固定于手术台上，或以 1%盐酸普鲁卡因作手术区浸润麻醉。

2. 可选用颈总动脉或股动脉。手术区剪毛，切皮约 6 cm 左右，钝性分离皮下组织和肌肉，分离出动脉约 2~3 cm 左右，在其下穿两根丝线，结扎远心端，保留近心端。

3. 耳缘静脉注射 0.5%肝素 1 mL/kg。

4. 用动脉夹夹住动脉近心端。于两线之间的一段动脉上剪一"V"形切口，插入已肝素化的动脉插管用线结扎牢固，以备取血用。

5. 打开动脉夹放取空白血样 0.5 mL 分别放入 1 号管（对照管）和 2 号管（标准管），摇匀静置；而后静脉注射 10% SD 3 mL/kg，分别于注射后 1、3、5、15、30、45、60、90 min 采动脉血 0.5 mL。精确取全血 0.2 mL 加到含有 7.5%三氯醋酸 2.7 mL 的试管中摇匀。标准管中加入 0.1%SD 标准液 0.05 mL，其余各管中加蒸馏水 0.1 mL 摇匀。（见表 4-5）。

6. 将上述各管离心 5 min（1500~3000 r/min），取上清液 1.5 mL，加入 0.5%亚硝酸钠 0.5 mL 摇匀，再加入 0.5%麝香草酚 1 mL，摇匀后为橙色。（见表 4-5）。

7. 用分光光度计在 525 nm 波长下测定各样品管的光密度值。

8. 计算血中的药物浓度：根据同一溶液浓度与光密度成正比的原理，可用空白血标准管浓度及其光密度值求算出样品管的磺胺药物浓度，公式如下：

$$\frac{样品管光密度(OD)}{标准管光密度(OD)}=\frac{样品管浓度(\mu g/mL)}{(\mu g/mL)} \tag{4-6}$$

$$样品管光密度(\mu g/mL)=\frac{样品管光密度(OD)}{标准管光密度(OD)}\times 标准管浓度(\mu g/mL) \tag{4-7}$$

表 4-5　磺胺类药物血药浓度测定步骤表

试管	7.5%三氯醋酸（mL）	全血（mL）	0.1%SD标准液	蒸馏水（mL）	0.5%亚硝酸钠（mL）	0.5%麝香草酚（mL）	光密度
对照管	2.7	0.2		0.1	0.5	1.0	
标准管	2.7	0.2	0.05	0.05	0.5	1.0	
给药后 1 min	2.7	0.2		0.1	0.5	1.0	
给药后 3 min	2.7	0.2		0.1	0.5	1.0	
给药后 5 min	2.7	0.2		0.1	0.5	1.0	
给药后 15 min	2.7	0.2		0.1	0.5	1.0	

续表

试管	7.5%三氯醋酸（mL）	全血（mL）	0.1%SD标准液	蒸馏水（mL）	0.5%亚硝酸钠（mL）	0.5%麝香草酚（mL）	光密度
给药后 30 min	2.7	0.2		0.1	0.5	1.0	
给药后 45 min	2.7	0.2		0.1	0.5		
给药后 60 min	2.7	0.2		0.1	0.5	1.0	
给药后 90 min	2.7	0.2		0.1	0.5	1.0	

[药代动力学参数计算]

1.列表（见表4-6）

表 4-6　磺胺类药物药时数据表

时间（t）（min）	实测浓度（C）（$\mu g/mL$）	外推浓度（C'）（$\mu g/mL$）	剩余浓度（C'）（$\mu g/mL$）

2.在半对数坐标纸上以时间（t）为横坐标，实测浓度的对数值（lgc）为纵坐标，将所得数据在坐标纸上做点连线，可得二房室模型特征药时曲线。

3.计算药时曲线方程：利用直线回归法和剩余法计算其方程式。在坐标图上将各实测浓度连线，找到该线的拐点，先利用直线回归法求算末段消除相的线形方程 $C_2 = Be^{-\beta t}$，并推算出外推线上相应时间的浓度，再减去初始分布相中实测浓度值，即可得到一系列剩余浓度值，添表二再利用直线回归法求出初始分布相中剩余浓度值的线形方程 $C_1 = Ae^{-at}$。将两个直线方程式合并，即可得二房室药时曲线方程式：$C = C_1 + C_2 = Ae^{-at} + Be^{-\beta t}$，以各时间点代入药时曲线方程式，得出各相应时间点的计算浓度值，比较实测值与计算值吻合程度。

4.计算药代参数：按下列公式计算出各药代参数

（1）曲线下面积 $AUC = \dfrac{A}{\alpha} + \dfrac{B}{\beta}$

（2）分布半衰期 $t_{\frac{1}{2}\alpha} = \dfrac{0.693}{\alpha}$

（3）分布速率常数 $k_{21} = \dfrac{\alpha \cdot \beta}{k_{10}}$

（4）分布速率常数 $k_{12} = \dfrac{A \cdot B}{(A+B)^2} \cdot \dfrac{(\beta - \alpha)^2}{k_{21}}$

（5）中央室容积 $V_c = \dfrac{X}{A+B}$　式中 X 为给药剂量

（6）外周室容积 $V = V_c \cdot \dfrac{k_{21}}{k_{12}}$

（7）表观分布容积 $V_d = \dfrac{k_{10}}{\beta} \cdot V_c$

（8）消除半衰期 $t_{\frac{1}{2}\beta} = \dfrac{0.693}{\beta}$

(9)消除速率常数 $k_{10} = \dfrac{A+B}{\dfrac{A}{\alpha} + \dfrac{B}{\beta}}$

(10)血浆清除率 $CL = V_c \cdot k_{10}$

[实验分析]　结合实验现象及下列问题提示进行分析讨论。

1. 一次静注给药后的药时曲线能反映哪些与药动学有关的基本概念?

2. 说明上述药代动力学参数的意义。

实验 20　有机磷中毒与解救

[实验目的和原理]　观察有机磷农药中毒的症状,掌握有机磷农药中毒药物的解救方法及原理。学习家兔灌胃操作技术及胆碱酯酶活力测定方法。有机磷农药是一种不可逆性的胆碱酯酶抑制药,而碘解磷定和阿托品可以缓解它引起的中毒症状。

[实验器材]　导尿管 1 根,250 mL 烧杯 2 个,5 mL、10 mL、20 mL 注射器各 1 副,婴儿磅秤,试管,移液管,分光光度计,瞳孔尺。10%敌百虫溶液、0.1%阿托品溶液、2.5%解磷定溶液、1%肝素、磷酸缓冲液 pH7.2、0.007 mol/L 乙酰胆碱底物应用液、碱性羟胺溶液、10%三氯化铁溶液。

[实验对象]　家兔 2 只。

[方法和步骤]

取家兔 1 只,称重,观察记录其活动、呼吸、心跳、唾液分泌、大小便、瞳孔大小、肌张力及有无肌震颤情况后,经耳缘静脉取血 0.5 mL,置于经 1%肝素处理过的试管内,作为给药前血样。然后灌胃给予 10%敌百虫 6 mL/kg(600 mg/kg),观察,待症状明显时记录,然后按前法取血 0.3～0.5 mL,为农药中毒血样。继而注射 0.1%阿托品 1 mL/kg(1 mg/kg),并观察记录有哪些症状可被消除,取血样,约 10 min 后,静脉注入 2.5%解磷定 2 mL/kg(50 mg/kg),观察记录症状是否全部消除,并取血样 0.3～0.5 mL。

[实验结果]

时间	瞳孔	呼吸	心跳	唾液分泌	大小便	肌张力	胆碱酯酶活力
给药前							
敌百虫后							
阿托品后							
解磷定后							

[实验分析]　比较阿托品和解磷定解救中毒的效果,并联系实验结果分析其作用原理。

附:全血胆碱酯酶测定方法

血中胆碱酯酶能催化乙酰胆碱水解为乙酸和胆碱。在一定条件下(温度、pH、时间),乙酰胆碱水解的量和胆碱酯酶活力成正比。故在一定量的血液中加入一定量的乙酰胆碱,经过一定反应时间,测定剩余的乙酰胆碱量,即可算出水解乙酰胆碱的量,从而推算出胆碱酯酶的活力。

乙酰胆碱可与羟胺作用生成脂肪酸,后者在酸性条件下与 Fe^{3+} 形成红棕色络合物轻肪酸铁,通过比色即可算出乙酰胆碱的含量。

[方法和步骤]

取上述四次待测血液样本,测定方法按表 4-8 操作步骤进行,操作时每加一种试剂均须充分摇匀,并严格控制保温时间。

(一)实验操作步骤(见表 4-7)

表 4-7　实验操作步骤

步　　骤	标准管(mL)	测定管(mL)	空白管(mL)
磷酸盐缓冲液 pH7.2	1.0	1.0	1.0
血样	1.0	1.0	1.0
37 ℃水浴温育 3 min			
碱性羟胺溶液		1.0	
37 ℃水浴保温 3 min			
碱性羟胺溶液	4.0	4.0	4.0
乙酰胆碱底物应用液	1.0		
室温静置 2 min			
33.3%(V/V)盐酸溶液	2.0	2.0	2.0
10%三氯化铁溶液	2.0	2.0	2.0
乙酰胆碱底物应用液			1.0

混匀 2 min 后,分别过滤,于 15 min 内用分光光度计比色,波长 525 nm,以蒸馏水调零,读取各管光密度值。

(二)药液配制方法

1. 2.15 mol/L 磷酸氢二钠溶液(Na_2HPO_4):称取 Na_2HPO_4 23.87 g,用蒸馏水溶解并稀释至 500 mL。

2. 2.15 mol/L 磷酸二氢钾溶液(KH_2PO_4):称取 KH_2PO_4 9.08 g,用蒸馏水溶解并稀释至 500 mL。

3. 磷酸盐缓冲液 (pH 7.2):取 2.15 mol/L Na_2HPO_4 溶液 72 mL 和 2.15 mol/L KH_2PO_4 溶液 28 mL 混合即成。

4. 0.001 mol/L 醋酸缓冲液(pH 4.5):先用每升含冰醋酸 5.78 mL 的水溶液 28 mL 和每升含醋酸钠(不含结晶水)8.2 g 的水溶液 4.22 mL 混合成为 0.1 mol/L pH4.5 的醋酸盐缓冲液,再用蒸馏水稀释 100 倍。

5. 0.007 mol/L 乙酰胆碱底物应用液,快速称取氯化乙酰胆碱 0.127 g 或溴化乙酰胆碱 0.158 g,溶于 0.001 mol/L(pH 4.5)醋酸盐缓冲液 10 mL 中,贮于冰箱,临用时用 pH7.2 磷盐缓冲液稀释 10 倍即成。

6. 碱性羟胺溶液:临用前 20 min 取等量 14% NaOH 溶液和 14%盐酸羟胺溶液混合即成。

7. 10%三氯化铁（$FeCl_3$）溶液：称取 $FeCl_3$ 10 g，用 0.1 mol/L 盐酸溶液溶解至 100 mL。

实验 21　处方与制剂

一、药典

药典（pharmacopoeia）是一个国家药品规格标准的法典，由国家编撰，并由政府颁布施行，具有法律性的约束力。药典收载功效确切、副作用较小、质量较稳定的常用药物和制剂，并规定其质量标准、检验和使用的依据。药典内收载的药品称为法定药，未收载的称为非法定药。为了保证用药的安全，对剧毒药规定有极量（maximal dose），在一般情况下，医师在临床用药时不应超过极量。药典还有附录和附表，说明各种剂型与药品质量的详细检定法。

（一）《中国药典》

我国于 1953 年颁布了《中华人民共和国药典》，简称《中国药典》。此后，于 1963 年、1977 年、1985 年、1990 年、1995 年又对《中国药典》进行了修改。《中国药典》1963 年版开始将收载内容分为二部。"一部"主要为中药，"二部"为合成药品和抗生素等。此编撰体例沿用至今。《中国药典》1985 年版发行后，决定对《中国药典》每 5 年修订一次。

（二）《英国药典》（*British Pharmacopoeia*，B. P）

1864 年颁行第一版。1980 年版（第十三版）将药典分为二部。第一部分收载基本药品，第二部分收载各种制剂、血液制品、免疫制品、放射性药品，并增加不少手术用品。《英国药典》在世界各国药典中占有重要地位，我国出品的药品也是参照该药典的规定进行生产的，最新版本为 1988 年版。

（三）《美国药典》（*The Pharmacopoeia of the United States of America*，U. S. P）

每 5 年修订一次，到 1985 年已是第二十一版，其编写体例与《英国药典》大致相似。

二、制剂与剂型

根据医疗上的需要，把原料药制成便于应用和贮藏的形式称为制剂。药物制剂的不同类型称为剂型。

（一）液体剂型

1. 溶液剂：多为不挥发性药物的透明水溶液。溶液剂的用法很多，可以内服、外用、点眼等。外用溶液应在瓶签上注名或采取外用药瓶签。内服溶液一般装在带格的玻璃瓶中，玻璃瓶有 100、50、30 mL 规格，处方时可按药瓶容量来开写。

2. 注射剂：注射剂是供注射用的药物灭菌溶液、灭菌悬液或灭菌固体碎状物，一般熔封在小玻瓶内，又称安瓿剂。

3. 合剂：合剂是两种或两种以上药物制成的透明或混浊的内服制剂。混浊的合剂在瓶签上面注明"用时振摇"。

4. 酊剂：酊剂是指植物药用酒精浸出或化学药物用酒精溶解而成的制剂。酊剂的浓度一般为 10% 或 20%。剧毒药物如洋地黄酊、颠茄酊的浓度为 10%。

5.糖浆剂:含有药物的浓厚糖水溶液,又称药用糖浆。不含药物的糖浆盛单糖浆含芳香物质的糖浆称芳香糖浆。单糖浆和芳香糖浆用来改变药物的不良味道,又称矫味剂。

6.洗剂:洗剂是一种含不溶性药物,专供外用的水性制剂,如炉甘石洗剂等。

7.流浸膏剂或浸膏剂:流浸膏剂或浸膏剂是适宜溶媒将植物药的有效成分浸出后,减压或常压蒸发除去一部分或全部溶媒,并调整浓度至规定标准的各种制剂。除另外有规定外,流浸膏每毫升应约与原药 1 g 相当。浸膏每克应与原药 2～5 g 相当。其溶媒大多是各种浓度的乙醇,个别也有以水为溶媒的。

8.乳剂:系两种互不相溶的液体,如油和水,经过乳化剂的处理,制成均匀较稳定的乳状液体,可供内服或外用,如鱼肝油乳剂。目前尚有脂肪乳剂可供静脉注射。

9.煎剂:煎剂是用水煎煮的生药煎出液。中草药常用这种剂型,须新鲜制备。

(二)固体剂型

1.片剂:是一种或两种以上的药物,如淀粉混合后,经加压制成的圆形片状制剂,多供内服,也有供外用的。片剂不仅剂量较准确,而且贮存、携带都很方便,因此为常用剂型。除一般片剂外,尚可根据需要制成不同类型,例如:

(1)含片:药片内有蔗糖,供口含用,使口腔及咽喉部有较高的浓度。

(2)糖衣片:药片外面有一层糖衣,用以掩盖药物的不良味道。

(3)肠溶片:药片外面附一层物质,使药片在胃内不起变化,到达肠内才溶解而发挥作用。

(4)植入片:(经过灭菌)埋藏于皮下,缓慢释放吸收起长效作用。

2.丸剂:是指用药材细粉(100 目以上)或药材提取物加适宜的黏合剂或辅料制成的圆球形固体制剂,为传统的中药制剂,供内服用。黏合剂有蜂蜜、米糊或面糊,分别制成蜜丸、水丸、糊丸,如牛黄解毒丸、六神丸等。

3.胶囊剂:是将药物的粉剂装入胶囊内,一般装固体药粉,液体药物则装入用明胶制成的球状胶丸内称胶丸剂。此类剂型主要是为避免药物的不良气味。

4.散剂:是一种或几种固体药物碾碎而成的干燥而均匀的粉状剂,可供内服或外用,易潮解的药物不宜做散剂。外用散剂要求粉末极细,这样能增大与患者的接触面积,同时减少机械性刺激。

5.冲剂:生药煎剂的浓缩液加入赋形剂并干燥成颗粒状,可用开水冲服。

(三)软性剂型

1.软膏剂:是药物和油脂或凡士林等经调和制成的半固体状油膏,供外用。

2.硬膏剂:是药物与基质混匀后,涂于纸、布或其他薄片上的硬质膏药,遇热则软化而粘敷在皮肤上,如伤湿止痛膏。

3.栓剂:又名坐药或塞药。供插入人体不同腔道的软性制剂。栓剂形状随应用部位不同而异。例如肛门栓塞为圆锥形,其基质的熔点要接近体温,这样在室温时可以保持固体状态,但塞入腔道后就能溶化而发挥作用。符合这一要求的有柯豆脂和甘油明胶等。

(四)气雾剂

用雾化器喷出药雾而供吸入的溶液或极细的"微粒",主要用来治疗呼吸道疾病。微粒大小影响其稳定性和吸入后到达的深度。直径小于 5 mm 的微粒比较稳定而可以达到下呼吸道。

(五)新型制剂

1.微囊剂:是利用天然的或合成的高分子物质(简称囊材),将固体或液体药雾包于囊心,使其成为半透明的微小胶囊。外观呈球状、葡萄串状,直径约 $5\sim400~\mu m$。微囊优点在于其释放缓慢,延长药效,其封闭性可提高药物稳定性,减少胃肠道的副作用等。

2.长效剂与控释剂:长效剂以制成溶解度小的盐或酯与高分子化合物生成难溶性复盐、控制颗粒大小等方法减慢溶出速度或通过包衣、微囊化、乳化等方法减慢扩散速度达到延长药物作用的目的;控释剂可控制药物的释放速度,使其以接近零级释放速度释放药物,药物释放均匀平稳,达到延长作用时间及减少毒副作用之目的。控释剂由药物贮库、控诉部分、动力及传递孔道等部分组成。控释剂可制成供口服、透皮吸收、腔道使用的不同剂型,如片剂、胶囊、注射剂、植入剂等。

3.定向制剂:这是一类能选择性分布于靶器官和组织的高新技术制剂,常用作抗癌药物的载体。通过各种给药途径(多为静注或口服),能将药物导向靶区,对全身其他部位则无明显影响,可以明显提高药物的选择性,可使药物剂量减少,疗效提高,毒副作用减少,这类制剂包括静脉用复合乳剂、脂质体、毫微型胶囊、微球剂、磁性微球剂、单克隆抗体等。它们靶向的方式主要通过淋巴系统定向、提高对靶细胞的亲和力、磁性定位及酶对前体药物的作用等方式来实现。

三、处方

处方是医生根据病情需要开写的取药单,包括药名、数量和用法等内容。处方体现选药和用法是否正确,关系到患者健康的恢复和生命的安全,医务人员必须以对人民高度负责的精神和严肃认真的态度对待处方,不能粗心大意,否则易造成医疗事故,损害患者的健康或危及其生命。

(一)处方格式

医疗单位均采用印好的处方笺,包括如下内容。

1.病人姓名、性别、年龄、门诊号、处方日期。

2.处方上印有 R 或 Rp 的符号,是拉丁文 Recipe(请取)的缩写。

3.剂型药名及用量(单次量×用药次数)

4.用法:以符号 S 或 Sig 表示,是拉丁文(Signa)用法的缩写。有时也可省略,直接写明用药量、时间与方法。

5.医师签名,表示对处方负责。

6.开写处方的注意点。

(1)处方可用中、英或拉丁文开写,字迹整齐、清楚,不得涂改。如有涂改,应在涂改处盖章或签字以示负责。一律用黑墨水笔,不能使用铅笔或油笔。

(2)姓名、年龄、性别、日期都要填写。儿童应填写实足的月龄或年龄。同样,成人也应写明具体年龄。

(3)药量对准药名写在后面,固体药量以"毫克"或"克"(mg 或 g)为单位,液体药以"毫升"(mL)为单位。处方统一格式中,以克、毫升为单位均可省略,如用其他单位,如毫克(mg)、微克(μg)、国际单位(U)等必须写明,小数点要写得准确,两种或更多的药量小数点上下应对齐。小数前如无整数,必须加零,如 0.3;整数后如无小数,也可加小数点和零,如

3.0,以示准确,避免出错。

每次处方不能超过药典规定的极量,如病情需要,必须超过极量时,可在剂量后加惊叹号,如 0.3!,或医生在此剂量后另行签名。

为及时掌握病情,避免浪费,一次处方总量一般不超过 3 d 药量;毒麻药不超过 1 d 药量,并应慎用。患慢性病需长期用药者不在此限。

(4)一张处方同时用两种以上的药物时应考虑有无配伍禁忌。

(5)处方完毕应仔细检查一遍,确证无误时再签名发给患者。必要时作些说明,以指导患者正确用药。急症处方须立即取药者,应在处方上角加"急"字。

(二)处方类型

1.疗处方:即一般处方,现最常用,但写法不一致,开写时需将制剂的名称、规格极量、调配方法和使用方法明确写出,举例如下:

Rp   Tab.   Tetracycline   0.25×24

S.   0.5   q. i. d   P. O

2.法定处方:药典上规定的处方称法定处方,各药成分、含量、浓度及配制方法在药典中有统一规定,故处方只要写药名、用量和用法即可。举例如下:

Rp   Mist   Glycyrrhizine   100.00

S.   10.0   t. i. d   P. O

3.协定处方:各医院或某一地区协商规定的处方称协定处方,其成分协商规定,处方开写法同法定处方。如:

Rp   Mist   Urinary   infection   100.00

S.   10.0   t. i. d   P. O

4.处方举例

(1)片剂

Rp   Tab. SD

　　 Tab   SB   aa   0.5×44

(2)注射剂

Rp   Inj,Sod Penicillin G   80 万 U×6

S.   80 万 U   i. m   b. i. d.   after skin test

Rp   Inj,Atropine   0.5 mg 1.0×2

S.   0.5 mg

第五章　医学机能综合实验

实验 22　神经体液因素对心血管活动的影响

[实验目的和原理] 心脏受交感神经和副交感神经支配。交感神经兴奋使心跳加快加强，传导加速，从而使心输出量增加。支配心脏的副交感神经为迷走神经，兴奋时心率减慢，心房收缩力减弱，房室传导减慢，从而使心输出量减少。

支配血管的自主神经，绝大多数属于交感缩血管神经，兴奋时使血管收缩，外周阻力增加。同时由于容量血管收缩，促进静脉回流，心输出量也增加。

心血管活动除受神经调节外，还受体液因素的调节，其中最重要的为肾上腺素和去甲肾上腺素。它们对心血管的作用既有共性，又有特殊性。肾上腺素对 α 与 β 受体均有激活作用，使心跳加快，心肌收缩力加强，传导加速，心输出量增加。它对血管的作用取决于两种受体中哪一种占优势。去甲肾上腺素主要激活 α 受体，对 β 受体作用很小，因而使外周阻力增加，动脉血压升高。其对心脏的作用远较肾上腺素为弱。静脉内注入去甲肾上腺素时血压升高，可反射性地引起心动过缓。

本实验采用直接测量和记录动脉血压的急性实验方法，观察神经和体液因素对动脉血压的调节作用。

[实验对象]　家兔。

[实验器材]　兔手术台、哺乳类动物手术器械 1 套(包括手术刀、粗剪、组织剪、眼科剪、止血钳)、动脉夹、动脉插管、血压换能器、水银检压计、双凹夹、铁支架、保护电极、玻璃分针、有色丝线、注射器(50 mL、20 mL、2 mL、1 mL 各 1 副)、小烧杯、生理盐水、20％氨基甲酸乙酯、肝素(1000 U/mL)、1∶10000 去甲肾上腺素、1∶100000 乙酰胆碱、生物信号采集处理系统。

[方法和步骤]

(一)手术准备

1. 家兔称重后，按 5 mL/kg 体重的剂量于耳缘静脉注射 20％氨基甲酸乙酯。注意麻醉剂不能过量，注射速度不宜过快。

2. 动物背位(仰卧)固定缚于手术台上，用棉绳钩住兔门齿，将绳拉紧并缚于兔台铁柱上，后固定四肢。注意前肢须交叉固定。

3. 暴露颈部气管、颈总动脉、颈静脉、迷走神经和减压神经。用玻璃分针仔细分离右侧上述神经，各穿以不同颜色的细丝线以供识别。分离两侧颈总动脉和颈静脉，各穿一线备用。

4. 给动物静脉注射肝素，剂量为 1000 U/kg 体重。1 min 后再进行下一步骤，以使肝素在体内血液中混合均匀。

5.左颈总动脉插动脉套管:按仪器装置连接与配置中的步骤完成采集系统设置后,将颈总动脉远心端结扎,近心端用动脉夹夹住,并在动脉下面预先穿一丝线备用。用眼科剪在靠近结扎处动脉壁剪一"V"字形切口,将动脉套管向心方向插入颈总动脉内,扎紧固定。

(二)仪器装置连接与配置

1.将血压换能器固定于铁支柱上,其位置应与心脏在同一平面,压力换能器输出线接微机生物信号处理系统任一通道。

2.微机生物信号处理系统参数设置:可选用软件实验模块中的兔动脉血压调节实验参数或参考表 5-1 自行设置。

表 5-1　微机生物信号处理系统参数设置

采集频率	扫描速度	灵敏度	时间常数	滤波常数	50 Hz 陷波
800 Hz	500 ms/div	12 kPa	直流	30 Hz	关

3.刺激波宽 0.1～5 ms 可调,刺激强度 0.5～5 V 手动可调,连续刺激方式,频率 30 Hz 可调。

(三)血压传感器定标

详见生物信号采集系统介绍。一般实验室中血压传感器定标工作已经完成,无须再定标。

(四)观察项目

1.观察正常血压波动曲线。除去动脉夹,可见血液由动脉冲入动脉插管,PcLab 开始采样记录血压曲线。

血压曲线有时可看到三级波:一级波(Jb 搏波)乃由于心室舒缩所引起的血压波动,频率与心率一致,但由于记录系统有较大惯性,波动幅度不能真实反映收缩压与舒张压的高度。二级波(呼吸波)乃由于呼吸运动所引起的血压波动。三级波常不出现,可能由于血管运动中枢紧张性的周期性变化所致。

2.脉夹夹闭右侧颈总动脉 5～10 s,观察血压变化。

3.以中等强度(5～10 V),频率为 10～15 Hz,波宽为 2 ms 的连续电脉冲刺激右侧减压神经,观察血压的变化,然后用两根细线在该神经中部两处结扎。在两结扎间将神经切断,分别刺激切断后的神经中枢端和外周端,观察对血压影响有无不同。

4.将右侧迷走神经穿线结扎,在结扎上端切断该神经,刺激其外周端,观察血压变化。

5.静脉注射 1∶10000 去甲肾上腺素 0.3 mL,观察血压变化。

6.静脉注射 1∶100000 乙酰胆碱 0.1 mL/kg,观察血压变化。

[实验结果]　将实验结果曲线剪贴在报告本上,描述各步骤的结果,注明有关标记。每一实验组必须有一份实验数据。

[实验分析]　结合实验数据、实验现象及下列问题提示进行分析讨论。

1.正常血压的波动情况如何?为何会有各种波动?每心搏一次血压是否应波动一次?能否从所描曲线上看出来?若不能看出,请说明原因。

2.未插管一侧的颈总动脉短时夹闭对全身血压有何影响?为什么?如假使夹闭部位是在颈动脉窦以上,影响是否相同?

3.刺激减压神经中枢端与外周端对血压的影响有何不同？为什么？

4.注射去甲肾上腺素后，血压上升，此时心率会有何变化？为什么？

5.去甲肾上腺素为何能升高血压？

[注意事项]

1.采取保温措施，防止动物麻醉后体温下降。

2.每一项观察须有对照，并须待其基本恢复后再进行下一步骤。

实验 23　正常心功能的调节与急性心力衰竭

[实验目的和原理]　①以动脉血压、中心静脉压、心率等为指标，观察整体情况下某些体液因素对心血管活动的调节。②通过急骤过度增加右心室的前、后负荷的实验技术，造成家兔急性右心衰竭，观察急性右心衰竭时血流动力学的主要变化。③通过对实验的观察分析，加深对心血管活动神经体液调节的认识，加深对心力衰竭发病机制的理解。

[实验对象]　家兔，雌雄不拘，体重 2.0～3.0 kg。

[实验器材]　家兔手术台、哺乳动物手术器械、注射器(1 mL、2 mL、5 mL、10 mL)、移液器、多色丝线、纱布、脱脂棉、听诊器、输液装置、带翼小儿头皮针；生物信号采集处理系统、压力换能器、动脉和静脉插管、保护电极、恒温水浴锅；20％氨基甲酸乙酯、0.1％肝素生理盐水、生理盐水、液体石蜡、1∶10000 去甲肾上腺素、5∶100000 肾上腺素、1∶100000 乙酰胆碱。

[方法和步骤]

(一)动物的麻醉与手术

1.麻醉

2.颈部手术

(1)分离颈部血管和神经，小心地分离左侧的迷走神经和减压神经，下穿不同颜色的丝线。

(2)血管插管：分离左侧颈总动脉和右侧颈外动脉。插入颈动脉导管，用于记录血压。从右侧颈外静脉插入 5～6 cm 长的静脉导管，导管用三通管连接中心静脉压测压计和输液装置。不测压时，将导管与输液装置连通，缓慢输入生理盐水(5～10 滴/分)，保持导管通畅。手术完成后，让动物安静 5 min，调整记录装置，描记颈总动脉血压，测记其他各项指标对准值。用听诊器听心音和呼吸音。

(二)神经体液调节实验

1.牵拉颈总动脉：手持右侧颈总动脉远心端的结扎线，向心脏方向拉紧，然后有节奏地往返牵拉(2～5 s)，持续 5～10 s，观察血压等的变化。

2.刺激减压神经：先用双极保护电极刺激左侧减压神经，观察血压的变化(血压若无变化，应检查刺激器是否有输入或所刺激的神经组织是否是减压神经)。然后，在神经游离段的中部作双重结扎，在两结扎线之间剪断减压神经，以同样的刺激参数分别刺激其中枢端和外周端，观察血压变化。

3.刺激迷走神经：结扎并剪断左侧迷走神经，刺激其外周端，观察血压变化。

4.静脉注射去甲肾上腺素：由耳缘静脉注射 1∶10000 去甲肾上腺素 0.2～0.3 mL，观察血压变化。

5. 静脉注射肾上腺素　由耳缘静脉注射 5：100000 肾上腺素 0.2～0.4 mL,观察血压变化。

6. 静脉注射乙酰胆碱　由耳缘静脉注射 1：100000 乙酰胆碱 0.2～0.3 mL,观察血压变化。

(三)急性右心衰竭实验

完成上述实验后,让动物休息 15 min,再次观察并记录血压、中心静脉压、心率、呼吸频率和幅度、胸背部呼吸音,并做肝静脉压反流实验(轻轻推压动物右肋弓 3 s,记录中心静脉压上升数值)。以上指标用于心力衰竭实验的对照。

1. 液体石蜡静脉注入(增加压力负荷):用 2 mL 注射器抽取经水浴加温至 38 ℃的液体石蜡 0.5 mL/kg,加入等量生理盐水,振荡乳化,以 0.1 mL/min 的速度通过耳缘静脉缓慢注入并密切观察。当血压有明显下降或中心静脉压有明显上升时,即停止注射,观察5 min。如血压和中心静脉压恢复到原对照水平,可再次缓慢注射少量液体石蜡,直至血压又轻度下降(降低 1.33～2.66 kPa,为 10～20 mmHg),或中心静脉压又明显升高为止(一般液体石蜡的用量不超过 0.5 mL/kg),然后测各项指标。

2. 快速输液(增加容量负荷):注射液体石蜡后观察 5 min,然后以每分钟约 5 mL/kg的速度快速静脉输入生理盐水。输液过程中观察各项指标的变化。输液量每增加 25 mL/kg,即测记各项指标 1 次。各组分工,分别进行不抢救处理,输液直至动物死亡,或抢救治疗。

(四)急性心力衰竭的抢救

根据实验室提供的药品,自行选择和设计抢救方案。

实验室提供的药品:

1. 0.2 μL 的洋地黄溶液(以洋地黄酊加适量生理盐水稀释而成,用量 0.3～0.5 mL/kg体重)。

2. 1％呋塞米(速尿)药量 0.4 mL/kg 体重。

3. 山莨菪碱(654-2)属扩血管药物,动物使用时以 0.8 mL/kg 体重静脉给药为宜。

(五)动物解剖

非治疗组动物死亡或抢救组完成实验后,挤压动物胸壁,观察气管内有无分泌物溢出,并注意其性状。剖开胸、腹腔(注意不要损伤脏器和大血管),观察有无胸水、腹水及其量;观察心脏各腔体积;肺脏外观和切面观;肠系膜血管充盈情况,肠壁有无水肿,肝脏体积和外观情况。最后剪破腔静脉,让血液流出,观察此时肝脏和心腔体积的变化。

[观察指标]

呼吸频率和深度、血压、脉压差、中心静脉压、心率、心输出量、dp/dtmax。

[实验结果]　将实验中采集的各项目曲线剪贴在报告本上,注明有关标记。每一实验组必须有一份实验数据。

[实验分析]　结合实验数据、实验现象及下列问题提示进行分析讨论。

家兔急性心力衰竭治疗前后,观察指标的变化规律有哪些。

[注意事项]

1. 进行神经体液调节实验时,在每项实验后,应等待血压基本恢复并稳定后再进行下一项。每次注射药物后应立即注射 0.5 mL 左右生理盐水,防止药液残留在针头内及局部静脉中,影响下一种药物的效应。

2. 注入栓塞剂的量是急性心力衰竭复制是否成功的关键,注入过少往往需补充输入大量液体,而注入过量时又会造成动物立即死亡。故一定要缓慢注入,并在注入过程中仔细观察血压、静脉压的变化。

3. 长时间耳缘静脉注射容易刺穿静脉壁,可用带翼小儿头皮输液针穿刺耳缘静脉,用胶布固定翼片,并连接 1 mL 注射器,然后进行各种静脉注射。

实验 24　呼吸运动调节与药物对呼吸的影响

[实验目的和原理]　呼吸运动是呼吸中枢节律性活动的反应。呼吸中枢通过支配呼吸肌的传出神经膈神经和肋间神经。引起呼吸肌收缩,从而产生呼吸运动。呼吸运动能够维持其节律性,并能适应机体代谢需要的变化,是由于体内存在着完善的调节机制。体内外的各种刺激可通过体内调节系统的作用而影响呼吸运动。本实验的目的是观察某些因素对呼吸的影响。

[实验对象]　兔。

[实验器材]　生物信号采集处理系统、哺乳动物手术器械 1 套、CO_2 气体、N_2(氮气)、兔台、气管套管、100 mL 烧杯 1 个、注射器(20 mL、5 mL 各 1 支)、50 cm 长的橡皮管 1 根、支架、20%的氨基甲酸乙酯、3%的乳酸溶液、生理盐水、纱布及线等。

[方法和步骤]

(一)麻醉固定:用 20%的氨基甲酸乙酯 1 g/kg 体重(即 5 mL/kg),自耳缘静脉注入,动物麻醉后,取仰卧位固定在手术台上。

(二)仰卧固定:待麻醉满意后,将兔仰卧置于兔解剖台上,依次固定四肢、兔头,前肢固定时注意将缚线经背部交叉后固定。

(三)手术操作:颈部切开,行气管插管术,并分离双侧迷走神经,神经下穿线备用。手术完毕,用盐水纱布覆盖手术野。

(四)仪器装置连接与配置

1. 呼吸换能器输出线接微机生物信号处理系统第一通道(亦可选择其他通道)。气管插管一端用胶管与呼吸换能器连接,另一端口接一 5~10 cm 长的胶管,此胶管口可根据记录波形时的需要,部分夹闭,以调节气流产生的压力大小。

2. 生物信号处理系统参数设置:可选用软件实验模块中的兔呼吸运动调节实验参数或参考表 5-2 自行设置。

表 5-2　生物信号处理系统参数设置

采集频率	扫描速度	灵敏度	时间常数	滤波常数	50 Hz 陷波
800 Hz	1 s/div	5 mv	直流	10 Hz	开

[观察项目]

1. 正常呼吸曲线描记:先记录一段正常呼吸曲线,认定曲线与呼吸的关系。

2. 增加吸入气中 CO_2 浓度:将连接 CO_2 气瓶的胶管和连接气管插管自由端口的胶管

并行放入烧杯中。烧杯杯口向上。打开气瓶阀门，以低流量排气并观察高浓度的 CO_2 对呼吸运动的影响。关闭气瓶阀门，观察呼吸恢复正常的过程。

3. 缺 O_2：将连接 N_2 气瓶的胶管和连接气管插管自由端口的胶管并行放入烧杯中。烧杯杯口向上。打开气瓶阀门，以低流量排气进入烧杯以达缺 O_2 的目的，观察此时的呼吸运动。

4. 增大无效腔：把 50 cm 长的橡皮管连接在气管插管的自由端口上，观察呼吸运动的变化。

5. 增加血液酸度：由耳缘静脉注入 3% 乳酸溶液 2 mL，观察呼吸运动的变化。

6. 迷走神经在呼吸运动中的作用：描记一段正常呼吸运动曲线，先切断一侧迷走神经，观察呼吸运动的变化；再切断另一侧的迷走神经，观察呼吸运动有何变化；用不同的频率刺激一侧迷走神经的中枢端，再观察呼吸运动的变化。

[实验结果]　将实验中采集的各项目曲线剪贴在报告本上，注明有关标记。每一实验组必须有一份实验数据。

[实验分析]　结合实验数据、实验现象及下列问题提示进行分析讨论。

1. 增加吸入气体中 CO_2 对呼吸运动有何影响？为什么？

2. 缺 O_2 对呼吸运动有何影响？为什么？

3. 增大无效腔对呼吸运动有何影响？其作用机制如何？

4. 血液中酸度增加时对呼吸运动有何影响？为什么？

5. 切断一侧迷走神经和切断双侧迷走神经以后，呼吸运动有何变化？如何解释？

6. 用电刺激一侧迷走神经的中枢端，呼吸运动有何变化？为什么？

[注意事项]

1. 插气管插管前一定注意把气管内清理干净后再插管。

2. 打开气瓶阀门排气时流速不宜过急，以免直接影响呼吸运动，造成假象，干扰实验结果。

3. 经耳缘静脉注射乳酸时，要避免乳酸外漏引起动物躁动。

实验 25　药物及理化因素对离体肠道平滑肌的生理特性的影响

[实验目的和原理]　根据肠平滑肌上传出神经系统递质的受体分布特点，观察拟、抗胆碱及拟、抗肾上腺类药物对肠平滑肌的作用。通过实验，分析作用于传出神经系统的药物对离体肠平滑肌的作用。学习离体肠平滑肌器官的实验方法。

[实验对象]　平滑肌恒温实验装置 1 套(包括麦氏浴槽、麦氏浴管、恒温装置、气泵)、张力换能器、烧杯、L 型通气管、温度计、注射器(1 mL)6 支、注射针头(6 号)6 个、棉线、手术剪；蛙心夹、弹簧夹、铁支架、双凹夹、橡皮管、量筒(30 mL)、生物信号采集系统、0.001% 氯化乙酰胆碱(acetylcholine chloride)、0.1% 水杨酸毒扁豆碱(physostigmine salicylate)、0.1% 硫酸阿托品(atropine sufate)、0.01% 苯肾上腺素(phenylephrine)、0.001% 异丙肾上腺素(isoprenaline)、1% 普萘洛尔(propranolol)。

[方法和步骤]

(一)肠管标本的制备：以手倒提家兔，用木棒猛击头后部令其急死，立即剖开腹部，可见蠕动的肠管,轻轻剪取整个空肠及回肠上半段,迅速置于冷台氏液中,除去肠系膜,并将肠管剪成数段,用台氏液将肠内容物冲洗干净,再换台氏液,冲洗后再剪成 $2\sim3$ cm 小段备用。如不即时应用,可连同台氏液置于 $4℃$ 冰箱中保存,一般可维持活力 12 h 左右。

(二)实验装置的准备:此装置由恒温、供气和排液以及记录部分组成。平滑肌恒温浴槽已全部具备。气流量以 $1\sim2$ 个气泡/秒为宜。供液及排液部分主要是水浴管,其下端连有胶管及胶管夹的排液管以供使用,其上端可用不同形式随时充入新的恒温营养液。

(三)标本连接及记录:轻取一小段标本,一端用线系在 L 型管上,另一端用蛙心夹夹住,或用线挂住与张力换能器再与生物信号采集处理系统相连接,标本负荷为 3 g 左右。采集处理系统参数可选用软件实验模块中的消化道平滑肌的生理特性实验参数或参考表 5-3 自行设置。

表 5-3　生物信号采集处理系统参数设置

采集频率	扫描速度	灵敏度	时间常数	滤波常数	50 Hz 陷波
400 Hz	2 s/div	5 mv	直流	10 Hz	开

(四)给药:如果温度、供气、营养液(浴管内 30 mL)适宜,标本存活,适应 $10\sim15$ min 后,描记一段正常曲线,然后给药。给药步骤:

1. 加入 0.001% 氯化乙酰胆碱 0.1 mL,记录肠管收缩曲线变化,待作用明显后,用台氏液冲洗 3 次。

2. 加入 0.1% 水杨酸毒扁豆碱 0.2 mL。

3. 重复步骤 1,待作用明显时加入 0.1% 硫酸阿托品 0.5 mL,待硫酸阿托品作用最明显时重复步骤 1 观察肠管活动状态,记录,并将其结果与首次应用该药的结果作比较。

4. 继续滴入氯化乙酰胆碱,其结果有何变化? 用台氏液冲洗 3 次。

5. 1% 水杨酸毒扁豆碱 0.3 mL。待作用明显时,加入 0.01% 异丙肾上腺素 0.2 mL,待作用稳定后加入 1% 普萘洛尔 0.2 mL,待作用明显时重复给予异丙肾上腺素,并将其结果与首次应用该药时的结果作比较,有何不同?

6. 继续加入异丙肾上腺素 0.1 mL,结果如何? 能否恢复到正常水平,为什么?

7. 用台氏液冲洗 3 次。肠管活动稳定后,加入 2% $BaCl_2$ 0.5 mL,记录肠管收缩曲线变化。

[实验结果]　将实验中采集的各项目曲线剪贴在报告本上,注明有关标记。每一实验组必须有一份实验数据。

[实验分析]　结合实验数据、实验现象及下列问题提示进行分析讨论。

1. 试分析上述药物对离体肠平滑肌有什么作用,并阐述为什么。

2. 用该实验方法,还可以做哪些实验?

[注意事项]

1. 水浴温度应保持在 $(38\pm1)℃$,换洗用营养液应先加热到同一温度,浴管内营养液的容积在冲洗前后要保持一致。

2. 向浴管内加药时,每个药物皆应固定使用同一注射器,加药时不要碰连接线,也不要把药滴到管壁上。

3. 肠管和换能器或杠杆间连接线不能与浴管壁接触,亦不要太紧,实验中不能改变记录仪的灵敏度及标本的负荷量。

实验 26　实验性气胸对动物呼吸、循环功能及酸碱平衡的影响

[实验目的和原理]　了解家兔发生气胸时机体呼吸功能不全的一般表现、发生机制及其后果;了解气胸时循环系统可能发生的变化和特征。

[实验动物]　家兔,雌雄不拘,2.5~3.0 kg。

[实验器材]　20%氨基甲酸乙酯、0.1%肝素生理盐水、生理盐水、蒸馏水、血气分析仪、胸腔穿刺针头、水柱检压计、生物信号采集处理系统、一般手术器械、水封瓶,1 mL注射器4个、2 mL和10 mL注射器各1个、带有橡皮块的针头4个、系有胶皮指套的粗针头1个。

[方法和步骤]

(一)动物的麻醉与手术

动物称重后,用20%氨基甲酸乙酯(5 mL/kg体重)由耳缘静脉缓慢注射。注射期间注意观察动物肌张力、呼吸频率和角膜反射的变化,防止麻醉过深。麻醉后动物仰卧固定在家兔手术台上。

颈部手术,插入气管插管,描记一段正常呼吸曲线,观察动物一般状态、嘴唇颜色及呼吸运动情况;分离左侧颈总动脉,插入颈动脉导管,描记血压,记录心率。

(二)穿刺胸腔

在右腋中线第6、7肋间处用连接水检压计的针头穿刺胸腔,若针头已进入胸膜腔,可见水检压计U形管液面在负压水平下随呼吸而波动,即可测定正常胸膜腔内压,记录其数值。

(三)测量血气

用2 mL注射器抽出动脉插管内的死腔液。然后用填充有肝素生理盐水的1 mL注射器取血,迅速套上带橡皮块的针头送血气分析。

(四)模拟闭合性气胸

关闭检压计,用注射器注入空气约50 mL到胸膜腔,使胸膜腔内压接近正压水平约10 min后观察各项指标的变化。取动脉血作血气分析,打开检压计测量胸内压。

(五)模拟张力性气胸

再次关闭检压计,继续注入空气使胸膜腔内压大于正压水平约10 min后,观察各项指标变化。打开检压计测量胸膜腔内压,取动脉血作血气分析。呼吸停止时,立即进行抢救。可分别通过锁骨中线第2肋间作指套针穿刺,或在锁骨中线第2肋间处切口插入导管,将导管接入水封瓶做闭式引流。观察抢救后各项指标的变化。

(六)模拟开放性气胸

剪开右侧胸廓,观察上述各项指标变化,并直接观察纵隔的摆动,然后用纱布密盖胸腔的伤口,观察各项指标变化。

[观察指标]

1. 动物的一般表现:有无呼吸困难、口唇发绀。

2. 肺通气情况:呼吸曲线幅度及频率的改变。

3. 胸膜腔内压的改变。

4. 血气分析（pH、$PaCO_2$、PaO_2、BB、BE、SB 等）。

5. 动脉血压、心率和心输出量的变化。

[实验结果]　将实验中采集的各项目曲线剪贴在报告本上，注明有关标记。每一实验组必须有一份实验数据。

[实验分析]　结合实验数据、实验现象及下列问题提示进行分析讨论。

1. 在本实验中，胸膜腔穿刺成功的标记是什么？

2. 动物在气胸后出现哪些代偿活动？哪种类型气胸的临床后果最严重？为什么？

3. 气胸发生机制是什么？最有效的治疗措施是什么？

4. 根据实验的观察，说明依据什么症状及体征来诊治临床上的气胸？

[注意事项]

1. 穿刺胸腔时，针头应与胸壁垂直，顺肋骨上缘插入，以免损伤肋间动脉，注意不要插得太深或太浅（约 0.5 cm）。进针时不可用力过猛，以免穿破胸膜脏层。

2. 注入和抽出空气时应先将通检压计的胶管关闭，以免检压计内的液体溢出而影响实验的进行。

实验 27　影响尿生成的因素及利尿药的作用

[实验目的和原理]　学习输尿管插管或膀胱和尿的收集方法。观察刺激迷走神经和静脉注射生理盐水、葡萄糖、去甲肾上腺素等药物对尿量及尿中某些成分的影响，分析这些因素的作用机制。尿生成过程包括肾小球的滤过作用及肾小管与集合管的重吸收和分泌作用。肾小球滤过作用的动力是有效滤过压，而有效滤过压的高低主要取决于以下 3 个因素：肾小球毛细血管血压、血浆胶体渗透压和囊内压。正常情况下，囊内压不会有明显变化。肾小球毛细血管血压主要受全身动脉血压的影响，当动脉血压为 $80 \sim 180$ mmHg 时，由于肾血流的自身调节作用，肾小球毛细血管血压均能维持在相对稳定水平，但当动脉血压高于 180 mmHg 或低于 80 mmHg 时，肾小球毛细血管血压就会随血压变化而变化，肾小球滤过率也就发生相应变化。另外，血浆胶体渗透压降低，会使有效滤过压增高，肾小球滤过率增加。影响肾小管、集合管泌尿机能的因素，包括肾小管溶液中溶质浓度和抗利尿激素等。肾小管溶质浓度增高，可妨碍肾小管对水的重吸收，因而使尿量增加；抗利尿激素可促进肾小管与集合管对水的重吸收，导致尿量减少。

[实验动物]　家兔。

[实验器械]　200 g/L 氨基甲酸乙酯、生理盐水、200 g/L 葡萄糖、0.1 g/L 去甲肾上腺素、1000 U/L 垂体后叶素、10 g/L 呋塞米（速尿）、6 g/L 酚红、100 g/L NaOH、班氏试剂，膀胱插管、压力换能器、微机生物信号处理系统。

[方法和步骤]

（一）连接和参数设置

1. 动脉血压测量记录装置。将血压换能器固定于铁支柱上，其位置应与心脏在同一平面上。压力换能器输出线接微机生物信号处理系统一输入通道。

2. 仪器参数设置

（1）RM6240 系统：压力换能器输入通道模式为血压，时间常数为直流，滤波频率

100 Hz,灵敏度 12 kPa,采样频率 800 Hz,扫描速度 500 ms/div。连续单激刺激方式,刺激强度 5～10 V,刺激波宽 2 ms,刺激频率 30 Hz。

(2)PcLab 和 MedLab 系统:压力换能器输入通道名称为血压,通道放大倍数 200、直流耦合(下限频率 DC)、上限频率 30 Hz,采样间隔 2 ms;串刺激方式,波宽 2 ms,刺激强度 5～10 V,时程 1 s,频率 30 Hz。

(二)手术准备

1. 静脉麻醉:从兔耳缘静脉注射 200 g/L 氨基甲酸乙酯(1 g/kg 体重)。待兔麻醉后,将其仰卧,先后固定四肢及兔头。

2. 颈部手术:剪去颈前部兔毛,正中切开皮肤 5～6 cm,用止血钳纵向分离软组织及颈部肌肉,暴露气管及与气管平行的右血管神经鞘,细心分离出右侧鞘膜内的迷走神经,在神经下穿线备用。分离左侧颈动脉插管,行颈动脉插管。静脉注射肝素,剂量为 1000 U/kg 体重。记录血压。

(1)腹部手术:从耻骨联合向上沿中线作长约 4 cm 的切口,沿腹白线打开腹腔,将膀胱轻拉至腹壁外,先辨认清楚膀胱和输尿管的解剖部位,用止血钳提起膀胱前壁(靠近顶端部分),选择血管较少处,切一纵行小口,插入插管后膀胱即随着尿液的流出而缩小。如膀胱壁较松弛而膀胱容积仍较大时,可用粗线将膀胱扎掉一部分,使膀胱内的贮尿量减至最少。用线结扎膀胱颈部以阻断膀胱同尿道的通路。

(2)使插管的引流管出口处低于膀胱水平,用培养皿盛接由引流管流出的尿液,手术完毕后,用温热的生理盐水纱布覆盖腹部创口。

[观察指标]

1. 记录正常尿流量(滴/分)和血压值。

2. 静脉快速注射生理盐水 20 mL,记录最大尿流量和最高血压值。

3. 间断电刺激右侧颈迷走神经的末梢端,记录最小尿流量和最低血压值。

4. 静脉注射葡萄糖 5 mL,记录最大尿流量和最高血压值。

5. 静脉注射去甲肾上腺素 0.3 mL,记录最小尿流量和最高血压值。

6. 静注注射速尿,记录最大尿流量和最高血压值。

7. 静脉注射酚红,计算从注射酚红起到尿中刚出现酚红的时间。

8. 静脉注射垂体后叶素 2 U,记录最小尿流量和最低血压值。

实验 28 正常肾脏泌尿功能的调节和急性肾缺血性功能衰竭

[实验目的和原理] ①尿生成的过程包括:肾小球的滤过、肾小管与集合管的重吸收和分泌。任何影响这些过程的因素都会影响尿的生成。本实验的目的在于观察若干因素对尿生成的影响。②掌握复制肾缺血模型的实验学技术,了解肾脏在急性缺血时肾脏泌尿功能改变的特征;用相关学科的理论知识,解释肾脏在急性缺血状态下,出现改变的理论机制。

[实验对象] 家兔。

[实验器械] 生物信号采集处理系统、压力换能器、刺激电极、哺乳类动物手术器械 1 套、犬手术台、动脉夹、动脉插管和输尿管插管、铁支架、注射器(1 mL、20 mL)、注射针头

和静脉滴注管、生理盐水、20％葡萄糖、1∶10000去甲肾上腺素、肝素、20％氨基甲酸乙酯、呋塞米(速尿)、脑垂体后叶激素、酚红和班氏试剂,培养皿、试管和酒精灯等。

[方法与步骤]

(一)正常肾脏泌尿功能调节

1. 麻醉与固定:称动物体重后,由静脉血管缓慢地注入20％氨基甲酸乙酯(5 mL/kg体重),麻醉效果出现后,将实验动物仰卧固定在大手术台上。剪去颈部、左腰背部和下腹部的毛。

2. 手术步骤:①分离颈部的神经和血管:沿颈正中线切开皮肤8～10 cm,钝性分离皮下组织和肌肉,暴露气管,在气管的两侧,分别分离出右侧迷走神经,穿线备用。②分离输尿管及输尿管插管:在耻骨联合上缘向上沿正中线切开皮肤8～10 cm,再沿腹白线剪开腹壁(勿损伤腹腔脏器),找出膀胱,然后把膀胱轻轻地翻转至腹腔外(勿使肠脏器外露,避免造成血压下降)。在膀胱底部找出两侧输尿管;分离两侧输尿管,在每侧输尿管下方各穿两条线;首先用一条线把一侧输尿管的近膀胱端扎住(使尿液不能流进膀胱),然后用眼科剪在该输尿管的近肾端上剪一个V形小口,接着把一根已充满生理盐水的输尿管插管从V形小口插入输尿管内,并用另一条线把输尿管及插管扎紧;按上述相同的方法,对另一侧输尿管进行插管并结扎;用线把双侧插管的另一侧开口端结扎在一起,并接入计滴器的玻管内。手术完毕,用生理盐水纱布覆盖腹部创口。③分离左肾动脉:在左、右肋脊骨(靠近脊柱处)纵行切开皮肤8～10 cm。分离脊柱旁的肌肉,在腹膜后找出左侧肾脏,然后分离出左肾动脉,在其下方穿一条线作标记用。④分离股动脉、股静脉:在左腹股沟处切开皮肤4 cm,分离出股动脉,在动脉下方穿两条线备用。在右腹股沟处切开皮肤4 cm,分离出股静脉,在其下方穿两条线,用1条手术线结扎股静脉的远心端,在股静脉的近心端上穿入动脉夹,夹闭股静脉后用小剪刀在股静脉远心端处剪一个V形小口,并插入静脉滴注管,用另一条线把股静脉和滴注管扎紧。旋动滴注管的活塞,观察管内的生理盐水能否顺利流入静脉。分离股动脉血管,行动脉血管插管手术,用于放血、描记动脉血压。

3. 测量血压和测量血流量仪器的连接和校正等。

4. 把计滴器的输入线插入放大器的输入插座,记录尿滴数。

5. 在左肾动脉上安装电磁流量计探头,并作固定。

6. 记录动脉血压。

7. 实验观察与记录:

(1)记录尿量、肾血流量、血压、肾小球滤过率、尿素氮、尿肌酐、血液 pH 值、尿常规、血钾的对照数据。

(2)从静脉滴注管缓慢输入38 ℃生理盐水100～150 mL,观察血压、肾血流量和尿量的变化。

(3)在尿量基本恢复后,电刺激迷走神经外周端,使血压明显下降(约 6.8 kPa)15～20 s,观察血压、肾血流量和尿量的变化。

(4)静脉注射20％葡萄糖10 mL,观察尿量、血压和肾血流量的变化 ANHUA 氏法做尿糖定性实验。

(5)静脉注射1∶10000去甲肾上腺素0.2～0.3 mL,观察血压、肾血流量和尿量的变化。

（6）静脉注射脑垂体后叶素 3U，观察血压、肾血流量和尿量的变化。

（7）股动脉放血至血压下降为 6.8 kPa，观察肾血流量及尿量的变化。

（8）从股静脉回输所放的血液：观察输血过程中血压、肾血流量和尿量的改变。

8. 注意事项：

（1）每项实验前后，及时做好相应的对照记录。

（2）待前一项药物作用基本消失后，再做下一步实验。

（3）注射 20% 葡萄糖后，应用新的容器来盛尿，以便作尿糖测定。

（4）盛接被动脉所放血的容器应加入一定量的肝素以抗凝，并在放血过程中，轻轻摇动容器，以便肝素与血液均匀地混合。

（二）急性缺血性肾衰竭

在上述"正常肾脏泌尿功能调节"实验内容结束 30 min 后，按下列实验步骤继续进行实验。

1. 做好实验前观察指标的记录：包括测量血压、肾血流量、记录每分钟尿滴数；取血尿样本测量血、尿肌酐含量，求出肾指数；测量血 K^+、Na^+、pH 值。

2. 再次打开腹腔，轻轻将腹腔内容物推向右侧，暴露左肾和左肾蒂等组织，分离左肾动、静脉约 1.0 cm。用上述方法分离右侧肾动脉后，在左右肾动脉上同时安置一动脉夹，阻断肾脏的血液供应 60 min。

3. 腹腔内放置林格液 10 mL/kg，关闭腹腔。

4. 上述手术结束后，立即由静脉注射肝素 400 U/kg 体重。

5. 60 min 后，将左右两侧肾脏动脉夹取出，观察、确认肾血流恢复后，缝合腹部伤口。

6. 继续观察 120 min，并每 60 min 取血、尿样本进行检测，做好各观察指标的记录。

7. 当取得最后一次血标本后，可对实验动物进行颈静脉注入 150 mL 空气处死，结束整个实验。

［观察指标］　尿量、血压、肾小球滤过率、尿素氮、尿肌酐、血液 pH 值、尿常规、血钾。

附：血、尿肌酐测定方法和内生肌酐清除率的计算

在临床和基础医学研究中，检测血浆和尿液中肌酐含量，从而推算肾脏内生肌酐清除率是判断肾脏功能常用的方法之一，也是最为直接、最为简单的方法。本法血浆用量少，且无须除去蛋白质，程序较为简化。本方法中测定用缓冲液 pH 值约为 12。空白缓冲液 pH 值约为 10。利用 pH 为 12 时血清肌酐与碱性苦味酸作用比较，基本排除了因假肌酐干扰的特点，在 pH 值约为 10 的条件下做一个血浆空白，pH 12 时的光密度减去空白和蛋白干扰常数 0.23，求出血浆肌酐含量。

［实验器材］

（一）各种试剂的配制

1. 0.1 mol/L 碳酸缓冲液（pH 10.6）：取 10.5 g 碳酸钠和 0.9 g 无水碳酸氢钠，用蒸馏水稀释至 100 mL。

2. 0.4 mol/L 氢氧化钠：取 1 mol/L 氢氧化钠 200 mL，加蒸馏水至 500 mL。

3. 0.1 mol/L 氢氧化钠：取 0.4 mol/L 氢氧化钠 100 mL，加蒸馏水至 500 mL。

4. 测定用缓冲液：取碳酸缓冲液 700 mL 加入 0.4 mol/L 氢氧化钠 300 mL。

5. 空白用缓冲液:取碳酸缓冲液 700 mL 加入 0.1 mol/L 氢氧化钠 300 mL。

6. 苦味酸(12 g/L):取苦味酸 20 g 加蒸馏水 1000 mL,煮沸冷却,待结晶析出后,倾出上清液进行滴定。滴定时取苦味酸上清液 5 mL,加入 1% 酚酞 1 滴,用 1 mol/L 氢氧化钠溶液进行滴定,到呈橘红色为止(每毫升 1 mol/L 氢氧化钠相当于 0.2292 g 苦味酸),计算后其浓度常超过 12 g/L,最后用蒸馏水稀释至 12 g/L 后按下法配成下述步骤 7、8 的溶液。

7. 测定用苦味酸:取测定用缓冲液加等量的 12 g/L 苦味酸液。

8. 空白用苦味酸:取空白用缓冲液加等量的 12 g/L 苦味酸液。

9. 肌酐标准贮存液(1 g/L):精确称取肌酐 100 mg,加 0.1 mol/L 盐酸溶解,并加蒸馏水至 100 mL。

10. 肌酐标准应用液(0.02 mg/L):取肌酐标准贮存液 2 mL 加 0.1 mol/L 盐酸至 100 mL。

11. 酸性试剂:在 1 L 容量瓶中加入蒸馏水约 100 mL,然后加入浓硫酸 44 mL 及 85% 磷酸 66 mL。冷却至室温后,加入硫氨豚 50 mg 及硫酸镉 2 g,溶解后用蒸馏水稀释至 1 L 刻度。置于棕色瓶中放冰箱内可半年不变。

12. 2% 二乙酰-肟试剂:称取二乙酰-肟 20 g,加入蒸馏水约 900 mL,溶解后再用蒸馏水稀释至 1 L。贮于棕色瓶中,放冰箱内保存。

13. 尿素氮标准液(20 mg/100 mL):精确称取干燥纯尿素 42.8 mg,加蒸馏水溶解后转移入 100 mL 容量瓶中,用蒸馏水稀释至 100 mL。加氯仿 6 滴作防腐剂,贮存于冰箱中可半年不变。

(二)设备:722 分光光度计、试管、比色杯、离心管、离心机、恒温水浴器、加样器(10 mL、5 mL、1 mL)。

[方法和步骤]

(一)取血、尿样品:从动物股动脉或颈动脉取 2 mL,置于肝素抗凝离心管内,以 2000 r/min 离心 15 min。动物输尿管插管后,收集 1 h 的尿样本,用蒸馏水以 1:100 稀释备用。

(二)加样:离心后取血浆,按表 5-3 操作程序,依次分别加样。

表 5-3 血浆和尿液含量测定操作步骤(mL)

项 目	标准管(S)	标准空白管(S_0)	测定管(R)	测定空白管(R_0)
肌酐标准液	0.25	0.25		
血浆或尿液			0.25	0.25
测定苦味酸	5.00		5.00	
空白苦味酸		5.00		5.00

加样完毕后混匀,置 37 ℃ 水浴 20 min,将各试管放入自来水冷水盆中转 1 min 使其冷却,在 520 nm 波长处各以其相应的空白管调零,比色测定光密度。

(三)计算肌酐含量:分别按下列公式,计算血中、尿中肌酐的浓度。

$$血中肌酐含量:2 \times \frac{R-0.01}{S-0.01} - 0.23 = mg/dL \tag{5-1}$$

$$尿中肌酐含量:(2 \times \frac{R-0.01}{S-0.01} - 0.23) = mg/dL \tag{5-2}$$

$$内生肌酐清除率：\frac{尿中肌酐含量}{血中肌酐含量}\times 尿量(\mathrm{mL/min})=\mathrm{mL/min} \tag{5-3}$$

$$肌酐\ \mathrm{mg/dL}\times 88.402=\mu\mathrm{mol/L} \tag{5-4}$$

（四）测量血浆、尿液中 Na^+ 浓度，求算出肾脏滤过分数和肾衰指数：将剩余血液置于电离子分析仪中，测量血、尿 Na^+ 浓度后，代入下列公式计算出肾脏滤过分数（FENa）和肾衰指数。

$$FENa=\frac{尿[Na^+]/血浆[Na^+]}{尿[肌酐]/血浆[肌酐]}\times 100 \tag{5-5}$$

$$肾衰指数=\frac{尿[Na^+]}{尿[肌酐]/血浆[肌酐]} \tag{5-6}$$

（五）血尿素氮（BUN）测定

1．取血：股动脉放血 2 mL，待自行凝固后，以 2000 r/min 离心 10 min。取血清部分，移至另一支 2 mL 试管内。

2．加样：按表 5-4 操作程序进行。

3．测量：加样后混匀，置 90 ℃热水中 30 min，自来水冷却 5 min 后，倒入比色杯，用 540 nm 波长测量各试管光密度值，记录读数。

4．代入公式计算血尿素氮含量

$$BUN\ 含量(\mathrm{mg/dL})=\frac{测定管光密度}{标准管光密度}\times 0.04\times \frac{100}{0.02}=\frac{测定管光密度}{标准管光密度}\times 20$$

表 5-4　血尿素氮测定操作程序

项　　目	测定管	标准管	空白管
血清	0.02	—	—
BUN 标准液（20 mg/dL）	0.02	—	—
蒸馏水	—	—	0.02
二乙酰-肟	0.5	0.5	0.5
酸性尿素氮显影剂	5.0	5.0	5.0

［实验结果］　将实验中采集的各项目曲线剪贴在报告本上，注明有关标记，并写出记录到的数据。每一实验组必须有一份实验数据。

［实验分析］　结合实验数据、实验现象及下列问题提示进行分析讨论。

急性缺血性肾衰竭家兔的血、尿肌酐含量和血尿素氮含量有何变化？为什么？

［注意事项］

1．因苦味酸具有易爆性，故配制苦味酸时，应事先在容器内加入少许蒸馏水。

2．加样、取样力求准确，恒温水浴及冷却时间掌握准确，否则将会影响测量的精度。

实验 29　强心苷对兔心的毒性作用和利多卡因的抗心律失常作用

［实验目的和原理］　观察过量去乙酰毛花苷致心律失常和利多卡因抗心律失常的作用。当给以强心苷的剂量过高时，导致强心苷中毒，可出现各种心律失常。

［实验对象］　家兔。

[**实验器材**]　生物信号采集处理系统、20％乌拉坦、手术器械 1 套、针形电极 3 根、0.02％去乙酰毛花苷、0.25％利多卡因。

[**步骤和方法**]　取家兔 1 只,称重,耳缘静脉注射 20％乌拉坦 5 mL/kg 麻醉后,背位固定于兔手术台上,连接好微机导联线。耳缘静脉注射 0.02％去乙酰毛花苷 5 mL/kg,于 5～10 s 内注射完毕。用微机观察并记录给药后 30 s 和 1、3、5、7、9、10 min 时心电图变化。待心律失常出现明显时,即可缓慢静脉注射 0.25％利多卡因 1～1.5 mL/kg,同时观察并记录心电图变化。

[**实验结果**]　将实验中采集的各项目曲线剪贴在报告本上,注明有关标记,并写出记录到的数据。每一实验组必须有一份实验数据。

[**实验分析**]　结合实验数据、实验现象及下列问题提示进行分析讨论。

1. 解释大剂量注射强心苷后出现的心电图变化的含义及原因。

2. 一旦有强心苷中毒症状出现,怎样处理?

[**注意事项**]

利多卡因宜缓慢注射,以免引起利多卡因的毒性反应。

第六章　医学机能实验设计与探索创新实验

第一节　医学机能实验设计要素、原则与方法

一、实验设计三大要素

科研立题后,其题目通常可反映内容的三个要素:处理因素、受试对象、实验效应(见表 6-1)。

表 6-1　实验设计三大要素

电刺激	对	大鼠	体感Ⅱ区痛单位活动的影响
洛贝林	对	家兔	吗啡所致呼吸抑制的影响
缩宫素	对	小鼠	子宫平滑肌活动的影响
乙醇	对	家兔	血流动力学的影响
氨氯地平	对	71 例高血压患者	左心室舒张功能的影响
(处理因素)		(受试对象)	(实验效应)

(一)处理因素

实验研究的特点之一是研究者人为设置处理因素。处理因素可以是物理因素,如电刺激、温度、外伤、手术等;可以是化学因素,如药物、毒物、缺氧等;也可以是生物因素,如细菌、真菌、病毒等。在确定因素时应注意以下几个方面:

1.抓住实验的主要实验因素

实验主要因素按所提出的假设目的和可能性确定单因素或多因素。一次实验的处理因素不宜过多,否则会导致分组过多,受试对象增多,实验时难以控制。但处理因素过少又难以提高实验广度、深度和效率。

2.确定因素的强度

处理因素的强度是因素的量的大小,如电刺激强度、药物剂量等。处理的强度应适当,同一因素有时可以设置几个不同的强度,如一种药设几个剂量(处理因素的水平也不要过多)。

3.处理因素的标准化

处理因素在整个实验过程中应保持不变,否则会影响实验实验结果的评价。例如电刺激的强度(电压、持续时间、频率等)、药物质量(纯度、生产厂家、批号、配制方法等)应一致。

4.重视非处理因素的控制

非处理因素(干扰因素,可能会影响实验结果,应加以控制,如离体实验时的恒温,患者的病种、病情、年龄、性别等)。

(二)受试对象

受试对象包括动物和人。

1.实验动物

随着科学技术的发展,无损伤技术、遥控技术和微量技术等现代化检测技术使某些实验直接在人体上进行的可能性越来越大,但基于人道和安全等原因,往往用动物作为实验对象。

(1)选择动物复制人类疾病模型的要点。

①根据实验要求,动物的生物学特征要接近人类,这样实验动物容易获得而又经济。

②动物的种属及其生理、生化特点适合于复制稳定可靠的疾病模型,如家兔适合于做发热模型,而不适于做休克模型;狗不宜做发热模型,而适合做休克模型。

③动物的品系和等级符合研究要求,一般以纯系动物为好。

④动物的健康和营养状况良好。

⑤动物的年龄、体重、性别等尽可能一致,以减少个体差异。

(2)动物特征

实验动物是供研究使用的,是有明确生物学特征、遗传和微生物背景清楚的试验用动物。

①微生物背景:分为Ⅰ级动物(普通动物)、Ⅱ级动物(清洁动物)、Ⅲ级动物(无特异性病原体动物)和Ⅳ级动物(无菌动物)。

②遗传背景:有近交系动物(纯种动物)、突变系动物和系统杂交动物。

③饲料控制:包括营养素要求、合理加工和无发霉变质等。

④设备标准化:如饲养环境的温度、湿度、空气清洁度和噪音控制等。

(3)实验动物的选择

①小鼠:繁殖能力强,价廉,易于饲养,广泛用于需要大量动物的实验。如药物筛选实验、急性毒性实验,镇痛、抗感染、抗肿瘤、避孕实验,生物制品和遗传性疾病研究等。

②大鼠:在医学研究中,用量仅次于小鼠,如心血管系统实验、关节炎实验、长期毒性实验、致畸试验,免疫学、内分泌学、神经生理学、肿瘤学研究等。

③蛙:用于神经系统和心血管系统实验等。

④豚鼠:用于过敏、抗感染试验等。

⑤兔:用于心脏实验、离体耳实验、发热实验、生殖生理研究等。

⑥猫:用于神经系统实验、呕吐实验等。

⑦猪:用于烧伤实验、肿瘤实验、心血管实验、泌尿系统实验等。

⑧犬:用于神经系统、心血管系统、消化系统和毒性实验及外科实验等。

⑨灵长类:本类动物具有许多与人类相似的生物学特征,科研广泛应用的是瀰猴属的猴,用于避孕实验、镇痛药耐受性、传染病及心血管疾病研究等。

同一药物对不同动物的同一器官系统的效应可以不同,如吗啡对人、猴十天、兔的中枢神经系统产生抑制效应,而对虎、猫、小鼠的中枢神经系统则引起兴奋。

2.人

包括患者和健康受试者,对于患者应诊断明确。受试者应依从性好(如能按时用药),

能真实客观地反映主观感受(如治疗后症状的改变),尽量减少退出实验研究的可能性。

(三)实验效应

实验效应主要为实验指标,也与实验方法有关。

1.实验方法

按性质可将实验方法分为功能学、生化学和形态学方法等,按学科可将其分为生理学方法、生物化学方法、毒理学和免疫学方法等,按范围分可分为整体方法(应用清醒动物、麻醉动物)、病理模型动物的方法、局部分析法,按水平可分为整体、器官、细胞、亚细胞、分子等,按时间可分为急性实验、慢性实验,前者又分为在体实验和离体实验。

2.实验指标

实验指标(检测指标)是指在实验中用于反映研究对象中某些可被检测仪检测或被研究者感知的特征或现象。

实验指标选择的基本条件:

(1)特异性:指标应能特异性地反映某一特定的现象而不至于与其他现象相混淆。如研究高血压应用动脉压做指标。急性肾炎以尿和肾功能改变比应血压改变做指标好。特异性低的指标容易造成"假阳性"。

(2)客观性:应避免主管干扰因素造成误差。尽可能选用具体数字或图形表示的客观指标,如心电图、脑电图、血压、心率、血液生化指标等。而用疼痛、饥饿、疲倦、全身不适、可塑等症状和研究者目测则较差。

(3)灵敏度:灵敏度高的指标能使微小效应显示出来。灵敏度低的指标可使本应出现的变化不出现,造成"假阳性"。

(4)精确度:精确度包括精密度和准确度。精密度指重复观察时观察值与其平均值的接近程度,其差值属于随机误差。

(5)可行性:指研究者的技术水平和实验室的设备条件能够完成本实验指标测定。

(6)认可性:指现成指标必须有文献依据,自己创立的指标必须经过专门的实验鉴定,方被认可。

实验资料可分为计量资料(量反应,graded response)和技术资料(质反应,all-or-none response)。有连续量变的资料为计量资料(measurement data),如血压、尿量、检验值、收缩力、身高、体重、体温等。计量实验效率较高,实验要求的例数可较少,其统计主要为均数和标准差,用 t 检验或 F 检验。

只有出现与否(全或无,阳性或阴性)的资料为计数资料(enumeration data),如有效或无效、死与活等,其实验效率较低,要求例数较多,其统计描述主要为率,统计检验主要为 u 检验。另有一类是等级资料,如病理改变的程度－、＋、＋＋、＋＋＋、＋＋＋＋("－"为正常,"＋＋＋＋"为病变最严重);也有人把药物的疗效分为－(无效)、＋(显效)、＋＋(有效)、＋＋＋(治愈),等级资料一般可归入计数资料。计数资料的"数"也是一种量的表达,计数资料并不意味着是定性研究的资料。

二、实验设计的三大原则

实验设计的三大原则是对照、随机、重复。这些原则是为了避免和减少实验误差及取得实验可靠结论所必须遵循和始终遵循的。

(一)对照原则

要比较就要有对照(control),以确定处理因素对实验指标的影响,如无对照是不能说明问题的。实验分组是处理组和对照组。对照原则要求处理组和对照组除处理因素以外,其他可能影响实验的因素应力求一致。对有自然痊愈倾向的疾病研究尤应有对照,心理因素影响药物疗效时也必须有对照。对照形式有:

1. 空白对照。空白对照指不对受试对象作任何处理。严格地说,这种对照组与处理组缺乏"齐同",当处理因素是给药,除用药外,有给药操作如注射的差异,因此,这种对照通常少用。

2. 假处理对照。经过同样的麻醉、注射,甚至进行假手术,但不用药或不进行关键的处理。假处理所用的液体 pH、渗透压、溶媒等均与处理组相同,因而可比性好。在做药物实验时,常将动物做成一定的病理模型,然后才用药,不用药的做模型组,这对于评价药物的作用是必需的。

3. 安慰剂对照。安慰剂是一种在形状、颜色、气味等方面均与药物相同而不含主药的制剂。安慰剂通过心理因素对患者产生"药效",对某些疾病如头痛、神经官能症等可产生 $30\% \sim 50\%$ 的疗效。安慰剂也可产生"不良反应",如嗜睡、乏力、头晕等。在新药研究中,应尽量采用双盲法,即患者及医务人员均不能分辨治疗药品和对照品(安慰剂),以确定其真实疗效。安慰剂在新药临床研究双盲对照中极为重要,可用以排除假阳性疗效或假阳性不良反应。研究者应掌握用药组和安慰剂对照组的患者,必要时采用适当措施,以保证患者的安全。

4. 历史对照。用以往的研究实验结果或文献资料作为对照。在进行癌症、狂犬病等难治性疾病的疗效研究时可采用此法。如某病以往治愈率为 0,则现用新药有 2 例治愈,可认为是一种好药。但一般疾病不应使用此法,因为不同时代的医疗水平和病情等不同,干扰因素又不易控制。

5. 自身对照。对照与处理在同一受试对象中进行,如以给药前的血压值作为对照。这种对照简单易行,但它不是随机分配的,如实验前后某些因素发生改变会影响实验实验结果,这就难以得到正确的结论。故在实验中常仍需单独设立对照组,通常分别比较处理组和对照组前后效应的差异。

6. 标准对照。用现有的标准方法或用同类典型的药物作为对照,其目的是比较标准方法或典型药物与现用方法(或现用药物)。

7. 相对对照。指各处理因素组互为对照,如几种药物治疗某种疾病时,可观察几种药物的疗效,各给药组间互为对照。

以上 $1 \sim 5$ 属于阴性对照,6 属于阳性对照。并非每项实验均需上述所有对照,而应视具体情况决定。

(二)随机原则

随机(randomization)使每个实验对象在接受分组处理时均具有相等的机会,以减少误差,使各种因素对各组的影响一致(均衡性好),通过随机化可减少分组人为误差。

通常在随机分组前对可能明显影响实验的一些因素如性别、病情等先加以控制,这就是分层随机(均衡随机)。例如将 30 只动物(雌雄各半)分为 3 组,可先把动物分为雌 15 只、雄 15 只,再将它们各随机分为 3 组,这样分组比把 30 只动物不管性别随机分在 3 组为好。又如把 42 例患者分为女病情轻 9 例、女病情重 9 例、男病情轻 12 例、男病情重 12 例,再将他们随机分为3组。随机实验设计的类型和方法见本章"三、常用的实验设计方法"中的"(一)完全随机设计"。

(三)重复原则

重复(replication)是指可靠的实验应能在相同条件下可重复出来(重现性好),这就要求实验要有一定的例数(重复数)。因此,重复的含义包括重现性与重复数。

重现性可用统计学中显著性检验的值来衡量其是否满意。

$P<0.05$:差异在统计学上有显著意义,不可重现的概率小于或等于5%,重现性好。

$P<0.01$:差异在统计学上有非常显著意义,不可重现的概率小于或等于1%,重现性非常好。

重复数(实验例数)应适当,过少不行,过多也不必要。实验例数与许多因素有关。一般而言,以下情况例数可以较少:生物个体差异较小、处理因素强度较大、实验技术(仪器等)较先进、计量资料组间例数相同、高效实验设计(如拉丁方设计、正交设计)、大动物。反之,要较多的例数(见表6-2)。

表6-2　计量资料和计数资料动物例数推荐表

动物	计量资料	计数资料
小动物(小鼠、大鼠、蛙)	≤10	≥30
中等动物(豚鼠、兔)	≥6	≥20
大动物(猫、猴、犬)	≥5	≥10

注:药物分为3~5个剂量组时也可少些例数。

三、常用的实验设计方法

实验设计方法指实验设计的随机分组法,有以下几种主要类型。

(一)完全随机设计

完全随机设计(completely randomization design,CRD)是把实验动物完全随机地分配到各处理组及对照组中去。仅涉及一个处理因素,又称单因素设计。可分为两组或两组以上,各组例数可相等,也可不相等。本法设计和处理简单易行,但只能处理一个因素,效率较低。实施方法有抽签法及随机数字表法。

例:将雌兔16只分为2组,2组动物数相同。编上动物号(按体重由小到大)。从随机数字表(见表6-3)中取第7行1~16列数字。先以随机数字奇数编为A组,偶数编为B组。得A组9只,B组7只。因需要将A组1只调入B组,再取以上随机数字后的一个数字(67)除以9(即9只兔子有均等归入B组的机会)的余数4,故将A组的第4只归入B组。

表6-3　16个实验对象的随机分组

兔号	1	2	3	4	5	6	7	8	9	10	11	12	13	14	15	16
随机数字	84	42	17	53	31	57	24	55	06	88	77	04	74	47	67	21
组别	B	B	A	A	A	A	A	B	A	B	B	A	B	B	A	A
组别调整						B										

如将动物分为3组,过程相似,其中将随机数字被3除,余数为1、2、0者分别归入A、B、

C 组。

完全随机设计的数据分析,可按单因素方法(F 检验)。如只有 2 组,可用成组比较 t 检验。质反应数据常用 χ^2 检验法。

(二)配对设计

配对设计(paired design)先将受试对象按相似条件配对,再将每对受试对象随机分配到两个组中。在动物实验中常将同窝、同性别、相近体重的动物配对。本设计与配伍设计能提高统计效率。

例:将 12 对动物进行配对设计。取第 20 行前 12 个随机数字,数字为奇数者将配对组第 1 个动物分入 A 组,偶数分入 B 组(配对设计资料的分析用配对 t 检验法)(见表 6-4)。

表 6-4　配对设计分配方案

兔号	1	2	3	4	5	6	7	8	9	10	11	12
随机数字	31	16	93	32	43	50	27	89	87	19	20	15
配对组第 1 个动物组别	A	B	A	B	A	B	A	A	A	B	A	
配对组第 2 个动物组别	B	A	B	A	B	A	B	B	B	A	B	

(三)配伍设计

配伍设计(随机区组设计,randomized block design)是配对设计的扩大,每一配伍组的动物数在 3 只或 3 只以上。各配伍组的例数为组数。本设计涉及两个处理因素,又称为双因素设计。

例:将已分成 5 个组的 20 只动物随机分配到 A、B、C、D 四个组(见表 6-5)。取随机数字,每取 3 个数字留一个空位,第一个配伍组中 3 个数字依次用 4、3、2 除之,余数分别为 1(A)、1(B),即剩下的 B、C、D 之第 1 位、C(D、C、D 的第 2 位)、第 4 个只能为 C,其他配伍组类推。进而整理出各配伍组的动物编号(见表 6-6)。

表 6-5　20 只动物随机分四组方案

动物编号	1	2	3	4	5	6	7	8	9	10	11	12	13	14	15	16	17	18	19	20
随机数字	61	58	22	—	04	02	99	—	99	78	78	—	83	82	43	—	67	16	38	—
除数	4	3	2	—	4	3	2	—	4	3	2	—	4	3	2	—	4	3	2	—
余数	1	1	0	—	0	2	1	—	3	0	0	—	3	1	1	—	3	1	0	—
组别	A	B	D	C	D	B	A	C	C	D	B	A	C	A	B	D	C	A	D	B

配伍设计的数据可用双因素方差分析(见表 6-6)。

表 6-6　配伍设计分配方案

配伍组	(1)	(2)	(3)	(4)	(5)
A 组	1	7	12	14	18
B 组	2	6	11	15	20
C 组	4	8	9	13	17
D 组	3	5	10	16	19

(四)拉丁方设计

拉丁方设计(latin square design)涉及三个因素,又称三因素设计。本设计被安排在一个 nX^2 拉丁方阵中,如 4×4 拉丁方(见图 6-1)。

A	B	C	D
B	A	D	C
C	D	B	A
D	C	A	B

图 6-1　拉丁方阵

从图 6-1 可见,每行或每列均有 A、B、C、D 四种处理,比配伍设计更均衡,故这种设计误差更小,效率更高,特别适用于离体标本,可以消除标本间和用药次数间的干扰,准确比较药效。在实际应用时使用优化拉丁方则更佳,如 4×4 优化拉丁方(见表 6-7)。

表 6-7　4×4 优化拉丁方

	标本号	1	2	3	4
用	1	A	B	C	D
药	2	B	D	A	C
顺	3	C	A	D	B
序	4	D	C	B	A

在表 6-6 中,每种药物受其前其他药物影响各一次,每种药物又影响之后其他药物各一次,即抵消了各药间的相互影响。在统计计算时不必计算各药的后遗作用。

拉丁方设计的数据可用三因素方差分析。

(五)正交设计

要分析的处理因素较多时可用正交设计(orthogonal design),以提高实验效率及节省实验次数,例如做一个 4 因素各因素有 3 个水平的全面实验需要 34~81 次,但应用正交设计仅需做 9 次。正交设计是利用一套正交表,将各个处理因素与每个水平之间各组合均匀配搭,是一种高效和快速的多因素实验设计方法。正交设计一般记为认 $L_9(3^4)$、$L_8(2^7)$ 等,L 表示正交表,L 的右下标表示实验次数,括号内的数字表示水平数,有上角的数字表示因素数,如 $L_8(2^7)$ 表示做 8 次实验,每个因素有 2 个水平,可以安排 7 个因素。正交设计特别适用于优化工艺方法、实验条件及多种药物配比等情况。如有 4 种药物(因素),每种药物有 3 个剂量(水平),可用 $L_9(3^4)$。

在表 6-8 中,各药剂量以 1(低剂量)、2(中剂量)、3(高剂量)表示,第 1 次实验表示 4 种药均用低剂量混合,第 5 次实验表示 A、B 药均用中剂量,C 药用高剂量,D 药用低剂量。经各次实验后,用效果最好的(可用某些指标或定量计分)。判断某次实验的药物配比为最佳处方。

表 6-8　正交设计

药	物	A	B	C	D
试	1	1	1	1	1
	2	2	1	2	2
	3	1	3	3	3
	4	2	1	2	2
验	5	2	2	3	1
	6	2	3	1	2
	7	3	1	3	2
号	8	3	2	1	3
	9	3	3	2	1

第二节　实验数据的分析与常用统计指标

一、实验数据的分析

实验研究中,研究结论是以实验数据及分析实验结果为依据的。因此,数据的采集分析也就成为研究过程的关键环节之一。很多研究误差都是在数据的采集与分析的过程中引入的。完整、准确、客观的实验数据是高质量的实验研究的前提。所以,实验研究人员应特别重视实验数据采集与分析的每一个细节。

(一)实验数据的分类与度量

实验数据的度量方式因数据的性质、类别及要求的精度不同而有所差异。例如,描述某人"血压很高",就不如说某人"舒张压为 17 kPa"来得精确。通常,我们将实验数据分为定量资料和定性资料两个大类,每个大类又包含了不同的精度和类别等级。不同类型的资料应采取不同的度量与处理方法。

1. 定量资料

定量资料或称计量资料,是指以具体测量数值为表述方式的资料,一般有相应的测量单位,是度量的最高级形式。如测量动脉血压(kPa)、心率(次/分)、体重(kg)所获得的具体数值,即属定量资料。定量资料在度量时要注意使用标准单位和恰当的精度。有些研究者还将定量资料的度量方式分为两种,一种是等差区间度量,另一种是等比例度量。二者均有等标度差等量的特征,但前者的零点无特殊意义,只是普通的一个刻度,不包涵"无"、"没有"或"不存在"的含义。如温度 0 ℃ 不是没有温度,也不能认为 100 ℃ 的温度比 50 ℃ 高 1 倍。而后者(等比例度量)则有等标度比等量的特性。例如,在体重测量方面,我们可以说 100 kg 比 50 kg 重 1 倍。在该度量形式,0 为一个特殊的数值,意味着无,意味着起始点。

2. 定性资料

定性资料或等级资料,系指将研究对象按某种属性进行归类记录的资料。例如,生理状态的兴奋和抑制、细菌培养实验实验结果的阳性或阴性,男性与女性,A 型血或 B 型血等。等级资料根据各分类之间是否存在大小多少的排序特征,又可分为有序分类资料和无序分类资料两种。

(1)有序分类资料

各类之间有程度的差别,亦称等级资料或半定量资料。例如,进行血清学检查时,抗体的滴度可以分为一、±、+、++、+++、++++ 等。观察某种药物的疗效,可分为治愈、显效、好转、无效等级别。像机能学实验中观察到的动物肌张力增强和肌张力明显增强等都属于此类。

(2)无序分类资料

各类间无程度差别,无法进行优劣比较。无序分类资料包括:①二项分类。如检查大便中有无蛔虫卵,实验结果可以是阴性或阳性。②多项分类,如血型,实验结果可以是 A型、B 型、AB 型或 O 型。定性资料所获得的测量实验实验结果以每一类别的样本数来表达,因此也称为计数资料。例如,对 1000 名入学新生进行血型调查,其实验结果可能是:A

型血 312 人,B 型血 281 人,AB 型血 98 人,O 型血 309 人。

在统计分析中,习惯于将资料分为计量资料、等级资料和计数资料三种类型。对应与本分类方法分别相当于定量资料、有序分类资料和无序分类资料。根据分析需要,各类资料的属性可以相互转化。如定量资料进行区间归类后即成为等级资料,等级资料分级细化后即可视为定量资料。

(二)实验数据的评价

实验中获得的原始实验数据是后续分析的基础和导出科学结论的依据,实验数据的质量直接影响到研究实验结果的科学性和可靠性。对数据质量的评价一般有三个方面,即数据的完整性、数据的准确性和数据的精确性。

1.数据的完整性

数据的完整性系指按照设计要求收集所有的实验数据。如果因一些意外原因或不能人为控制的因素而引致部分实验数据的缺失(如动物意外死亡,标本破坏等),应尽可能地补充这部分实验并获取数据。对于不可补救的实验,应科学地处理缺失数据,决不能任意添加。数据完整性的另一层含义,是指应将所有实验数据用于分析过程,不得因某些数据与研究者预期实验的实验结果有较大差距而随意剔除,或不引入分析过程,即不能任意删除。如果某些数据确有特异之处,除非查找到确凿的原因(如操作不当所致),否则,应依靠统计学方法进行科学判断,以决定取舍。

2.数据的准确性

数据的准确性是指数据是否准确可靠、记录无误,能否真实地反映实验的客观事实。影响实验数据准确性的因素包括系统误差和人为误差两方面。由于实验仪器或方法所造成的误差属于系统误差,系统误差往往对所有样本都有相似的影响,而对各组之间的差值影响较小。而人为误差是在数据收集过程中出现的过失误差,如读错刻度、点错小数点、抄错数字、弄错度量衡单位、换算错误等。这种误差往往很大,且有很大的偶然性,因此危害较大。另外,应杜绝研究者根据个人意愿对数据所作的任何篡改或杜撰。这种现象虽不多见,但有悖科学的原则,应为所有科研工作者所戒。

3.数据的精确性

数据的精确性是指测量数值的精度。通俗地说就是保留多少位小数或保留多少位有效数字。这是一个容易与准确度混淆的概念。如称量一个实际重量为 1.0053 g 的样本,粗天平所获得的数据只能是 1.0 或 1.01,尽管在它所能达到的精度得出的实验结果是准确的,但其精确度不够。然而,测量数据的表述也不是精确度越高越好,应结合实际情况。特别应该指出的是,有些经过转换的数据,形式上精度很高,如血压升高到"120 mmHg",比实验前(83 mmHg)提高了 44.5781325%,但后面的数字已无实际意义。因此,在处理精确性问题时,要注意各组数据间精度的一致性和数据转换时有效数字的一致性。另外,在记录测量数据时应该知道,只有建立在准确性基础上的精确性才有实际意义。统计学上对批量数据的质量有一定的检测方法,利用效度检查可以判断系统误差,利用信度检查可以评价抽样误差。

(三)实验数据的分析与统计

1.逻辑检查

对实验数据进行分析的第一步是进行逻辑检查。如发现离奇或不合逻辑的数据,应进行复查,以避免数据出现大的偏差。不合逻辑数据多是人为失误造成的,如实验时加错试剂,数据录入过程中错行、错列或小数点点错;也可能来自后续处理,如数据转换过程。逻辑检查最简单的方法是范围判断,主要是看极值是否在可能的范围内。如 pH 为 73.6 是小数点点错;而血压为 120 kPa 为单位记错。

2.缺失、偏离数据的判断和处理

缺失数据在实验中是经常会遇到的,因此在动物分组时,对动物组数及每组动物数应留有一定的余量。如发生动物死亡或标本无法提取,在确认死亡与实验因素无关时,可以剔除本例的所有数据,也可剔除缺失数据所属的观察单位,即去掉一组。但该方法浪费信息严重,甚至分析无法进行。有时要从补救的角度处理缺失数据。统计学中有相应的办法估计缺失数据,但计算复杂,操作难度较大。

个体数据偏离其所属群体数据较大,且经证实确为实验所得时,被称为偏离数据。偏离数据有两种类型,即极端值和奇异值。个体数据偏离群体超过 3 倍的四分位间距时被定义为极端值,而偏离在 1.5~3 倍四分位间距时被定义为奇异值。对偏离数据的处理通常用敏感性分析方法,即将这些数据剔除前后各作一次分析,若对实验结果没有本质的影响,则不予剔除;若剔除前后的实验结果矛盾,且需要剔除,则必须给予充分合理的解释。最好实验能够重做,以使结论更加可靠。

3.统计方法的选择

统计方法的选择应在实验设计阶段确定,不同性质和类型的资料应选用不同的统计方法。每一种统计方法都有其特定的适用条件,恰当地选择统计方法可以使实验资料的信息利用率增加,误差减少。

由于统计方法的选择与实验设计是紧密联系的,以下从实验设计的角度介绍统计方法选择的基本原则。

(1)实验设计的基本方法

当处理因素只有 1 个(可为多个水平)时,可用完全随机设计。当受试对象能够按一定条件配成对或配伍时,可用配对设计和配伍设计。这样可以提高各组间的均衡性,使统计的敏感性提高。当实验因素超过 1 个,且因素间存在交互作用时,可用析因实验设计。当实验因素为 3 个,各因素间无相互作用,且水平相等时,可用拉丁方设计。当实验因素较多(>3 个),且因素之间存在交互作用时,可用正交设计。它可以用较少的处理组合数研究较多的实验因素,因而可以节约实验资源。

(2)统计方法选择的基本原则

机能实验所涉及的实验设计一般都比较简单,以单因素设计为主。下面就针对单因素设计和简单的双因素设计,介绍统计方法选择的基本思路。实验资料可根据其性质分为计量资料、等级资料、计数资料和双变量资料。

1)计量资料

①两个均数:若为配对资料,可选用"配对 t 检验";若为非配对资料,可选用"两样本均数 t 检验"或"两样本秩和检验"。

②多个均数:可用各种类型的"方差分析"。如完全随机设计可用"单向方差分析",配伍设计,可用"双向方差分析",拉丁方设计,可用"三向方差分析"等。有些也可用秩和分析。

2)等级资料

对于等级资料,建议使用秩和检验方法。两组比较时,配对资料用"差值符号秩和检验";非配对资料,用"两样本秩和检验";多组资料比较时,用"多组等级资料秩和检验"。等级资料也可用"卡方检验"处理。

3)计数资料

两个率比较时,配对资料用"配对卡方检验";非配对资料可用"卡方检验",也可用"两样本 u 检验"。对于多个样本率或构成比进行比较时,应选用"卡方检验"。

4)双变量资料

对于计量性质的双变量资料,选用的统计方法包括直线相关、直线回归和曲线回归。其中曲线回归主要用于处理像指数曲线、双曲线、多项式曲线及生长曲线之类的资料。

医学统计的具体内容是相当复杂的,以上仅就常用的统计方法作原则上的介绍。欲了解医学统计的细节,请参阅相关的专业书籍。

二、常用统计指标和方法

(一)计量资料的常用统计指标

1.平均数($\overline{X}$):说明一组观察值(变量值)的平均水平或集中趋势。

$$\overline{X} = \frac{\sum \overline{X}}{N} \tag{6-1}$$

式中:X 为变量,$\sum$ 为总和,N 为观察值的个数。

2.标准差(S):说明一组个体变量间的变异(离散)程度的大小,S 愈小,表示观察值的变异程度愈小,反之亦然,常写成 $\overline{X} \pm S$。

$$S = \sqrt{\frac{\sum X^2 - \frac{(\sum X)^2}{N}}{N-1}} \tag{6-2}$$

式中:$\sum X^2$ 为各变量值的平方和,$(\sum X)^2$ 为各变量和的平方,$N-1$ 为自由度。

3.标准误($S\overline{X}$):样本均数的标准差,用以说明样本均数的分布情况,表示和估量群体之间的差异,即各次重复抽样实验的实验结果之间的差异。$S\overline{X}$ 愈小,表示抽样误差愈小,样本均数与总体均数愈接近,样本均数的可靠性也愈大,反之亦然,常写作 $\overline{X} \pm S\overline{X}$。

$$t = \frac{|\overline{X}_1 - \overline{X}_2|}{S\overline{X}_1 - \overline{X}_2} \qquad S\overline{X} = \frac{S}{\sqrt{N}} \tag{6-3}$$

(二)计数资料的常用统计指标

1.率和比:率是一种表示在一定条件下某种现象实际发生例数与可能发生该现象的总数比,用来说明某种现象发生的频率。比是表示事物或现象内部各构成部分的比重。

$$率 = \frac{A(+)}{A(+) + A(-)} \times 100\% ; 比 = \frac{A}{A + B + C + D + \Lambda\Lambda} \times 100\% \tag{6-4}$$

2.率和比的标准误:率和比的标准误是抽样造成的误差,表示样本百分率和比与总体百分率和比之间的差异,标准误小,说明抽样误差小,可靠性大,反之亦然。

$$\sigma_p = \sqrt{\frac{P(1-P)}{N}} \tag{6-5}$$

式中:σ_p 为率的标准误;P 为样本率,当样本可靠且有一定数量的观察单位时可代替总体率;N 为样本观察例数。

(三)应用 Excel 进行数据整理和统计分析

1. Excel 基本知识

(1)Excel 的启动

①在 Windows98 中单击"开始"按钮,Windows 即显示出系统菜单。

②选中系统菜单的"程序"菜单项,Windows 弹出下一级菜单。

③从弹出的子菜单中选择"Microsoft Excel"选项单击,这样,Excel 就启动了,并建立一个空工作簿文档(见图 6-2、6-3)。

另外,Excel 还可以通过选择"开始"系统菜单中的"运行"选项,在弹出的对话框中键入"Excel"并按回车键运行。

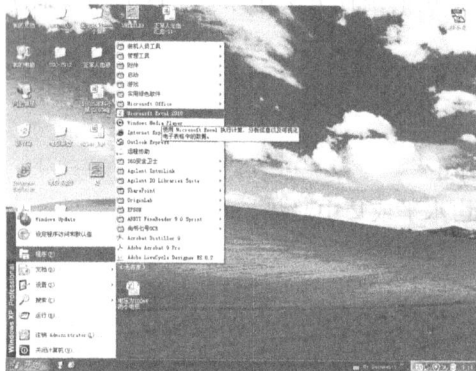

图 6-2　Excel 启动

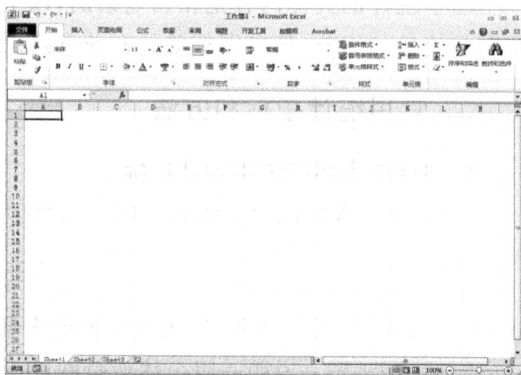

图 6-3　Excel 空工作簿文档

(2)Excel 窗口简介

Excel 的工作窗口由六个部分组成,分别是标题栏、菜单栏、工具栏、状态栏、编辑栏和工作簿窗口。

菜单栏为用户使用 Excel 的各种命令提供便捷的途径。菜单栏中的每个菜单含有多种选项,如"文件"菜单显示处理文件的各种命令,"编辑"菜单显示各种编辑命令。当你需要使用某个命令时,只要单击要激活的菜单项,在打开的菜单中移动鼠标到要激活的命令,单击鼠标,即可激活该命令。

工具栏提供了菜单栏中菜单的快捷方式,方便用户操作。每个按钮均对应于菜单栏中的一个菜单。

编辑栏是 Excel 独有的,显示活动单元格的内容和公式,并允许用户对当前活动单元格的内容或公式进行编辑。完成数据键入或编辑后,单击"确定"或按回车键结束,或单击"取消"取消所作的修改及输入。

工作簿窗口为 Excel 的主体。系统默认一个 Excel 文件有三个工作簿,分别命名为"sheet 1"、"sheet 2"和"sheet 3"。用户可以增加或减少工作簿。工作簿由单元格组成。单元格以它的坐标命名,如单元格 A1 是指 A 列第一行的那个单元格,即最左上角的那个。

(3)数据输入

①打开 Excel 时程序会自动开始一个新文件。

②将鼠标移动到需要输入数据的单元格并单击鼠标。

③在单元格或编辑栏中输入数据并按回车键确认。

④选取菜单栏"文件"选项下面的"保存",并在弹出的对话框中指定文件存放路径及文件名,按"确认"键保存文件。

⑤打开一个已有文件的方法:选取菜单栏"文件"选项下面的"打开",并在弹出的对话框中指定文件存放路径及文件名,按"确认"键打开文件。另外,最近编辑的三个文件会出现在"文件"菜单项的最下方,鼠标单击所要的文件可直接打开。

2.Excel中常用统计工具简介

Excel提供了一些常用的统计工具,如均数、方差、t检验等。第一次使用Excel的统计功能时,需加载数据分析工具库。加载方法:选取菜单栏的"工具",在弹出的下拉菜单中单击"加载宏",弹出如图6-4所示的对话框,将对话框的"分析工具库"选项前方的小方框(复选框)打上钩,再单击"确定"按钮,结束加载。经过上述操作,在菜单栏的"工具"中就会出现"数据分析"选项,以后使用统计功能时单击该选项就可调出数据分析工具对话框。

当用户要进行某项统计时,选取菜单栏"工具"下拉菜单中的"数据分析"项并单击鼠标,就会弹出数据分析工具箱对话框(见图6-5),再在对话框中选取所需的统计工具并单击就可以进入相应统计工具对话框。

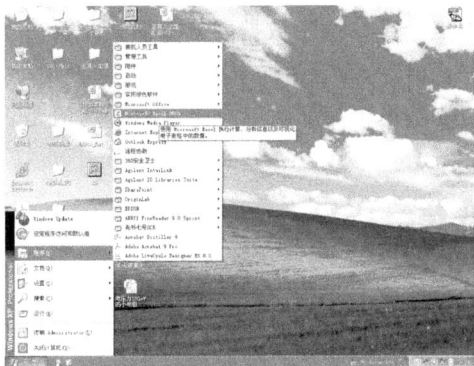

图6-4　加载数据分析工具库

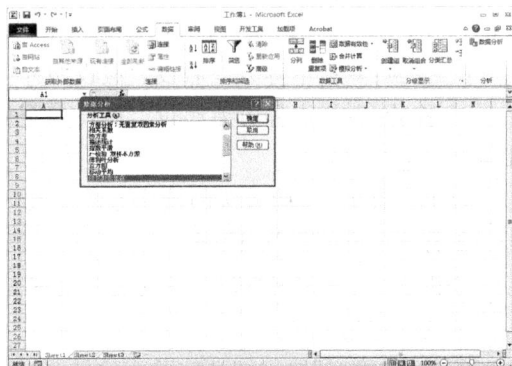

图6-5　"数据分析工具箱"对话框

生理科学实验中常用的统计方法有描述统计(均数、标准差)、方差分析、t检验、回归、相关系数等。下面简单介绍在Excel中如何进行这几项统计。

(1)描述统计

①找出数据分析工具箱并选择"描述统计",弹出"描述统计"对话框。

②将分组方式设为"逐列",选中汇总统计。"第K大值"和"第K小值"是用于排除最大值和最小值的,可根据需要选择。

③单击对话框"输入区域"右边的有红色箭头的小按钮,弹出"区域选择"对话框(见图6-6),在工作簿内拖动鼠标选择要统计的数据区域后关闭该对话框。

④单击"输出区域"前面的小圆点,将统计实验的实验结果输出到同一工作簿。再单击"输出区域"右方有红色箭头的小按钮,执行类似步骤③的操作以选择统计实验实验结果的输出区域。

⑤单击"确定",描述统计的实验结果即出现在用户指定的区域中。

描述统计共产生14个统计量值,他们分别是平均值、标准误差、中值(中数,median)、模式(众数,mode)、标准偏差、样本方差、峰值、篇斜度、区域(全距,rang)、最小值、最大值、求和、计数和置换度,图 6-7 显示"描述统计"对话框及统计实验的实验结果。

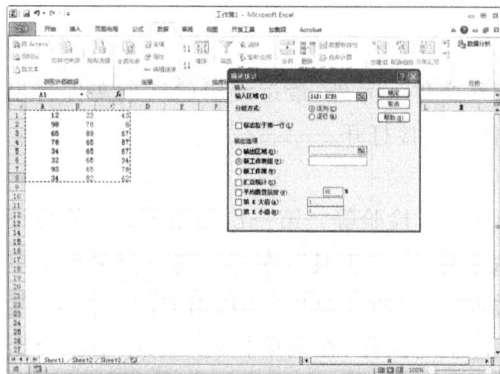

图 6-6 "区域选择"对话框

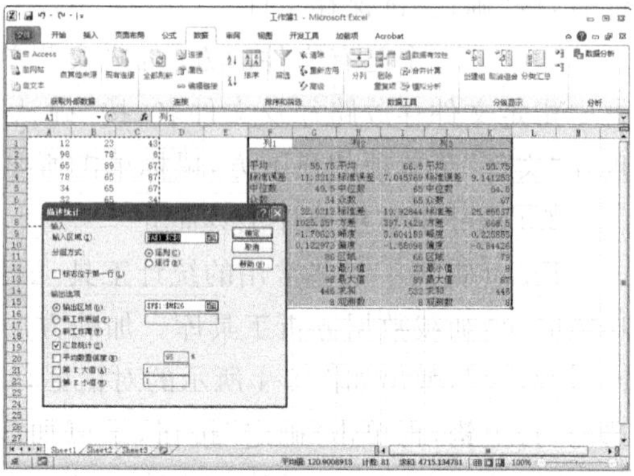

图 6-7 "描述统计"对话框及统计实验实验结果

(2)t 检验

在 Excel 中提供了三种 t-检验方法,分述如下:

t-检验:成对双样本平均差检验。比较两套数据的平均值。但数据必须是自然成对出现的,如同一实验的两次数据,且必须有相同的数据点个数。两套数据的方差假设不相等。

t-检验:双样本等方差假设。假设两样本的方差相等,确定两样本的平均值是否相等。

t-检验:双样本异方差假设。假设两个样本的方差不相等来确定两样本的平均值是否相等。

以上三种 t-检验方法的操作方法一致(见图 6-8)。

①打开"t-检验"对话框。

②指定"变量 1"和"变量 2"的输入范围。

③选择输出区域。

④单击"确定"取得统计实验实验结果。

(3)方差分析

方差分析一般检验多套数据的平均值来确定这些数据集合中提供的样本的平均值是否也相等。Excel 有三种方差分析工具,即:

①t-检验单因素方差分析。通过简单的方差分析,对两个以上样本进行相等性假设检验。此方法是对双均值检验的扩充。

②可重复双因素方差分析。该分析是对单因素分析的扩展,要求对分析的每组数据有一个以上样本,且数据集合必须大小相同。

③无重复双因素方差分析。通过双因素方差分析(但每组数据只包含一个样本),对两个以上样本进行相等性假设检验。

单因素方差分析和无重复双因素方差分析方法一致(见图 6-9)。

①打开"单因素方差分析"对话框。

②定义输入区域,选分组方式为"逐列",并选中"标志位于第 1 行"复选框。

③定义输出区域和显著水平 α,Excel 默认 α 为 0.05。

④单击"确定"按钮即得统计实验实验结果。

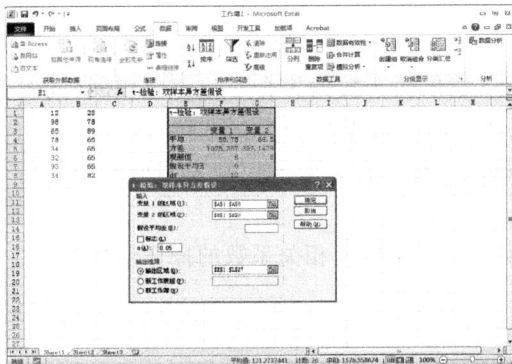

图 6-8　t-检验

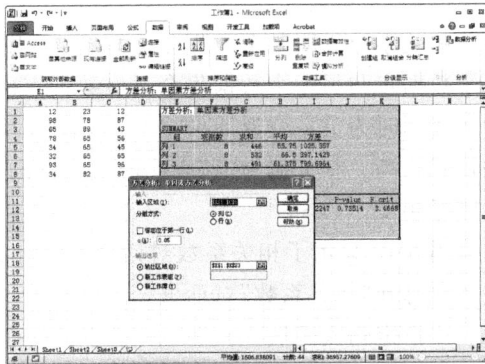

图 6-9　单因素方差分析和无重复双因素方差分析

可重复双因素方差分析方法(见图 6-10)。

①打开"可重复双因素方差分析"对话框。

②定义输入区域。该工具对输入区域内的数据排放格式有两点特殊规定：Ⅰ 数据组以列方式排放，Ⅱ 数据域的第一列和第一行必须是因素的标志。

③定义输出区域和显著水平 α，Excel 默认 α 为 0.05。

④单击"确定"按钮即得统计实验实验结果。

(4)回归分析

回归是求出锯齿状分布数据的平滑线，一般用图形表示，以直线或平滑线来拟合散布的数据。回归分析使得原始数据的不明显趋势变得清晰可见。回归的使用过程如图 6-11 所示：

①打开"回归"对话框

②指定"X 区域"和"Y 区域"的输入范围。回归采用一系列 X-Y 值，即用每个数据点的坐标来计算实验实验结果，因此上述两个框都必须填入数值。

③选择输出区域。

④单击"确定"取得统计实验实验结果。

⑤在回归对话框中将线性拟合图前方的复选框勾上即可生成线性拟合图。

⑥回归公式 $Y=a+bX$ 中的 a 等于 Intercept 的 Coefficients 值，b 等于 X Variable 1 的 Coefficients 值。

⑦统计实验实验结果的回归统计项的"Multiple R"值即为两组数据的相关系数。

⑧图 6-12 表示回归实验实验结果及线形拟合图，红框内为 a 和 b 的取值。

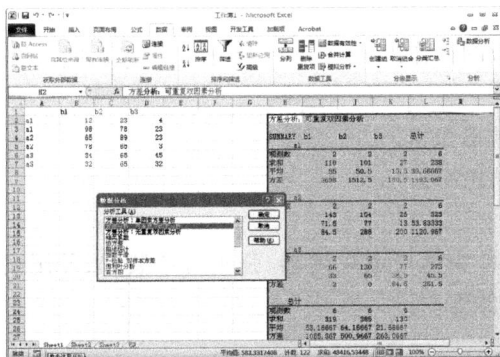

图 6-10　可重复双因素方差分析

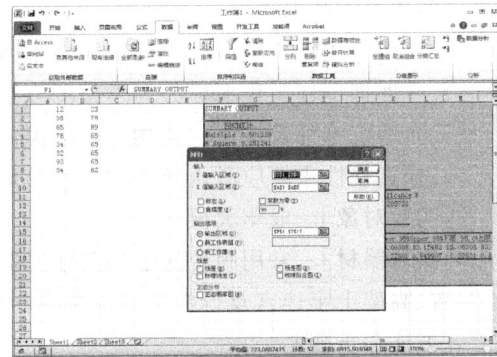

图 6-11　回归分析

（5）相关系数

相关系数表明某个数据集合是否与另一个数据集合有因果关系。相关系数工具检查每个数据点与另一个数据集合对应数据点的关系。如果两个数据集合变化方向相同（同时为正或同时为负），就返回一个正数，否则返回负数。两个数据集合变化越接近，他们的相关性就越高。相关值为"1"表明两组数据的变化情况一模一样，为"—1"则表明值的变化情况刚好相反。

图 6-13 显示了相关系数对话框及统计实验实验结果示例。相关系数的操作步骤如下：

①打开"相关系数"对话框。

②指定输入区域。

③选择输出区域。

④单击"确定"取得统计实验实验结果。

⑤如回归统计中所述，相关系数也可用回归求得。

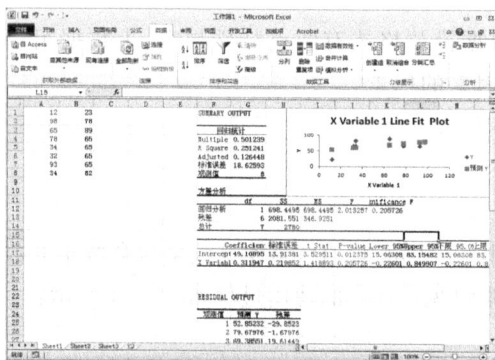

图 6-12　回归实验实验结果及线性拟合图

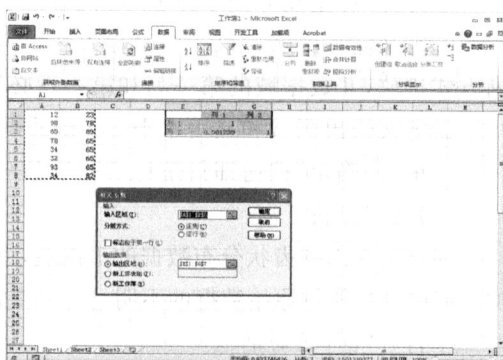

图 6-13　"相关系数"对话框及统计实验实验结果

第三节　医学机能实验设计实验项目

设计性实验 1　慢性束缚应激诱导的大鼠抑郁和焦虑样行为共患模型与新药评价

[实验目的和原理]

1.掌握常用针对啮齿类小动物慢性束缚应激的操作方法。

2.掌握抑郁样及焦虑样行为学检测方法。

3.熟悉抗抑郁及抗焦虑药物药效学评价的基本知识。

4.探索慢性束缚应激诱导动物抑郁及焦虑共患率。

[实验对象]　成年大鼠。

[实验器材]　常用腹腔注射给药注射器、慢性束缚应激束缚器、强迫游泳装置、悬尾实验装置、高架十字迷宫及行为学实验视频分析软件等。

[方法和步骤]

（一）慢性束缚应激（repeated restraint stress，RRS）

大鼠束缚器长度 20 cm，直径 8 cm，顶端有小洞，保证动物呼吸顺畅。每天晚上同一时间给予候选治疗抑郁和（或）焦虑症的药物 1 h 后开始慢性束缚应激实验。将大鼠轻柔束缚于束缚器中，限制运动 6 h，期间禁水禁食，其余时间自由取食。非束缚组动物自由取食，不施加任何刺激。连续进行 3~4 周后检测动物的抑郁样及焦虑样行为学变化。慢性束缚应激模式如图 6-14 所示。

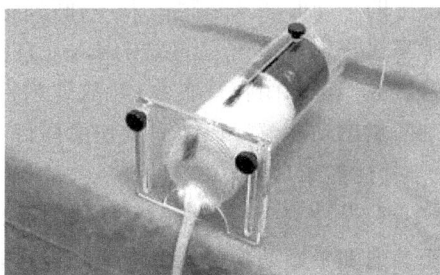

图 6-14　慢性束缚应激模式图

（二）强迫游泳实验（forced swimming test，FST）

经典的强迫游泳实验分 2 d 进行。第 1 天让大鼠 25 ℃的深水中强迫游泳 15 min，取出后在温室烘干后归笼。第 2 天，在同样的条件下进行强迫游泳 5 min，记录不动时间、攀爬次数及游泳时间。不动时间越短及攀爬次数越多，说明抗抑郁样作用越强。强迫游泳实验模式如图 6-15 所示。

（三）高架十字迷宫实验（elevated plus-maze，EPM）

高架十字迷宫包括两个 50 cm×10 cm 的开放臂和两个 50 cm×10 cm×40 cm 的闭合臂。迷宫中央有一个 10 cm×10 cm 的中间区域，迷宫距离地面 50 cm。实验时将动物置于迷宫中央区域，头朝向闭合臂。分别记录动物在 5 min 内进入开放臂及闭合臂的次数及在两臂的停留时间，以动物四肢全部进入臂内或出臂为准。高架十字迷宫实验模式如图 6-16 所示。

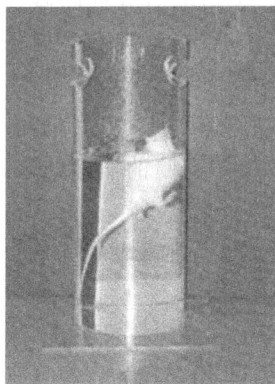

图 6-15　强迫游泳实验模式图

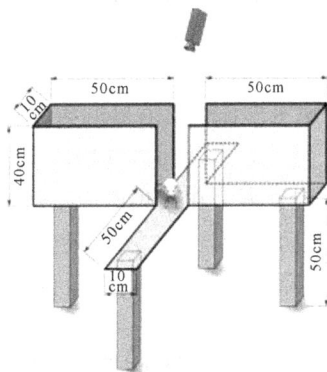

图 6-16　高架十字迷宫实验模式图

[实验结果]

1.强迫游泳实验：分析比较动物在 5 min 内的不动时间及攀爬次数判断动物抑郁样行为。

2.高架十字迷宫：分析动物在 5 min 内进入开放臂及滞留开放臂的百分比判断焦虑样行为。

[实验分析]

分析慢性束缚应激诱导的行为学障碍的稳定性，筛选出慢性束缚应激诱导动物共患抑郁及焦虑症的动物并计算比率;分析药物对行为学障碍的影响。记录并分析动物在强迫游泳中的不动时间及攀爬行为,判断抑郁症动物模型成功率及抑郁样行为;分析动物在高架十字迷宫中动物在 5 min 内进入开放臂及滞留开放臂的百分比(进入开放臂次数/进入开放臂次数+进入闭合臂次数;开放臂内滞留时间/开放臂内滞留时间+闭合臂内滞留时间),判断焦虑动物模型成功率及焦虑样行为。

[注意事项]

1.慢性束缚应激:慢性束缚应激的强度要掌握得当,注意观察动物在束缚应激中的状态。遇到个别动物可能会因束缚器过紧而窒息的状况,需要根据不同情况调整束缚器束缚强度。

2.强迫游泳实验注意事项:水温、水深、动物、季节是影响实验的四个因素。水温低于 20 ℃ 会缩短不动时间。因此,进行实验时常常把水温控制在 25~30 ℃。水深的选择应以动物无法逃脱为标准。水太深,动物难以使用前爪和尾保持不动,就会游动和攀爬;水太浅,动物可利用尾和后爪保持平衡而影响实验结果。因此,通常采用大鼠实验时水深为 15~30 cm,小鼠实验时水深约 8~12 cm。此外,不同品系的动物对抗抑郁药的敏感性不同。该实验受季节影响比较大,冬季的寒冷直接动物的不动时间会延长,夏季则相反,但是若必须在冬季采用该实验,必须提前 1 周将动物饲养到室温温暖恒定的饲养室内 1 周后进行,且实验环境同样为温暖恒定。每次测试完毕后,缸中的水须倒掉并清洗干净后再开始下一次测试。

3.高架十字迷宫:

(1)实验前 5~7 d 每天抚摸动物 1~2 min 也可减少无关应激刺激对本实验的影响。

(2)入臂总数反映动物的运动活性(locomotor activity),评价药物对焦虑状态的影响应该在不改变入臂总次数的前提下进行。如果一个处理以类似的方式同时减少动物对开臂的偏爱和入臂总次数,那么要确定它是致焦虑作用还是镇静作用,就有必要作协方差分析(analysis of covariance)。

(3)高架十字迷宫具有某些表观信度(face validity),动物不愿探究迷宫开臂可能由于啮类动物厌恶空旷区域和迷宫抬高引起的恐惧两者共同作用的实验的实验结果,目前尚不清楚这两个因素哪个在致焦虑中占优势。

(4)每只动物只检测 1 次,实验中跌落动物最好淘汰数据。若在开臂的四周设置窄凸缘防止跌落,会降低对抗焦虑药评价的敏感性。

设计性实验 2   镇痛药的药效学评价实验

[实验目的和原理]   镇痛药效研究常采用动物(大鼠/小鼠)疼痛模型,其主要原理是对动物施加引起疼痛的刺激(又称伤害性刺激)引起痛反应并定量,观察药物对痛反应的影响。

[实验动物]   雌性 ICR 小鼠,体重 18~22 g,每组 10 只。

[方法和步骤]

(一)小鼠热板法(hot plate test)

将小鼠放在 $50\sim55$ ℃(推荐(52±0.5)℃)的金属板上(或恒温水浴器的金属底板),记录出现舔足或跳跃反应的时间(潜伏期),即为痛阈指标。

注意事项及评价:

1.雄性动物可因阴囊下垂而受刺激,故宜用雌性小鼠。

2.实验前应筛选动物,一般将反应潜伏期小于 5 s 或大于 30 s 的动物剔除。

3.为防止动物足部烫伤,应设截止时间(cut-off time),一般为 60 s。

4.热板反应同时有高位中枢和脊髓反射参与。

5.可用吗啡(morphine)作阳性对照药。

(二)小鼠扭体法(writhing test)

实验动物:雄性 ICR 小鼠,体重 18~22 g,每组 10 只。

方法和操作步骤:将 0.6% 的醋酸溶液注入小鼠腹腔(0.1 mL/10g),小鼠出现腹部内凹、躯干与后肢伸张、臀部高起等行为反应,即为扭体反应。记录 15 min 内出现扭体反应的小鼠数目或小鼠的扭体次数。按以下公式计算药物对扭体反应的抑制率评价药物镇痛作用。

$$抑制率\% = \frac{生理盐水(溶剂)组扭体次数-给药组扭体次数}{生理盐水(溶剂)组扭体次数}\times100\% \tag{6-6}$$

注意事项及评价:

1.注射醋酸后 2~3 min 出现扭体反应,15 min 内出现频率最高。

2.室温宜恒定于 20 ℃,温度过低或过高将影响小鼠扭体次数。

3.实验结果可用出现扭体反应的小鼠数目或小鼠的扭体次数进行统计。

4.本法评价炎性内脏痛,敏感、简便、重复性好。缺点是不能在同一动物上进行药物时效分析,动物用量较多,缺乏特异性。

设计性实验 3　镇静催眠药的药效学评价实验

[实验目的和原理]　失眠症是临床常见的神经精神疾病,针对此类疾病临床常用的一类药物是(镇静)催眠类药物。此类药物通过抑制下丘脑觉醒中枢或易化睡眠中枢而快速地诱导睡眠,延长睡眠时间。在动物实验中,此类药物的药效评价可建立在增强戊巴比妥钠诱导睡眠(延长睡眠时间或提高入睡率)基础上延长戊巴比妥钠睡眠时间实验(阈上剂量戊巴比妥钠睡眠实验)。

一、延长戊巴比妥钠睡眠时间实验(阈上剂量戊巴比妥钠睡眠实验)

[实验动物]　雄性 ICR 小鼠,体重 18~22 g,每组 10 只。

[方法和步骤]　对照组给予生理盐水或药物溶剂,给药组为测试药物。出现药物峰作用前 10~15 min,给小鼠腹腔注射阈上剂量的戊巴比妥钠(预实验确定使 100% 动物入睡,即翻正反射消失,但又不使睡眠时间过长的戊巴比妥钠腹腔注射剂量),一般为 35~55 mg/kg 范围,参考剂量 45 mg/kg。以翻正反射消失作为动物入睡的标准,记录睡眠时间和入睡

潜伏期。

比较给药组和对照组之间的差异,两组比较用 t 检验,多组比较用单因素方差分析。如果测试药物显著延长戊巴比妥钠诱导睡眠时间或缩短入睡潜伏期,表明该药物具有镇静催眠作用。

二、增加戊巴比妥钠睡眠入睡率实验(阈下剂量戊巴比妥钠睡眠实验)

[实验动物]   雄性 ICR 小鼠,体重 18~22 g,每组 10 只。

[方法和步骤]   使用 90%~100% 的小鼠翻正反射不消失的最大剂量(范围在 25~30 mg/kg,i. p.)。药物作用峰值前 10~15 min,给小鼠腹腔注射最大阈下催眠剂量的戊巴比妥钠。以翻正反射消失作为动物入睡的标准,判定动物是否入睡。

以 χ^2 值作为统计量,比较对照组和给药组之间入睡率的差异,$P<0.05$ 表示该剂量测试药物具有镇静催眠作用。

[注意事项及评价]

1. 以动物翻正反射消失至少 1 min 作为入睡判断标准。

2. 创新药物至少要观察 2 个剂量,要显示出量效关系;使用两种给药途径,其中一种与推荐到临床应用的相同。

3. 多以地西泮(diazepam)作为阳性对照药。

4. 小鼠给药体积,一般为 0. 1 mL/10g。

设计性实验 4   神经元突触发育过程的观察

[实验目的和原理]   ①熟悉神经元的培养过程,熟悉无菌操作。②观察神经元的发育过程。③探索不同药物对神经元发育的影响。

[实验对象]   出生第一天大鼠。

[实验器材]   培养箱、超净台、孵箱、解剖镜 1 台、大剪刀 1 把、短角形系结镊 2 把、眼科剪 2 把、止血钳 3 把、玻片、25 mL/100 mL 血清瓶、15 mL 玻璃管、玻璃培养皿(直径大概 70 mm)、超纯水、显微镜及分析系统、高压灭菌锅、实验所需溶液、荧光成像设备。

[实验所需溶液]

1. PDL:Sigma,Cat. No. :P-0899 避光,用超纯水配制好后过滤,200 μL 或 400 μL/tube 分装,−20 ℃ 储存。母液浓度为 5 mg/mL,工作液浓度为 0. 1 mg/mL。

2. HBSS 1 L:NaCl 8. 4 g,KCl 0. 224 g,HEPES 2. 38 g,青霉素钠 50 万 U,硫酸卡那霉素 50 万 U,用 1 mol/L NaOH 溶液将 pH 值调至 7. 2~7. 3,再用超纯水将渗透压调至(290±10) mmol/L,过滤或高压灭菌,−4 ℃ 储存。

3. trypsin solution:0. 125% trypsin (Gibco BRL(1 : 250),Cat. No. :27250-042),0. 02% EDTA,−20 ℃ 储存。

4. DMEM (dulbecco's modified eagle medium,Gibco)

5. FBS Gibco,分装:3 mL/tube,−20 ℃ 储存

6. F12 (F-12 Nutrient Mixture) Gibco

7. Neurobasal Media (without L-glutamine,Gibco)

8. B27,Gibco

9. Glutamate,Gibco

10. 阿糖胞苷(cytosine arabinoside)。用 DMEM 溶液溶解,过滤,1 mL/tube 分装, —20 ℃储存。(母液:500 μmol/L;工作液:5 μmol/L)

[方法和步骤]

准备工作(按时间顺序):

1. 培养前 1 d。高压灭菌物品:玻片、25 mL/100 mL 血清瓶、15 mL 玻璃管、玻璃培养皿(直径大概 70 mm)、超纯水。

2. 培养前,准备溶液:含血清培养液,80% DMEM/10 F12/10% FBS(使用前先在培养箱孵育 1 h 左右)。

3. 培养前,处理玻片:用 PDL 工作液包被灭菌后的玻片,—4 ℃包被过夜。然后用灭菌好的超纯水洗 3 次,铺在 35 mm 一次性培养皿内,吹干,紫外消毒 40 min,消毒完收好放培养箱孵育,待用。把解剖镜和解剖器械(眼科剪 1 把,止血钳 1 把和短角形系结镊 2 把)放到工作台内,UV 照射 30 min 左右。

4. 种细胞,取材。动物房领鼠:wister rat 或 SD 鼠,出生一天鼠(P0)。工作台内准备:取冰袋、解剖液 30 mL 和 trypsin solution 1 管,用 75%酒精消毒,放台内;35 mm 一次性培养皿 3 个放在冰袋上,盛上解剖液;把 trypsin solution 放进培养箱孵育;取出一个灭菌好的培养皿(直径大概 70 mm),用来装 P0 鼠。用酒精消毒 P0 鼠,取下鼠脑袋,放进装有解剖液的一次性培养皿内;左右两侧各剪 1 刀,用镊子往上用力,打开脑颅,露出两大脑半球;镊子与脑干垂直,在嗅球前下压,往脑干处后拉,取出大脑,置于另一装有解剖液的培养皿中;左手固定脑干,右手取出两大脑半球,置于另一装有解剖液的培养皿中;去膜;解剖镜下取海马。

5. 消化:取出孵育好的 trypsin solution,把海马放进该消化液内;在培养箱内(37 ℃)消化 12 min;收拾台面;从培养箱取出处理好的玻片。消化结束后,先用孵育好的含血清培养液(DMEM+F12+FBS)终止酶反应,重复 3～4 次把酶溶液洗干净;将海马转移到灭菌好的 15 mL 玻璃离心管内,加 10 mL 左右培养液,用移液管或 1 mL 移液枪轻轻吹打至悬液中无组织块;静置 3～5 min;去除部分上清液,将细胞悬液转移到原来装培养液的瓶子内稀释。培养:混匀最后稀释好的细胞悬液,种到吸干基配后的玻片上;标记好后尽快放进培养箱;24 h 后换不含血清的培养液(neurobasal,NB)。

6. 换液。先提前把不含血清的培养液(1% glutamate/2% B27/97% neurobasal media)放进培养箱孵育;给昨天种好的细胞半换液;3 d 后再半换;待胶质已铺满玻片后(大概是 6 d 后),用含 5 μmol/L 阿糖胞苷的无血清培养液给细胞半换液;48 h 后用无血清培养液前换(去除阿糖胞苷);此后每隔 3 d 半换液。

7. 转染。在培养第 5 天,将 250 μL OPTI-MEM 与 4 μL Lipofectamine 2000 (Invitrogen 公司)混匀,静置 5 min 后将加有 1 μg GFP-F-Actin 和 1 μg F-GFP 的 250 μL OPTI-MEM 加入其中,避光静置 20 min。将培养海马神经元的原液收集,用不含抗生素的 neurobasal 清洗两遍,加入 1.5 mL 不含抗生素的 neurobasal 及孵育好的脂质体和质粒,培养 3 h 后换回原液培养。探索实验,观察不同药物对神经元发育的影响。

[实验结果]　记录检测实验结果。

［实验分析］　一般 3 h 后细胞开始贴壁,有小的突起长出,随着时间的增加长出树突和轴突,在 DIV 7 d 可以观察到树突丝,DIV 13~14 d 可以观察到树突棘(用绿荧光蛋白标记更明显)。

［注意事项］

1. 细胞吹散时,不能有气泡,气泡太多会引起神经元死亡。

2. 种细胞时,管底要剩余部分悬液,以防将大块组织也种进培养皿中。

3. 整个过程注意无菌操作。

设计性实验 5　神经胶质细胞的培养和观察

［实验目的和原理］

1. 熟悉胶质细胞的培养过程,熟悉无菌操作。

2. 观察胶质细胞的形态。

3. 探索病理条件下,胶质细胞生长代谢的异常。

［实验对象］　出生第一或第二天大鼠。

［实验器材］　培养箱、超净台、孵箱、解剖镜 1 台、大剪刀 1 把、短角形系结镊 2 把、眼科剪 2 把、止血钳 3 把,玻片、25 mL/100 mL 血清瓶、15 mL 玻璃管、玻璃培养皿(直径大概 70 mm)、超纯水、显微镜及分析系统、高压灭菌锅、超速离心机、Sonics VCX 750。

［实验所需溶液］

1. PDL：Sigma,Cat. No.：P-0899 避光,用超纯水配制好后过滤,200 μL 或 400 μL/tube 分装,−20 ℃储存。母液浓度为 5 mg/mL,工作液浓度为 0.1 mg/mL。

2. HBSS 1 L：NaCl 8.4 g、KCl 0.224 g、HEPES 2.38 g、青霉素钠 50 万 U、硫酸卡那霉素 50 万 U。用 1 mol/L NaOH 溶液将 pH 值调至 7.2~7.3,再用超纯水将渗透压调至(290±10)mmol/L,过滤或高压灭菌,−4 ℃储存。

3. trypsin solution：0.125% trypsin (Gibco BRL (1：250),Cat. No.：27250−042) 0.02% EDTA,−20 ℃储存。

4. MEM (modified eagle medium,Gibco)。

5. FBS Gibco,分装：3 mL/tube,−20 ℃储存。

6. 溶酶体标记 lysotracker。

7. Percoll。

8. TS buffer：250 mmol/L-sucrose/10 mmol/L-Tris /HCl buffer,pH 7.4。

9. 蛋白酶抑制剂混合物(promega)。

［方法和步骤］

(一)准备工作(按时间顺序)

1. 培养前 1 d。高压灭菌物品：玻片、25 mL/100 mL 血清瓶、15 mL 玻璃管、玻璃培养皿(直径大概 70 mm)、超纯水。

2. 培养前,准备溶液：含血清培养液：90% MEM/10% FBS (使用前先在培养箱孵育 1 h 左右)。

3. 培养前,处理玻片：用 PDL 工作液包被灭菌后的玻片,−4 ℃包被过夜。然后用灭菌好的超纯水洗 3 次,铺在 35 mm 一次性培养皿内,吹干,紫外消毒 40 min,消毒完收好放培养箱孵育。待用。

4. 把解剖镜和解剖器械(眼科剪 1 把、止血钳 1 把和短角形系结镊 2 把)放到工作台内,UV 照射 30 min 左右。

(二)种细胞

1. 取材

(1)动物房领鼠:wister rat ,出生一天或两天鼠(P0～1)。

(2)工作台内准备:取冰袋、解剖液 30 mL 和 trypsin solution 1 管,用 75％酒精消毒,放台内;35 mm 一次性培养皿 3 个放在冰袋上,盛上解剖液;把 trypsin solution 放进培养箱孵育;取出一个灭菌好的培养皿(直径大概 70 mm),用来装 P0 鼠。

(3)用酒精消毒 P0 鼠,取下鼠脑袋,放进装有解剖液的一次性养皿内;左右两侧各剪一刀,用镊子往上用力,打开脑颅,露出两大脑半球;镊子与脑干垂直,在嗅球前下压,往脑干处后拉,取出大脑,置于另一装有解剖液的培养皿;左手固定脑干,右手取出两大脑半球,去膜;解剖镜下取海马。

2. 消化

(1)取出孵育好的 trypsin solution,把海马放进该消化液内;在培养箱内(37 ℃)消化 12 min;收拾台面;从培养箱取出处理好的玻片。

(2)消化结束后,先用孵育好的含血清培养液(DMEM＋F12＋FBS)终止酶反应,重复 3～4 次把酶溶液洗干净;将海马转移到灭菌好的 15 mL 玻璃离心管内,加 10 mL 左右培养液,用移液管或 1 mL 移液枪轻轻吹打至悬液中无组织块;静置 3～5 min;去除部分上清液,将细胞悬液转移到原来装培养液的瓶子内稀释。

(3)培养

混匀最后稀释好的细胞悬液,种到吸干基配后的玻片上;标记好后尽快放进培养箱;24 h 后换不含血清的培养液。

(三)换液

每隔 3 d 换 90％MEM 和 10％FBS 的培养液。

(四)若想得到纯的胶质细胞,可以先养在 flask 中 2～3 d 换液,大约第 8 天融合,摇床 275 r/h,37 ℃摇 14 h,弃上清,用 Hanks 液洗 1 次,加 MEM＋10％胎牛血清养 1 d,消化,离心,重悬后可种在玻片上。

(五)观察胶质细胞的形态,可用溶酶体的 marker-lysotracker 标记溶酶体

(六)用超速离心机分离溶酶体

收集 8～12 瓶纯化后的 75 cm² 培养瓶的星形胶质细胞,用 3 mL TS buffer(250 mmol/L sucrose/10 mmol/L Tris/HCl buffer,pH 7.4)重悬后分装到 6 个 1 mL 离心管,置于冰上在超声细胞粉碎仪上粉碎(Sonics VCX 750,15％幅度超声 20 s 后间隔 10 s 再超声 20 s),超声后 4 ℃,1300 g 离心 15 min 后去除沉淀,收集上清后 4 ℃,26000 g 离心 45 min,将沉淀在 1.2 mL 的 30％ Percoll 液体中(250 mmol/L-sucrose 稀释 isoosmotical Percoll)用枪头充分重悬后,轻轻加到装有 23 mL 的 30％ Percoll 液体的专用高速离心管内,在超速离心机上 60000 g 离心 90 min,不用刹车。离心后可见大致分为两层(见图 6-17)。用 DGF-U 小心吸取各层液体,保存于 4 ℃。去除 Percoll 步骤:将收集到的液体用 3 倍体积的 TS buffer 重悬后 4 ℃,26000 g 离心 45 min,去除上清后重复 1 次。为了减少蛋白降解,所有液体中均添加蛋白酶抑制剂混合物。

分离纯化星形胶质细胞溶酶体步骤如图 6-17 所示:

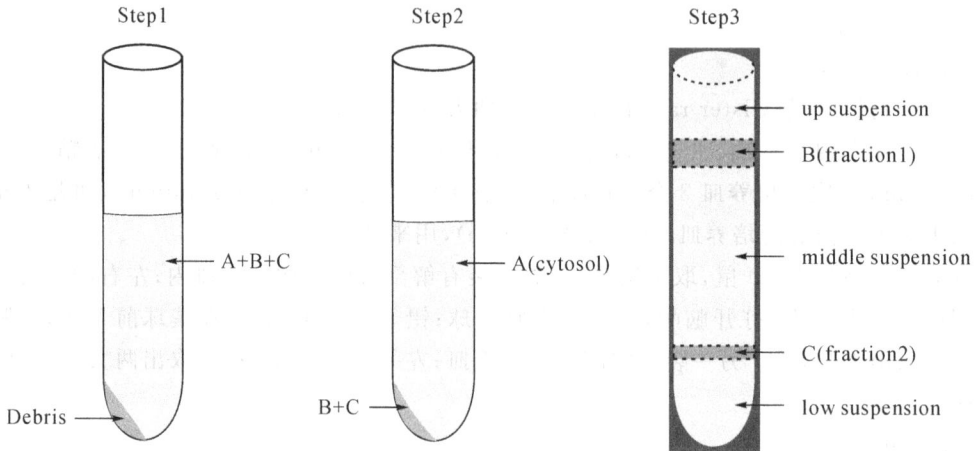

图 6-17　离心后示意图

步骤 1(Step1):细胞经超声裂解后,1300 g 离心去碎片(debris),收集上清(A＋B＋C,此时 A 为胞浆,B＋C 为细胞器)。

步骤 2(Step2):上清经 26000 g 离心后,弃上清(A:胞浆(cytosol)),取沉淀(B＋C)。

步骤 3(Step3):沉淀用 30％的 Percoll 重悬后,上超速离心机。所得两层细胞器为 B(除溶酶体外其他细胞器),C(溶酶体)。

[实验结果]　记录检测实验实验结果。

[实验分析]　一般 3 h 后细胞开始贴壁,胶质细胞可以分裂。随时间的延长,细胞可以相互融合。通过密度梯度离心,不同的细胞器分布在不同的层面。

[注意事项]

1. 细胞吹散时,不能有气泡,气泡太多会引起细胞死亡。

2. 种细胞时,管底要剩余部分悬液,以防大块组织也种进培养皿中。

3. 整个过程注意无菌操作。

设计性实验6　转基因小鼠的繁殖和鉴定

[实验目的和原理]

1. 熟悉 AD 转基因鼠的鉴定,以及如何繁殖。

2. 转基因鼠与野生型鼠的基因型不同,通过设计特异的引物,PCR 扩增,琼脂糖电泳后,只有在转基因鼠中才能检测到相应的条带。

[实验对象]　AD 转基因鼠。

[实验器材]　剪刀、PCR 仪器、电泳槽及电源、凝胶成像仪、水浴锅、离心机、聚合酶(rTaq)、dNTP、纯净水、引物、蛋白酶 K、琼脂糖。

［方法和步骤］

（一）转基因鼠繁殖,取 1 只雄性 APPswe 和 PS1 双突变鼠和 2 只 C3H/B6 小鼠合笼,一般 21 d 左右可有小鼠出生,取出生后 5～6 d 的小鼠。

（二）抽提鼠尾 DNA

1. 剪取约 0.5 cm 长的小鼠鼠尾尖端,置于密封小管中。

2. 每管加入 0.2 mL PBND 裂解液和 4 μL proteinase K(10 mg/mL)。置于 62 ℃水浴过夜消化鼠尾,约每 0.5 h 颠倒小管混匀。

（三）3000 RPM,离心 1 min。

（四）PCR 反应

1. 鉴定 APPswe 基因。

引物:

oIMR1597:5′-GACTGACCACTCGACCAGGTTCTG-3′

oIMR1598:5′-CTTGTAAGTTGGATTCTCATATCCG-3′

反应体系:

10×PCR buffer	2 μL
2 mmol/L dNTP	2 μL
DNA	3 μL
10 μmol/L oIMR1597	0.5 μL
10 μmol/L oIMR1598	0.5 μL
Taq 3～5 units	
加水补足	20 μL

反应条件:94 ℃ 3 min, 94 ℃ 30 s,69 ℃ 60 s,72 ℃ 60 s,循环 35 次,72 ℃ 3 min。

2. 鉴定 PSEN1dE9 基因。

引物:

oIMR1588:5′-GTGGATAACCCCTCCCCCAGCCTAGACC-3′

oIMR1644:5′-AATAGAGAACGGCAGGAGCA-3′

反应体系:

10×PCR buffer	2 μL
2 mmol/L dNTP	2 μL
50% glycerol	4 μL
DNA	3 μL
10 μmol/L oIMR1588	0.5 μL
10 μmol/L oIMR1644	0.5 μL
Taq	3～5 units

加水补足 20 μL

反应条件:94 ℃ 15 min,94 ℃ 30 s,55 ℃ 45 s,72 ℃ 90 s,循环 40 次,72 ℃ 5 min,加入 6×loading buffer,跑胶,分析实验结果。

［实验结果］　记录检测实验结果。

［实验分析］　APPswe 基因 PCR 产物长度约为 300 bp,PS1 突变基因长度为 1200 bp,

在转基因鼠中可以检测到这两个条带,在野生型鼠中不能检测到这两个条带。

[注意事项]

1. 取完每个小鼠尾巴后剪刀要用酒精棉球擦洗,防止这只老鼠的血迹污染下一只老鼠,从而影响实验结果。

2. 一般在实验中会加入阳性对照、阴性对照和水,有利于分析实验结果。

设计性实验 7　小肠平滑肌生理特性的观察与分析

[实验目的和原理]

1. 学习哺乳动物离体肠标本制备及灌流方法。

2. 观察消化道平滑肌的一般生理特性及某些因素对舒缩活动的影响。消化管、血管、子宫、输尿管、输卵管等均由平滑肌组成。平滑肌除具有肌肉的一般生理特性外,还具有自动节律性、较大的伸展性及对化学、温度和牵拉刺激敏感等生理特性。

在一定时间内,离体的小肠平滑肌在适宜的环境中仍可保持其生理功能。本实验将小肠平滑肌置于模拟内环境中,观察当模拟内环境因素发生变化时,离体小肠平滑肌运动的变化。

[实验动物]　家兔或豚鼠。

[实验器材]　电热恒温水浴锅、浴槽、计算机生物信号采集处理系统(或二道生理记录仪)、张力换能器(量程为 25 g 以下)、L 型通气管、道氏袋、注射器、培养皿、温度计、烧杯、螺丝夹、三维调节器、台氏液、0.01% 去甲肾上腺素、0.01% 乙酰胆碱、1 mol/L NaOH 溶液、1 mol/L HCl 溶液、2% $CaCl_2$ 溶液。

[方法和步骤]

(一)标本制备流程

1. 家兔称重,耳缘静脉注射 20% 乌拉坦 5 mL/kg 麻醉后,固定在手术台上。

2. 剖开腹腔快速取出肠管:立即剖开腹腔,找出胃幽门与十二指肠交界处,快速取长 20~30 cm 的肠管,先将与该肠管相连的肠系膜沿肠缘剪去,置于供氧台氏液中轻轻漂洗,把肠内容物基本洗净。

3. 制作离体肠标本:将肠管分成数段,每段长 2~3 cm,两端各系一条线,保存于供氧的 38 ℃ 左右的台氏液中。

(二)仪器安装与调试实验安装(见图 6-18)

1. 恒温平滑肌浴槽装置:向中央标本槽内加入台氏液至浴槽高度的 2/3 处。外部容器为水浴锅加自来水。打开电源,恒温工作点定在(37±0.5)℃,将充满氧气的道氏袋与通气钩相连接,将肠段一端系在通气管钩上,另一端与张力换能器相连。控制通气量,使氧气从通气管前端呈单个而不是成串逸出。

2. 仪器调试:RM6240 系统的使用,选择"实验"菜单中的"肠肌记录"。相关参数设置的参考值:时间常数为直流,滤波频率 10 Hz,灵敏度 3 g,采样频率 200 Hz,扫描速度 1 s/div。用鼠标左键单击工具条上的"开始"按钮,调节参数至波形幅度、密度适当,待收缩曲线稳定后,单击记录按钮。

(三)观察项目现象及解释

1. 待标本稳定后,记录小肠平滑肌收缩的对照曲线。

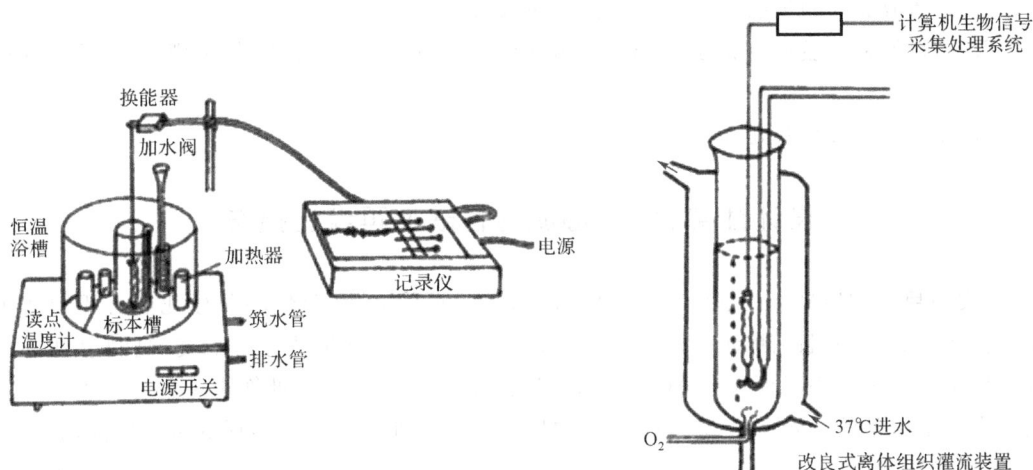

图 6-18 仪器安装与调试实验安装示意图

2. 乙酰胆碱的作用:用滴管吸入 0.01% 乙酰胆碱向灌流浴槽内滴 1～2 滴。观察到明显效应后,立即从排水管放出浴槽内含乙酰胆碱的台氏液,加入新鲜温台氏液,由此反复 3 次,以洗涤或稀释残留的乙酰胆碱,使之达到无效浓度,待小肠运动恢复后进行下一项。

3. 肾上腺素的作用:按上述方法将 0.01% 肾上腺素加入浴槽内 1～2 滴,观察小肠运动的反应。当效果明显后,立即更换台氏液。

4. 氯化钙的作用:加 2% $CaCl_2$ 溶液 2～3 滴入灌流浴槽内,观察其反应,效果明显后迅速冲洗。

5. 盐酸的作用:加 1～2 滴 1 mol/L HCl 溶液入浴槽内,观察其反应。

6. 氢氧化钠的作用:在步骤 5 的基础上加等量的 1 mol/L NaOH 溶液入浴槽内,观察其反应。按上述方法更换台氏液,反复冲洗。

7. 温度的影响:将浴槽内台氏液放出,注入 25 ℃ 台氏液,观察平滑肌收缩有何改变,当效应明显后再换入 37 ℃ 台氏液,持续一段时间后,再换入 42 ℃ 台氏液,观察收缩活动的变化(亦可根据室温的具体情况选做其中的一项)。

[实验结果] 将实验中采集的各项目曲线剪贴在报告本上,注明有关标记。每一实验组必须有一份实验数据。

[实验分析]

1. 记录曲线中观察比较小肠平滑肌与心肌、骨骼肌的收缩特性有何不同,并说明其原理。

2. 观察分析记录曲线变化,阐明各项处理引起的收缩频率、收缩强度和张力变化的机理。

[注意事项]

1. 实验过程中必须保证标本的供氧(通气)及浴槽内台氏液的恒温(37±0.5)℃,以维持标本活性。

2. 灌流浴槽内的液面高度应保持恒定。

3. 仪器零点调好后不要再移动旋钮,以免影响基线。

4. 各药液加入的量系参考数据,效果不明显者可以添加。

5. 实验效果明显后立即放掉含药液的台氏液,并冲洗多次,以免平滑肌出现不可逆反应。

6. 各项处理必须有处理标记。

设计性实验 8　心肌急性缺血再灌注损伤

[实验目的和原理]　急性心肌梗死是临床上常见的病症,急性心肌梗死后心肌缺血再灌注损伤将影响心肌的活动。本实验的目的是:①结扎兔冠状动脉右室支,复制急性心肌梗死模型。②观察心肌梗死后 ECG、血压、心率的变化,以了解心肌急性缺血对心肌的电活动和血流动力学的影响。③观察突然解除梗死,快复心肌血供后所出现的再灌注损伤。

[实验对象]　家兔,体重 2~3 kg。

[实验器材]　生物信号采集处理系统、压力换能器、20％乌拉坦、1％肝素、动脉插管 1 副;输液器 1 副、2％利多卡因;手术器械 1 套,注射器 10 mL、5 mL、1 mL 各 1 副,气管插管;针头 3 个(作 ECG 针形电极用)。

[方法和步骤]

1. 兔称重,耳缘静脉注射 20％乌拉坦 5 mL/kg 麻醉后,固定于手术台上。

2. 颈部切口,作气管插管,分离右颈总动脉,作动脉插管。

3. 将压力换能器与生物信号采集处理系统通道相连接,运行生物信号采集处理系统软件,采集处理系统参数可选用软件实验模块中的左心室内压、动脉血压实验参数或参考表 6-9 自行设置,并将动脉测压管内充满肝素生理盐水。

表 6-9　生物信号采集处理系统参数设置

采集频率	扫描速度	灵敏度	时间常数	滤波常数	50 Hz 陷波
10 kHz	80 ms/div	12 kPa	直流	30 Hz	开
		200 uv	0.02 s	30 Hz	开

4. 侧前后肢各插入一针灸针,连接 ECG 各电极。

5. 接气管插管和呼吸机,调节潮气量为 10 mL/kg 体重:率 30 次/分,呼/吸＝1.5/1。

6. 开胸,暴露心脏,剪开心包,找出右冠状动脉,用小圆针在后室间沟下穿一针,暂不扎。

7. 记录正常数据,观察指标包括心率、血压、ECG。

8. 扎紧室间沟下缝线,观察各项指标,若出现 ST 升高,表明家兔心肌缺血,继续观察 15 min。

9. 松开室间沟下缝线,观察各项指标,通常发生心室纤颤,即再灌注损伤。

[实验结果]　将实验中采集的各项目曲线剪贴在报告本上,注明有关标记。每一实验组必须有一份实验数据。

[实验分析]　结合实验数据、实验现象及下列问题提示进行分析讨论。

冠状动脉缺血再灌注为何会引起心肌损伤?

[注意事项]

1. 兔颈动脉插管口以靠远心端为宜,以便断裂后可在近心端重插。

2. 肝素化前注意伤口止血需彻底,尽量减少手术出血。

设计性实验9　原代大鼠肝脏细胞的分离与培养

[实验目的和原理]

1. 掌握大鼠肝脏细胞的分离方法、操作和过程。

2. 熟悉大鼠肝脏细胞的培养方法。

3. 了解原代大鼠肝脏细胞在药物评价中的应用。

大鼠肝脏细胞富含细胞色素 P450 酶,可用于药物相互作用的评估,是评价药物诱导潜能的金标准;但肝脏细胞分离难度大,生长要求高。成功分离的大鼠肝脏细胞经药物干预后,可采用分子生物学手段和药物分析手段等评价待测药物对 P450 酶的诱导潜性,用于指导新药研发和药物临床相互作用风险评估。

[实验对象]　100～150 g SD 大鼠肝脏细胞,优选雄性大鼠。

[实验器材]　手术刀、手术剪、手术镊、止血钳、缝线、留置针、纱布、75%酒精、分析天平、移液枪、一次性枪头、一次性吸管、棉花适量、低温离心机、蠕动泵、离心管、注射器、针头、记号笔、污物筒、垃圾袋、利器盒、纯化水、胰岛素、谷氨酰胺、地塞米松。

[实验所需溶液]

1. 灌流液:D-Hanks。

2. 灌流液 I:0.02%EDTA-D-Hanks。

3. 流液 II:0.05%胶原酶 I。

4. 品 100×双抗溶液。

5. 细胞培养基:DMEM＋10%FBS＋10 nmol/L 胰岛素＋2 mmol/L 谷氨酰胺＋10 nmol/L 地塞米松＋1%双抗。

[方法和步骤]

(一)实验准备

1. 配制 4%台盼蓝溶液:称取 4 g 台盼蓝,加少量蒸馏水研磨,加双蒸水至 100 mL,用滤纸过滤中,4 ℃保存。使用时用 PBS 稀释至 0.4%。

2. 配制溶液:预灌流液、灌流液 I、灌流液 II、肝细胞培养基。

3. 器械用品消毒灭菌:所用手术器械、灌流液、培养基等预先消毒灭菌。

4. 制作鼠尾胶原包被培养板:

(1)取大鼠尾巴,洗净,置 75%酒精浸泡 30 min。

(2)手持尾巴,止血钳夹住尾巴尖端,折断尾骨后拉出尾腱,剪碎尾腱后置消毒的三角烧瓶。

(3)每克尾腱 50 mL 加入 0.1%醋酸溶液,使尾腱分散于醋酸溶液中,4 ℃放置并搅拌 48 h。

(4)4000 r/min 离心 30 min。吸取其上清液,分装至小瓶,4 ℃保存。

(5)用吸管吸取胶原液,在无菌培养板的生长面内壁上均匀地涂上薄薄的一层胶原溶液。

(6)将培养板放入已消毒的饭盒,将浸有氨水的棉球放入饭盒内,四周用封口胶封死。

(7)氨气与胶原作用 30 min 后,用无菌生理盐水或 Hanks 液浸洗。

(8)置超净工作台内鼓风晾干,紫外线照射过夜后密封并低温保存备用。

(二)肝脏门静脉两步灌流法分离肝细胞

1. 将大鼠注射乌拉坦溶液全身麻醉后仰卧位固定于手术台。用 75%乙醇对腹部进行消毒,人字形切口,打开腹腔,用止血钳将腹部的皮肤固定于身体两侧,暴露肝脏。

2. 轻轻抬起肝脏,显露其下的门静脉,将其从周围的淋巴组织中分离出来。

3. 将留置针插入门静脉,并结扎牢靠,用 502 胶粘接结扎部位;留置针链接导管。

4. 预灌流液灌流 3 min;用 37 ℃灌流液Ⅰ沿门静脉插管灌注肝脏,流速 20~30 mL/min,灌洗 10 min 左右,至肝脏呈现灰白色为止。

5. 再用预灌流液灌流 3 min,冲出灌流液Ⅰ。

6. 灌流液Ⅱ灌注肝脏,流速 20 mL/min,灌洗 15 min 左右,37 ℃循环使用。

7. 肝脏变软,塌陷后用无菌镊夹持悬韧带,整体剥离肝脏,以无菌 Hanks 液连续冲洗。

8. 剪开肝包膜,钝性分离肝细胞于 250 mL 无菌烧杯中(内有 DMEM 培养基),双层无菌纱布过滤。

9. 将滤液放入 50 mL 离心管中,用预冷 DMEM 培养基、50 rcf、3 min 洗涤肝细胞 3 次。

10. 向沉淀的肝细胞中加入肝细胞培养基。

(三)检测新鲜分离的原代肝细胞的活性率

1. 细胞悬液与 0.4% 台盼蓝溶液以 9∶1 混合混匀。

2. 镜下观察,死细胞被染成明显的蓝色,而活细胞拒染呈无色透明状。

3. 统计细胞活力:细胞活率(%)=活细胞总数×100%/(活细胞总数+死细胞总数)。

4. 细胞记数板加上盖玻片,移液枪吸取上述肝脏细胞悬液,从记数板上盖玻片的边缘一侧缓缓滴入,使之充满记数板和盖玻片之间的空隙中。

5. 将计数板放在低倍镜下观察计数。计算出计数板的四角大方格(每个大方格又分 16 个小方格)内的细胞数。

6. 计数结束后,换算出每毫升悬液中的细胞数:细胞数/ mL = 4 个大方格总数× 10000/4。

(四)肝细胞原代培养

1. 将肝细胞原液的密度调整为 $1×10^6$/mL。

2. 按 $2×10^5$/cm³ 接种于铺有鼠尾胶的 24 孔培养板中,37 ℃,5%CO$_2$ 条件下培养。

3. 首次接种 3 h 后换液;24 h 后换液,以后每 24 h 换液一次。

(五)观察和实验应用设计

1. 药物代谢酶诱导研究:贴壁生长 24 h 后的肝脏细胞可以施加药物干预,以 mRNA 转录水平变化评价诱导性可在诱导操作 48 h 后进行,以蛋白质表达水平变化或代谢活性水平评价诱导性需在 72 h 后进行。

2. 药物代谢通路研究:肝细胞贴壁生长 24 h 后可用于药物代谢通路研究,通常加入各种底物 4~8 h 即可进行检测,根据底物和代谢物的消长判断代谢物之间的关系。

3. 肝脏细胞药物毒性:肝细胞贴壁生长 24 h 后加入不同的药物浓度,作用不同时间后经 MTT 等实验检测细胞活力情况,判断药物肝细胞毒性。

[实验结果]　将实验中采集的各项目曲线剪贴在报告本上,注明有关标记。每一实验组必须有一份实验数据。

[注意事项]

1. 100～150 g 重量的大鼠肝细胞分离相对容易,且细胞活性和可诱导性优于年龄大的大鼠。

2. 肝脏静脉插入留置针应动作轻柔,避免刺穿静脉。

3. 制备胶原、包被平板、动物备皮等开始即严格实施无菌操作,避免最终细胞污染。

4. 原代肝细胞经 24 h 贴壁生长有利于细胞功能从分离损伤中恢复,减小实验误差。

设计性实验 10　评估大鼠连续给药谷浓度暴露水平

[实验目的和原理]

1. 掌握大鼠灌胃给药技术和眼眶取血技术。

2. 熟悉生物药物分析的前处理方法。

3. 了解 HPLC 测定血浆药物浓度的原理与方法。

谷浓度是评价药物治疗作用和毒性作用的重要数据,大鼠连续给药 5 个剂量后药物浓度基本达到稳态;继续连续给药,每次给药前通过眼眶采血并分离获得血浆,适当前处理后经 HPLC 分析药物浓度可测得连续给药药物的谷浓度水平,用于指导新药研发和临床效果评估。

[实验对象]　200 g 重 SD 大鼠,雌雄各半。

[实验器材]　分析天平、混悬器、超声波、烧杯、量筒、金属钥匙、称量纸、离心管、移液枪、一次性枪头、玻璃毛细管、棉花适量、高速低温离心机、离心管、注射器及针头、记号笔、小试管数支、污物筒、垃圾袋、利器盒、匀浆机、高效液相色谱分析仪、甲醇、乙腈、纯化水、C18 色谱柱、样品瓶、CMC-Na、吉非罗齐。

[实验所需溶液]

1. 0.5%CMC-Na 溶液。

2. 2500 U/mL 浓度的肝素钠溶液。

3. 50 mg/mL 吉非罗齐储备液。

[方法和步骤]

(一)实验准备

1. 配制 CMC-Na 溶液:精密称取 CMC-Na 粉末 1 g,均匀撒至 200 mL 纯化水,静置过夜使其充分溶胀 12 h 后搅拌均匀,用于适应性灌胃和配制药物溶液。

2. 配制药物溶液:按照给药剂量和灌胃体积计算药物浓度,按照 1.5 倍系数精密称取吉非罗齐粉末,加至上述 CMC-Na 溶液,搅拌均匀后经超声波处理 15 min。

3. 制备肝素化 EP 管:按照 25 U/mL 血液计算 100 倍浓缩肝素溶液浓度,此处为 2500 U/mL,取 12500 U/mL 肝素原液经纯化水 1:5 稀释即得;每管加入 10 μL 后晾干备用。

4. 配制流动相:取甲醇溶液 500 mL,加纯化水 50 mL;另取纯化水 500 mL,加甲醇 50 mL,分别获得有机相和水相,置于超声波处理脱气 20 min。

5. 配制标准药物溶液：精密称取吉非罗齐 50 mg，加 1 mL 甲醇溶解，得 50 mg/mL 吉非罗齐储备液，并以此制备系列梯度工作溶液用于配制标准曲线。

（二）灌胃

1. 固定动物，右手将大鼠尾巴提起，置于鼠笼或粗糙的平面上，当大鼠向前挣扎时，用左手压住大鼠臀部，并向前推移，至颈部时，食指和中指分置颈部两侧，稍用力夹住颈部，并向前伸直顶住其头部，使其头部稍扬起并与躯体保持近直线状态，翻转大鼠置于掌心，拉直后肢。

2. 为了防止被大鼠咬伤，初学者应戴帆布手套。大鼠灌胃的关键是左手把大鼠头部固定好，使其头不能随意摆动。

3. 每次灌胃前抽取药物溶液时充分搅拌，使药物分散均匀，这样可以减少不溶性药物实验的个体误差。

4. 以灌胃器轻轻压其头部，使口腔与食道成一条直线，再将灌胃针由嘴角入针，沿上腭壁轻轻进入食道，当灌胃针进入约 3 cm 左右时即开始推送药物。

（三）样品采集

1. 待大鼠连续灌胃达到 5 个剂量后，大鼠药物暴露基本达到稳态，可以开始采集血液标本。

2. 采血血液时间为每次给药前（谷浓度或偏谷浓度）。

3. 准备玻璃毛细管，其一端外径为 1～1.5 mm，长 20～25 mm。

4. 采血时，左手拇指及食指抓住鼠两耳之间的皮肤使鼠固定，并轻轻压迫颈部两侧，阻碍静脉回流，使眼球充分外突，提示眼眶后静脉丛充血。

5. 右手持毛细管，将其断端以 45°角插入内眼角与眼球之间，轻轻向眼底方向刺入，当感到有阻力时即停止刺入，旋转取血管以切开静脉丛，待出血后左手将大鼠的头稍偏过来，血液即借助压力和重力流入取血管中，取 0.5 mL。

6. 采血结束后，拔出采血管，放松左手，用干净的棉花压迫眼睛一会儿止血，再放回笼中继续饲养和实验。

（四）样品前处理

1. 新鲜采集的血液样品经过 2000 rcf 离心 20 min，用移液枪将上层血浆转移至新的 EP 管，置于 −80 ℃ 冰箱冷冻保存待测。

2. 精密移取待测血浆 0.1 mL，加入两倍体积的甲醇或乙腈溶液，充分混悬 2 min，置冷冻离心机 13000 rcf 离心 30 min，以彻底除去蛋白。

（五）HPLC 分析药物浓度

1. 开启 HPLC 设备，采用上述流动相平衡设备和色谱柱。

2. 分别配制 20 μg/mL 的吉非罗齐溶液和空白溶液，用于 HPLC 摸索色谱条件。

3. 建立色谱条件后，批量运行和分析标准曲线样品及血浆样品，并计算药物浓度。

[实验结果]

1. 掌握称量药品、移取液体等微量操作的技巧和准确性，可在实验准备阶段减少误差风险。

2. 大鼠灌胃要努力实现避免误操作致动物死亡；眼眶取血力求快速而轻柔，减少对动物的损伤和感染，取血量满足要求。

3. 分析方法经 6 只大鼠空白血浆验证无干扰,准确度和精密度均小于 15％(标准曲线低浓度点允许小于 20％),标准曲线范围内现行不低于 0.99。

[实验分析]　学习和掌握生物药物分析的基本要求,掌握摸索和建立药物分析方法的过程,根据色谱表现和计算实验实验结果判断方法的专属性、准确度、精密度、线性等参数。

[注意事项]

1. 在保定大鼠过程中,不要用力过大,勿握其颈部,以免致其窒息死亡。

2. 如果灌胃针插入位置不正确,大鼠会强烈挣扎,必须拔出重插,否则可能将药物灌入气管,造成大鼠死亡。注完药液后轻轻抽出灌胃针。

3. 大鼠开始灌胃给药前,建议可先行 2 d 给予 CMC-Na 溶液灌胃,可使大鼠适应实验者操作,不至于在正式实验时造成失败。

4. 血浆样品前处理严格按照要求操作,以保护色谱柱。

5. HPLC 为大型设备,由专人操作,未经允许,不得擅自操作,以免损坏设备。

设计性实验 11　Von Frey 丝法测量疼痛反应

[实验目的和原理]

1. 学习建立小鼠炎症痛模型。

2. 了解疼痛反应的机械痛阈的测定。

3. 观察镇痛药的镇痛效应。

痛觉通常是一种提醒机体受到伤害的保护机制,但是持续性的痛觉(慢性痛)与很多病理情况有关,比如创伤、术后痛、烧伤、神经病理痛、癌症痛和官能性痛觉综合征等。目前对于疼痛,尤其是慢性疼痛的治疗,尚缺乏有效的镇痛药物。

实验性痛觉模型的建立是研究伤害性知觉及疼痛的基础,对于临床前期镇痛药或疼痛机制的研究起着重要作用。能够特异性地感受痛觉刺激的一类初级传入神经元被称为伤害感受器(nociceptor),感受和传导伤害性的灼热、机械和化学刺激。周围组织的损伤或炎症引起致痛因子的释放,通过兴奋外周伤害性感受器,伤害性信号传导到中枢神经系统引起持续性疼痛。痛觉模型通过测量动物对伤害性刺激反应的潜伏期来作为疼痛指标。

[实验对象]　成年雄性小鼠(8 周左右)。

[实验器材]　测痛架、Von Frey 丝 1 套、天平、注射器、秒表、完全弗氏佐剂(CFA)、生理盐水、待测的镇痛药。

[方法和步骤]

(一)建立小鼠炎症痛模型

小鼠右侧后脚掌皮下注射经生理盐水 1:1 稀释后的完全弗氏佐剂(CFA)20 μL。通过观察注射部位出现红、肿、热和明显的抬足及舔爪现象以确定发生炎症反应。空白组为后脚掌皮下注射 20 μL 生理盐水。

(二)Von Frey 丝测痛实验基本步骤

1. 基础机械痛阈值的测量:将小鼠放入底端带有网格的有机玻璃盒子(7 cm×9 cm×7 cm),至少适应环境 30 min,待其适应环境停止探究行为,处于安静状态后,用不同克重的 Von Frey 垂直刺激(0.07～15 g)其足底正中足心部位,使 Von Frey 弯曲,持续 5 s。可将一面反光镜置于小鼠下方，以便准确定位。若无缩足反应，则增大 Von Frey 刺激，但每次刺激之间间隔时间最少 15 s。找到 5 次刺激中引起最少 3 次抬足反应的 Von Frey 丝，此 Von Frey 丝的克重即为触痛阈值（克）。若超过 15 g 仍不能引起动物缩足反应，则不再增加刺激强度，测量并记录各组动物术前基础痛阈值，此时记为 0 天（day 0）。

2. 基础痛阈值的测量结束后的同一天（day 0），将小鼠分为空白组、模型组、模型给药组和对照给药组。如表 6-10 所示，分别注射生理盐水、CFA 或 CFA 和镇痛药物。72 h 后，测量机械痛阈值。（* 镇痛药的给药方法依照药物的性质而定）

表 6-10　Von Frey 丝测痛实验

		Day 0	Day 1	Day 2	Day 3
空白组	测痛实验	足底生理盐水			测痛实验
模型组	测痛实验	足底 CFA			测痛实验
模型给药组	测痛实验	足底 CFA ＋ 镇痛药*（腹腔或静脉给药）	镇痛药*（腹腔或静脉给药）	镇痛药*（腹腔或静脉给药）	测痛实验
对照给药组	测痛实验	足底生理盐水 ＋ 镇痛药*（腹腔或静脉给药）	镇痛药*（腹腔或静脉给药）	镇痛药*（腹腔或静脉给药）	测痛实验

[实验结果]

1. 观察和比较动物受到无害/伤害性刺激之后的行为学反应。

2. 计算实验各组在用药后的痛阈百分比：

$$\frac{给药后引起痛觉行为的 Von Frey 丝的克重}{给药前引起痛觉行为的 Von Frey 丝的克重} \times 100\%$$

[实验分析]

根据实验各组在用药后的痛阈百分比的平均值±标准误（±standard error）作图或列表表述，用 unpaired student t-test 统计各组间差异，用 paired student t-test 统计同组给药前后的差异。

[注意事项]

1. 测量时，Von Frey 丝的强度应由小到大。不能给予过强的刺激，以避免对动物足底造成额外损伤，影响痛阈的测定。

2. 必须保持所有的实验程序（如测试时间、环境噪音、光亮等）一致；

3. 每次实验前尽量轻巧地抓取动物，以免造成应激反应；让动物有足够的时间适应实验者的气味及实验环境。

设计性实验 12　学习和记忆的行为学实验（新物体识别法）

[实验目的和原理]

1. 建立新物体辨识法学习记忆模型。

2. 检验记忆随时间减弱的特性。

很多神经系统疾病的临床表现之一为学习和记忆能力的减退。学习是获得外界信息或知识，并依赖于经验改变自身行为以适应环境的过程，而记忆则是对外界新信息或新知识进行加工、储存和再现。新物体辨识模型依据动物对环境中原来见过的熟悉物体和没有见过的新物体的探究时间的长短来评价被测试动物的记忆功能。倘若被测试动物没有遗忘环境中见过的熟悉物体，便会用更多的时间探究没有见过的新物体；若遗忘了见过的熟悉物体，则对新物体和熟悉物体的探究时间基本相同。

[实验对象]　成年雄性小鼠(8 周左右)。

[实验器材]　测试盒(47 cm×21 cm×40 cm 的自制硬纸盒)；方形硬塑儿童玩具 1 个 (4.5 cm×4.5 cm×5 cm)，圆柱形塑料玩具 1 个(直径 4 cm，高 7 cm)，两物体均足够重，以防止小鼠推动；摄像头 1 个。

[方法和步骤]　物体识别模型的建立包括适应期、熟悉期和测试期三个阶段。

1. 适应期：适应期共 2 d，每天将小鼠放入行为箱两物体之间的中线处(见图 6-19)。每次放入的初始位置固定，让小鼠自由活动 5 min，以适应环境。这一阶段行为箱内不放任何被识别物体。

2. 熟悉期：第 3 天进入熟悉期和测试期。在熟悉期，首先在行为箱内放入两个相同的被识别物体，而后将小鼠放入行为箱，让其在里面活动 5 min。被识别物体的摆放位置和小鼠放入行为箱的初始位置如图 6-19 所示。在此阶段，记录小鼠对两个被识别物体的探究时间。小鼠鼻子距被识别物体的距离不超过 2 cm 或用鼻子接触到被识别物体为探究行为，趴在被识别物体上或只是在被识别物体附近走动不认为是探究行为。熟悉期结束后，将行为箱和用过的被识别物体用清水冲洗，然后用电吹风吹干以去除小鼠在上面遗留的气味。

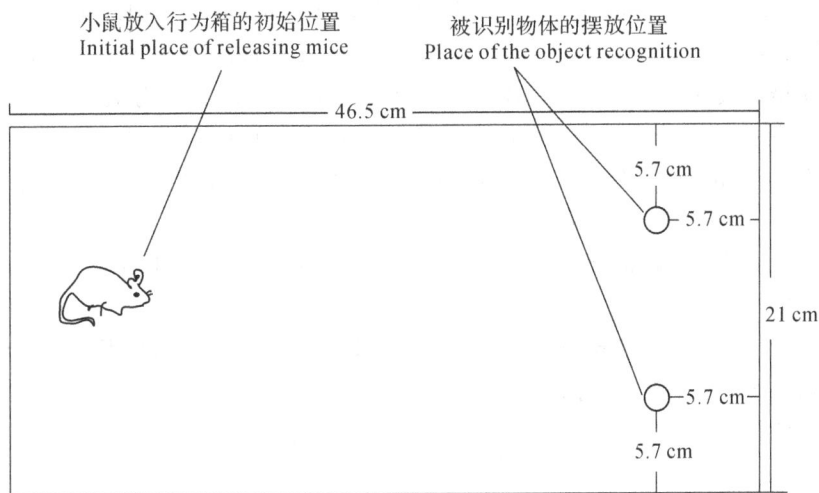

图 6-19　物体识别行为箱示意图

3. 测试期：熟悉期结束后，间隔 1、4 和 24 h 进入测试期。首先在行为箱内固定位置放置两个不同的被识别物体，然后将小鼠从初始位置放入行为箱，让其自由活动 5 min，并记录小鼠对两个不同物体的探究时间。

[实验结果]

观察动物在 5 min 内对两物体的识别时间，并记录。

本实验中将动物对物体的识别定义为：动物主动用鼻子嗅物体，并且距离物体的距离小于 2 cm，或者有意识的围绕物体，而动物蹲在物体上不作为动物的学习行为。

[实验分析]

对新物体的识别时间记录 T_n,对旧物体的识别时间记录为 T_f。动物对新物体的识别指数以下列公式表示:$T_i = T_n/(T_n + T_f)$,该指数越高说明动物的学习记忆能力越强,反之则越差。

将 T_i 用平均值±标准误($\bar{x} \pm$ standard error)作图或列表表述,并统计各组差异。

[注意事项]

1. 整个实验过程中测试盒位置、室内灯光强度及周围设置保持不变。

2. 每只动物实验结束后,10%的酒精清洁实验装置,以免气味对动物的识别造成干扰。

设计性实验 13　背根神经元的急性分离和培养

[实验目的和原理]

1. 熟悉背根神经元(dorsal root ganglia,DRG)的急性分离。

2. 熟悉神经元原代培养过程。

[实验对象]　成年雄性小鼠(8 周左右)。

[实验器材]　培养箱、超净台、孵箱、解剖镜 1 台、大剪刀 1 把、短角形系结镊 2 把、眼科剪 2 把、止血钳 3 把、玻片、25 mL/100 mL 血清瓶、15 mL 玻璃管、玻璃培养皿(直径大概 70 mm)、超纯水、显微镜及分析系统、高压灭菌锅。

PDL(Sigma,避光保存,用超纯水配制好后过滤,200 μL 或 400 μL/tube 分装,−20 ℃储存。母液浓度为 5 mg/mL,工作液浓度为 0.1 mg/mL)、D-PBS 缓冲液(Gibco,4 ℃储存)、DMEM 培养液(Gibco,储存)、FBS 胎牛血清(Gibco,4 mL 每管分装,−20 ℃储存)、青霉素/链霉素混合液(invitrogen,10 mL 每管分装,−20 ℃储存)、glutamate(invitrogen,200 mmol/L,1.5 mL 每管分装,−20 ℃储存)、胶原蛋白酶Ⅳ干粉(worthington,4 ℃储存)、dispase 中性蛋白酶干粉(worthington,4 ℃储存)。

培养母液 A:含 1%青霉素/链霉素的 DMEM 溶液(99 mL DMEM 加入 1 mL 青霉素/链霉素混合液)。

培养母液 C:含 1%青霉素/链霉素和 625 μmol/L glutamate 的 DMEM 溶液(493.5 mL DMEM 加入 5 mL 青霉素/链霉素混合液和 1.25 mL glutamate)。

[方法和步骤]

(一)准备工作

1. 培养前 1 d:高压灭菌。

玻片、25 mL/100 mL 血清瓶、15 mL 玻璃管、玻璃培养皿(直径大概 70 mm)、超纯水。

2. 培养前 1 h:处理玻片。

用 PDL 工作液包被灭菌后的玻片,−4 ℃包被过夜。然后用灭菌好的超纯水洗 3 次,铺在 35 mm 一次性培养皿内,吹干,紫外消毒 40 min,消毒完好后放培养箱孵育,待用。

3. 把解剖镜和解剖器械(眼科剪 1 把、止血钳 1 把和短角形系结镊 2 把)放到工作台内,酒精消毒,紫外照射 30 min 左右。

4. 准备鸡尾酒酶溶液:2 mL 培养母液 A、4 mg 中性蛋白酶、2 mg 胶原蛋白酶Ⅳ、4 ℃放置备用。

（二）解剖步骤

1. 取动物,放通风橱内。

2. 取冰袋、D-PBS 30 mL 和鸡尾酒酶溶液 1 管,用 75%酒精消毒,放台内;35 mm 一次性培养皿 3 个放在冰袋上,盛上 D-PBS。

3. 小鼠麻醉后大剪刀断头,用止血钳剥除背部皮肤。剪取一段脊髓,将两侧肋骨剪去一部分,腹侧朝上置于冰袋上,在解剖显微镜下沿椎管两侧水平剪除腹侧一半椎骨,暴露脊髓和背根神经节 DRG,用解剖镊分离出 DRG,剥除神经节被膜,放入盛有干净 D-PBS 溶液的培养皿中。(注意:小鼠最后一对肋骨对应 T13)。

4. 用移液枪吸走 D-PBS,加入鸡尾酒酶溶液,放入培养箱,37 ℃/5% CO_2 条件下孵育 40～45 min。在等待的时间中,配制种植培养液(culture media,CM)和饲养培养液(feeding media,FM),放入培养箱孵育待用。抛光巴斯德玻璃管(用于下一步细胞吹打)。

CM:含 10%FBS 的培养母液 A。

FM:含 10%FBS 的培养母液 C。

5. DRG 孵育结束后放回工作台,用巴斯德玻璃管轻轻吸出 DRG,放入盛有 2 mL CM 的离心管中,吸走 CM,再用 2 mL CM 清洗 1 次。吸走 CM 加入 2 mL FM,用巴斯德玻璃管轻轻吹打组织块,直至无肉眼明显可见的大块组织为止。

6. 取 100 μL 接种于种到吸干基配后的每个玻片上,标记好后尽快放进培养箱。1 h 后加入 2 mL FM。24 h 后换液。接种第 3 天,在培养皿中分别加入含 5 μmol/L 阿糖胞苷,作用 48 h 后更换新鲜 FM,以后每周换液 2 次,每次更换一半新鲜饲养培养液。

[实验结果] 观察并拍照记录不同时期的细胞形态,计算神经元突起的生长速度(毫米/天)。

[实验分析] 观察不同时期的细胞形态,并拍照记录。

[注意事项]

1. 注意无菌操作。

2. 从处死动物到取 DRG 时间不可过长,应控制在 40 min 之内。

3. 细胞吹打时不可用力过猛,以免损伤细胞。

设计性实验 14 神经元动作电位的记录

[实验目的和原理]

1. 学习全细胞膜片钳的基本技术。

2. 了解动作电位产生的原理。

[实验对象] 成年雄性小鼠(8 周左右)。

[实验器材] 放大器 Axopatch 200B、DigiData 1440、微操纵器、给药灌流系统、倒置荧光显微镜、安装 pClamp10.0 的电脑、蠕动泵、电极拉制器、玻璃毛胚、AgCl 电极、pH 计、电子天平、培养箱、超净台、孵箱、解剖镜 1 台、大剪刀 1 把、短角形系结镊 2 把、眼科剪 2 把、止血钳 3 把。玻片、25 mL/100 mL 血清瓶、15 mL 玻璃管、玻璃培养皿(直径大概 70 mm)、超纯水、显微镜及分析系统、高压灭菌锅。

KCl,NaCl,MgCl$_2$、EGTA,HEPES,NaATP,MgATP,CaCl$_2$、KOH,NaOH,glucose,

PDL(0.1 mg/mL)、D-PBS 缓冲液(Gibco,4 ℃储存)、DMEM 培养液(Gibco,储存)、FBS 胎牛血清(Gibco,4 mL 每管分装,−20 ℃储存)、青霉素/链霉素混合液(invitrogen,10 mL 每管分装,−20 ℃储存)、glutamate(invitrogen,200 mmol/L,1.5 mL 每管分装,−20 ℃储存)、胶原蛋白酶Ⅳ干粉(worthington,4 ℃储存)、dispase 中性蛋白酶干粉(worthington,4 ℃储存)。

培养母液 A:含 1%青霉素/链霉素的 DMEM 溶液(99 mL DMEM 加入 1 mL 青霉素/链霉素混合液)。

培养母液 C:含 1%青霉素/链霉素和 625 μmol/L glutamate 的 DMEM 溶液(493.5 mL DMEM 加入 5 mL 青霉素/链霉素混合液和 1.25 mL glutamate)。

[方法和步骤]

(一)神经元急性分离和培养

1. 培养前 1 d:高压灭菌。

玻片、25 mL/100 mL 血清瓶、15 mL 玻璃管、玻璃培养皿(直径大概 70 mm)、超纯水。

2. 培养前 1 h:处理玻片。

用 PDL 工作液包被灭菌后的玻片,−4 ℃包被过夜。然后用灭菌好的超纯水洗 3 次,铺在 35 mm 一次性培养皿内,吹干,紫外消毒 40 min,消毒完收好放培养箱孵育,待用。

3. 把解剖镜和解剖器械(眼科剪 1 把、止血钳 1 把和短角形系结镊 2 把)放到工作台内,酒精消毒,紫外照射 30 min 左右。

4. 准备鸡尾酒酶溶液:2 mL 培养母液 A,0.4 mg 中性蛋白酶,0.4 mg 胶原蛋白酶Ⅳ,4 ℃放置备用。

5. 取动物,放通风橱内。

6. 取冰袋、D-PBS 30 mL 和鸡尾酒酶溶液 1 管,用 75%酒精消毒,放台内;35 mm 一次性培养皿 3 个放在冰袋上,盛上 D-PBS。

7. 小鼠麻醉后大剪刀断头,用止血钳剥除背部皮肤。剪取一段脊髓,将两侧肋骨剪去一部分,腹侧朝上置于冰袋上,在解剖显微镜下沿椎管两侧水平剪除腹侧一半椎骨,暴露脊髓和背根神经节 DRG,用解剖镊分离出 DRG,剥除神经节被膜,放入盛有干净 D-PBS 溶液的培养皿中。(注意:小鼠最后一对肋骨对应 T13)。

8. 用移液枪吸走 D-PBS,加入鸡尾酒酶溶液,放入培养箱 37 ℃/5% CO_2 条件下孵育 40~45 min。在等待的时间中,配制种植培养液(culture media,CM)和饲养培养液(feeding media,FM),放入培养箱孵育待用。抛光巴斯德玻璃管(用于下一步细胞吹打)。

CM:含 10%FBS 的培养母液 A。

FM:含 10%FBS 的培养母液 C。

9. DRG 孵育结束后放回工作台,用巴斯德玻璃管轻轻吸出 DRG,放入盛有 2 mL CM 的离心管中,吸走 CM,再用 2 mL CM 清洗 1 次。吸走 CM 加入 2 mL FM,用巴斯德玻璃管轻轻吹打组织块,直至无肉眼明显可见的大块组织为止。

10. 取 100 μL 接种于种到吸干基配后的每个玻片上,标记好后尽快放进培养箱。1 h 后加入 2 mL FM。24~48 h 后可用于电生理实验。

(二)配溶液,制作玻璃电极

1. 电极内液:140 mmol/L KCl,2 mmol/L $MgCl_2$,1.1 mmol/L EGTA,10 mmol/L

HEPES,2 mmol/L MgATP;用 KOH 将 pH 调为 7.25。

2. 细胞外灌流液:150 mmol/L NaCl,5 mmol/L KCl,1 mmol/L MgCl₂,3 mmol/L CaCl₂,10 mmol/L glucose,10 mmol/L HEPE;用 NaOH 将 pH 调为 7.4。

3. 玻璃微电极由 P-97 电极拉制器拉制,尖端开口约 1 μm。

（三）记录动作电位

1. 通过相差显微镜来观察细胞形态。实验过程中,状态好的培养神经元一般胞体折光率强,边界清楚。

2. 在电压钳模式下,给一个小的正向方波。用微操纵器使充有电极内液的玻璃微电极靠近细胞,待电极尖端入水前,轻轻推动注射器在电极内给一个正压。电极尖端入水后,补偿电极电阻。

3. 待电极尖端靠近细胞后(表现为胞体能被电极尖端压出个浅的凹坑,还能观察到电极阻抗上升现象),释放掉正压并顺势给一个负压,形成高阻封接(>1 GΩ)。

4. 封接稳定之后,给予大而短促的负压或电击(Zap)可以使电极尖端下的细胞膜破裂,从而形成全细胞记录模式(whole-cell recording)。此时补偿电容和串联电阻,获得较平稳的基线。若细胞漏电流大于 200 pA 则放弃记录。

5. 通过放大器 Axopatch 200 B(3 kHz 低通滤波),并由 DigiData 1440 进行 A/D 转换后用软件 pClamp 10.0 来同时记录细胞的电生理特性。转为电流钳模式,采用阶梯电流对细胞进行刺激,观察动作电位的发放,记录阈电流数值。

［实验结果］

1. 观察细胞形态,计算细胞直径。

2. 记录静息状态下神经元的全细胞电容和静息电位。

3. 记录神经元动作电位以及激发动作电位的阈电流。

［实验分析］　记录膜静息电位、动作电位幅度、时程以及阈电流等参数,根据平均值±标准误(±standard error)作图或列表表述。

［注意事项］

1. 选择光滑饱满,形状呈圆形的健康细胞记录。

2. 注意破膜前必须先获得高阻抗封接达到 GΩ 以上。

3. 破膜动作要轻柔,以免破坏高阻抗封接或损伤细胞。

设计性实验 15　烟对急性分离海马神经元作用的电生理学研究

［实验目的和原理］

1. 掌握膜片钳记录的原理,了解膜片钳记录的几种常规模式。

2. 熟悉膜片钳全细胞记录模式。

3. 了解海马神经元离子通道电流和受体电流的记录。

4. 了解烟作用于海马神经元的相关机制,说明吸烟对人体的危害。

烟叶中含有烟碱、焦油等有害物质,其中烟碱是主要成分,毒性作用复杂,既作用于 N₁ 受体,也作用于 N₂ 受体,尚作用于中枢神经系统 N 受体。烟碱为烟草制品中所含毒物之一,对吸烟危害的研究有着重要意义。

1976 年 Neher 和 Sakmarm 建立了可以记录离子通道电流来反应细胞膜上单一(或多个)离子通道分子活动的新技术,即膜片钳技术(patch clamp recording technique)。该技术是用玻璃微电极与细胞表面紧密接触,形成吉欧姆以上的高阻抗封接,是玻璃电极尖所在区域的细胞膜(即膜片)与其周围在电学上绝缘,然后在此基础上固定膜电位,对膜片上离子通道电流或受体电流进行检测和记录。

[实验对象] 大鼠,10～14 d。

[实验器材] 膜片钳记录系统、微电极拉制仪、倒置显微镜、三维操纵器、玻璃毛胚、电子天平、pH 仪、恒温水浴箱、离心机、切片机、哺乳类动物手术器械、烧杯、试管、氧气瓶、胰蛋白酶、人工脑脊液(ACSF)。

[方法和步骤]

(一)单个神经细胞的急性酶分离

将大鼠断头,立即取出脑组织并迅速置入低温人工脑脊液(0～4 ℃)中 10～20 s;然后于大脑半球腹内侧分离出海马;将海马切成 400 μm 的薄片,置于 32 ℃人工脑脊液中孵育,连续通以 5%CO_2+95%O_2 混合气。30 min 后换以含 1 g/L 胰蛋白酶的人工脑脊液,酶解(32 ℃,40 min)后用人工脑脊液洗脑片 3 次。将脑片重新置于 32 ℃人工脑脊液内连续同以 5%CO_2+95%O_2 混合气孵育待用,取出部分脑片移入盛有氧饱和的人工脑脊液的离心管内,先后用尖端热处理的直径 400 μm 和直径 150 μm 作用的玻璃吸管轻轻吹打,将离心管静止竖立约 2 min,取上部细胞悬液,加入培养皿内,约 20 min 后细胞贴壁。此时即可在倒置显微镜下观察细胞形态,待细胞贴壁后,即可进行膜片钳记录。

(二)仪器的连接

膜片钳记录系统基本组成包括放大器、数模转换器、显微镜、视频监视器及防震台和屏蔽笼等。膜片钳实验系统的组成及连接如图 6-20 所示。

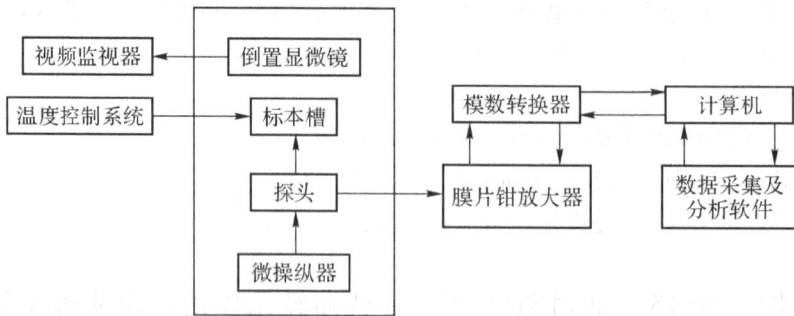

图 6-20 膜片钳记录系统组成及连接示意图

(三)膜片钳微电极的拉制

用微电极拉制仪将玻璃毛胚经两步法拉制成尖端直径约为 1 μm 的微电极,然后用细塑料管从点击尾部充灌电极内液。

(四)烟碱的制备

取蒸馏水 4 mL 置于水烟斗内,然后将香烟插入烟斗上,让人吸香烟,此时烟内的毒物如烟碱等即溶于水,每次吸一支烟即可,此液体为烟碱提取物液。

[观察项目]

1. 吉欧姆封接的形成和离子通道电流的记录。将充灌有细胞内液的电极安放于放大器探头上,电极内给予弱正压保持尖端通畅、干净。在三维操纵器推进下使微电极尖端入溶液,由膜片钳放大器向微电极发放一电业为5 mV的方波脉冲信号,检查电极尖端阻抗及观察封接形成过程,利用三维操纵器微电极尖端靠近细胞。当微电极尖端与细胞表面接触后,课件应答电流见效。此时放掉正压,再向微电极尖端施以负压,应答电流进一步减少直至为0,形成吉欧姆封接,达到电化学绝缘,快速给予较强负压吸引或点击破膜。形成全细胞模式,施以不同条件及参数分别记录钠、钾和钙通道电流。

2. 在上述记录的基础上,给予不同浓度的烟碱提取液,记录观察不同浓度的烟碱提取液对钠、钾和钙通道电流的影响。

[实验结果]

1. 钠、钾和钙通道电流曲线。

2. 不同浓度烟碱提取液作用后的钠、钾和钙通道电流曲线,分析烟碱提取物的离子通道作用机制。

[实验分析]

分析烟碱提取液对分离海马神经元钠、钾和钙通道电流电生理学特性(幅值,开放、失活时间等)的影响,实验结果以平均值±标准误(±standard error)作图或列表表述。实验结果示例图如图 6-21 所示。

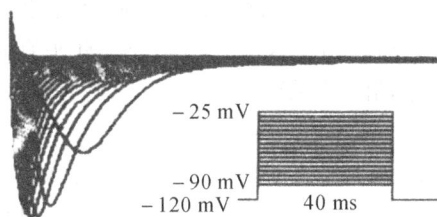

图 6-21　钠离子通道电流

[注意事项]

1. 分离细胞时,注意酶量和消化时间,防止消化过度造成细胞损害,并保证浴液清洁。

2. 选择贴壁良好、立体感强、折光性好、表面光滑的细胞进行试验,可以提高实验的成功率。

3. 高阻封接后及实验过程中减少地面震动,以免细胞脱落。

设计性实验 16　血液细胞阻抗谱实验

[实验目的和原理]

1. 观察运动对血液阻抗谱的影响。

2. 掌握血液阻抗谱测量方法。

3. 了解细胞阻抗谱指标的电生理意义。

[实验对象]　小鼠。

[实验器材]　一次性使用真空采血器配套用针(上海康侬医疗器械有限公司)、一次性使用真空采血管(浙江拱东医疗科技有限公司)、一次性玻璃毛细管(姜堰市瑞康医疗器械有限公司)、2.5 mL一次性使用无菌注射器(浙江玉升医疗器械股份有限公司)、测量电极(自制)、4294 A阻抗分析仪(美国 AGILENT TECHNOLOGIES 公司)、HAEMATOKRIT 210 微量离心机(德国 HETTICH 公司)。

[实验药品]　氨基甲酸乙酯(CP,国药集团化学试剂有限公司)、0.9% NaCl 生理盐水(西安双鹤药业有限公司)、肝素二钠(常州千红药业,规格 2 mL/12500 U)、人血白蛋白(华兰生物工程股份有限公司,规格 10 g)、苯肼(梯希爱)。

[方法和步骤]

(一)准备工作

1.实验分组:将 50 只 ICR 小鼠(浙江省实验动物中心提供)随机分成 3 组。

2.苯肼溶液配制(准备溶液):将 98% 的苯肼溶液加生理盐水配制成浓度为 0.04 mg/g、0.07 mg/g。

(二)注射苯肼溶液

采用腹腔注射给药,除对照组注射生理盐水外,B、C 两组注射苯肼溶液,注射剂量分别为 40 mg/kg、70 mg/kg 体重,分别注射 2 次,时隔 24 h。

(三)血液采集

4 周后,三组动物将小鼠常规消毒。术者在胸骨左侧 3～4 肋间摸到心尖搏动,在心搏最明显处作穿刺点;右手持注射器,将针头插入肋间隙,在左手触摸心跳的配合下,垂直刺入心脏,当持针手感到心搏动时,再稍刺入即到达心腔。针头宜直入直出,不可在胸腔内左右探索。拔针后棉球压迫止血,肝素抗凝。

(四)阻抗测量

血液经抗凝处理后,吸取约 0.4 mL 已采好小鼠血液注入自制 Pt 电极测量池中进行血液阻抗谱的测量。血液阻抗谱的测量通过 Agilent 4294 A 阻抗分析仪完成。在 0.01～100 MHz的宽频范围内选取 80 个频率点,设定每个频率点自动循环扫描测量 3 次取均值,交流激励信号源电压 0.2 V。阻抗测量的实验室温为(25±1)℃下进行。

(五)血细胞比容测量

取阻抗测量后的小鼠血液注入一次性玻璃毛细管(长度 75 mm,外径 1.5 mm),用 HAEMATOKRIT 210 微量离心机在以 9000 rpm 的转速,离心 10 min,然后分别测量全血长度(L)与血液细胞长度(l),计算血液细胞压积(hematocrit,Hct),Hct=(l/L)×100%。

[实验结果]　记录检测实验数据,并绘制 Bode 图、Nyquist 图、Nichols 图。

[实验分析]　将实验数据进行整理,分析血液细胞各成分在 Bode 图、Nyquist 图、Nichols 图中的表征。

[注意事项]

1.器械用适当肝素润洗,防止凝血。

2.测量时注意室内的温度,控制在 25 ℃左右。

设计性实验 17　运动对血液细胞阻抗谱影响实验

[实验目的和原理]

1. 观察运动对血液阻抗谱的影响。

2. 掌握血液阻抗谱测量方法。

3. 了解细胞阻抗谱指标的电生理意义。

[实验对象]　大鼠。

[实验器材]　大鼠跑台、真空采血器配套用针、真空采血管、玻璃毛细管、2.5 mL 无菌注射器、测量电极、4294 A 阻抗分析仪、HAEMATOKRIT 210 微量离心机、手术刀、弯手术剪刀、眼科剪刀、普通粗剪刀、玻璃分针、止血钳、采血针、镊子、持针器、缝针、动脉夹。

[实验药品]

氨基甲酸乙酯、0.9% NaCl 生理盐水、肝素二钠、人血白蛋白。

[方法和步骤]

(一)实验准备

1. 实验分组:将 20 只 SD 大鼠(浙江省实验动物中心提供)随机分成两组。

2. 采血管进行编号,准备手术刀、弯手术剪刀、眼科剪刀、普通粗剪刀、玻璃分针、止血钳、采血针、镊子、持针器、缝针、动脉夹,器械均用适当肝素润洗。

(二)运动测试

将两组老鼠在相同的条件饲养,运动组的大鼠每天保持一定的运动量,具体如表 6-11 所示:

表 6-11　四周运动量安排表

	周一	周二	周三	周四	周五	周六	周日
第一周	倾角 0 速度 15 时间 30	倾角 0 速度 15 时间 45	倾角 0 速度 25 时间 60	倾角 0 速度 30 时间 60	倾角 0 速度 30 时间 60	倾角 0 速度 30 时间 60	休息
第二周	倾角 0.83 速度 30 时间 60	倾角 0.83 速度 25 时间 60	倾角 0.83 速度 25 时间 60	倾角 0.83 速度 25 时间 60	倾角 0.83 速度 25 时间 60	倾角 0.83 速度 25 时间 60	休息
第三周	倾角 0.83 速度 25 时间 60	倾角 0.83 速度 25 时间 60	倾角 12.5 速度 25 时间 60	倾角 12.5 速度 25 时间 60	倾角 12.5 速度 25 时间 60	倾角 12.5 速度 25 时间 60	休息
第四周	倾角 12.5 速度 25 时间 60	倾角 12.5 速度 25 时间 60	倾角 12.5 速度 25 时间 60	倾角 12.5 速度 25 时间 60	倾角 12.5 速度 25 时间 60	倾角 12.5 速度 25 时间 60	休息

(三)血液采集

4 周做完之后,进行大鼠采血测定相关数据,将大鼠腹腔注射 2 mL 氨基甲酸乙酯(乌拉坦),进行麻醉。取鼠台,固定大鼠,剖开颈部,用玻璃分针与止血钳分离一侧颈动脉。用玻璃分针挑起,动脉夹夹住远离头部的一端,穿线结扎近头部的一端,用一次性真空采血管和一次性配套采血针,进行颈动脉插管,采血入相应编号的采血管内。采完血后,进行微微的转动,观察有无凝血,如凝血则无法继续测定,待阻抗测量。

(四)阻抗测量

经抗凝处理后,吸取约 0.4 mL 已采好小鼠血液注入自制 Pt 电极测量池中进行血液阻抗谱的测量。血液阻抗谱的测量通过 Agilent 4294 A 阻抗分析仪完成。在 0.01 ～ 100 MHz的宽频范围内选取 80 个频率点,设定每个频率点自动循环扫描测量 3 次取均值,交流激励信号源电压 0.2 V。阻抗测量的实验室温为 $(25\pm1)℃$ 下进行。

(五)血细胞比容测量

取阻抗测量后的小鼠血液注入一次性玻璃毛细管(长度 75 mm,外径 1.5 mm),用 HAEMATOKRIT 210 微量离心机在以 9000 rpm 的转速,离心 10 min,然后分别测量全血长度(L)与血液细胞长度(l),计算血液细胞压积(hematocrit,Hct),Hct=$(l/L)\times100\%$。

[实验结果] 记录检测实验数据,绘制 Bode 图、Nyquist 图、Nichols 图。

[实验分析]

将实验数据进行整理,分析运动对血液 Bode 图、Nyquist 图、Nichols 图的影响。

[注意事项]

1. 注射乌拉坦时,注意剂量不能太大,可根据老鼠体重调整。

2. 器械用适当肝素润洗,防止凝血。

3. 测量时注意室内的温度,控制在 25 ℃左右。

设计性实验 18 高脂血症动物模型制作及血液流变学变化

[实验目的和原理]

1. 熟悉喂养法与免疫反应法高脂血症动物模型的制作方法。

2. 掌握常见血脂及血液流变学检测方法。

3. 了解作用于甘油三酯及血液流变学的药物评价方法。

[实验对象] 新西兰大白兔。

[实验器材] 家兔灌胃装置、耳缘静脉注射装置、酶标仪、全自动生化分析仪、甘油磷酸化酶测定试剂盒。

[实验所需溶液] 牛血清白蛋白、30%胆固醇、10%猪油、2%脱氧胆酸钠、2%丙基硫氧嘧啶、甘油磷酸化酶测定试剂盒所带试剂、Tris 缓冲液(pH 7.6)150 mmol/L、LPL 大于或等于 3000 U/L、GK 大于或等于 250 U/L、ATP 大于或等于 0.5 mmol/L、GPO 大于或等于 3000 U/L、POD 1000 U/L、胆酸钠 3.5 mmol/L、硫酸镁七水化合物 17.5 mmol/L、4-氨基安替比林 1 mmol/L、4-氯酚 3.5 mmol/L、TrotonX-100 0.1 g/L、标准液:2.26 mmol/L 甘油水溶液或三油酸甘油酯液作为标准。

[方法和步骤]

1. 模型制作及药物治疗(见图 6-22):

选择日本大耳白作静脉一次性注射牛血清白蛋白(250 mg/kg),即日用高脂饲料(30%胆固醇、10%猪油、2%脱氧胆酸钠、2%丙基硫氧嘧啶)灌胃,3 周后动物即处于动脉硬化早期,6 周后除血脂继续升高外,肉眼及光镜下均可见动脉壁有明显动脉硬化斑块,但不影响

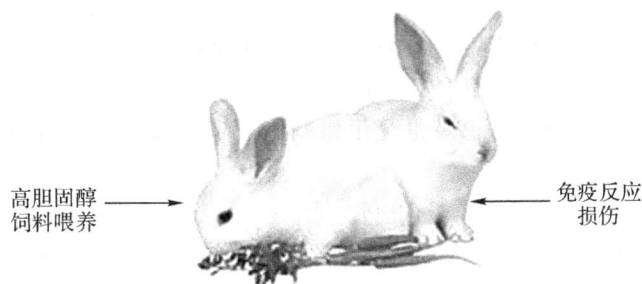

图 6-22　家兔高脂血症制作模式图

动物正常生长发育。治疗高脂血症的候选药物根据检测目的的需要进行给药:在模型制作前给药即检测药物是否具有保护作用;模型制作成功后给药即检测药物的治疗作用;模型开始制作,伴随整个制作过程给药即检测药物的干预作用(包括治疗与保护作用)。

2. 甘油三酯测定:测定管、标准管及空白管分别用血清、标准液及水各 10 μL,酶试剂各 1.0 mL,充分混合后放置 37 ℃、10 min 后测定 A_{500nm},若比色皿内测试液太少可以按照比例增加血清与酶试剂用量后再操作。颜色至少可稳定 1 h。

3. 血液流变学测定:采用毛细血管测定法,测定前先用 0.9% NaCl 生理盐水参比溶液来进行标定,生理盐水的流出时间在 10.0～10.15 s 的标准范围内,然后用前端装有较长针头的的注射器取抗凝血于 37 ℃ 的恒温水浴下,透过毛细管,求其通过时间(s),并与作为测试参比溶液的生理盐水(与血液等溶剂)进行比较,求得全血黏度比。

[实验结果]

1. 甘油三酯测定:血清 TG=(测定管吸光度/标准管吸光度)×2.26 (mmol/L)

2. 血液流变学测定:全血黏度比反应的不是欲测溶液的绝对值,而是以参比溶液的黏度为 1 的比较值,即与水之比的黏度值,简称比黏度值。

[实验分析]　分析模型制作是否成功及甘油三酯和血液流变学变化,进一步分析干预药物的作用。

[注意事项]　家兔是最早用以制造高脂血症和动脉粥样硬化症模型的动物,至今仍然多被采用。但是兔为草食动物,其酯代谢与人体的酯代谢差异较大,因此作为高脂血症的常用模型仍有需要商榷的种属差异性,需要在作药物筛选与评价过程中具体分析其差异。

设计性实验 19　海马脑片神经元微电极阵列记录的电生理学实验

[实验目的和原理]

1. 掌握微电极阵列记录的原理。

2. 掌握离体脑片的制备。

3. 了解离体脑片海马神经元神经回路水平的自发电活动特征。

4. 了解神经肽类物质对海马自发电活动特征的影响。

海马结构在中枢神经系统内参与了多种神经系统功能和神经疾病的发生。海马脑片因其神经细胞的有序排列及完整的解剖通路特点,已成为研究神经回路及神经突触可塑性的标本,这对神经疾病机制研究具有重要的意义。

微电极阵列 MEA 记录系统是在直径约 5 mm 的微区玻璃表面点阵状排列 $8 \times 8(6 \times 10)$ 等多个 TiN 材料电极，电极直径最小 $10\ \mu m$，电极间距最小 $30\ \mu m$。实验中，将离体组织、细胞或者切片直接紧密地置于电极 MEAs 上，可以同步记录 16 或 32 或 64 等多个位点的细胞外场电位信号，电极即可记录也可用作刺激或者接地，适用于神经系统特别是神经回路特征的研究及药物作用的研究。

[实验对象] 成年雄性小鼠(4～6 周)。

[实验器材] 微电极阵列(MEA)记录系统、切片机、电子天平、pH 计、恒温水浴箱、哺乳类动物手术器械、人工脑脊液(ACSF)等。

[方法和步骤]

(一)海马脑片的制备

将小鼠断头，立即取出脑组织并徐索置于低温人工脑脊液中(0～4 ℃)中，然后与冰上低温操作，分离出大脑，前后修片，留取含有海马部分的中间结构，在修齐的尾端涂上少许瞬间黏合剂(502 胶)，然后一起垂直粘贴于振动切片机的标本托上。在 0～4 ℃和供氧混合气的条件下，用振动切片机将海马切成厚度为 $300\ \mu m$ 的薄片。将切好的全部脑片置于氧合的人工脑脊液(20～25 ℃)中孵育 1 h 待用。

(二)MEA 记录系统组成包括 MEA、放大器、数模转换器、刺激器、温控系统及采集分析软件(见图 6-23)

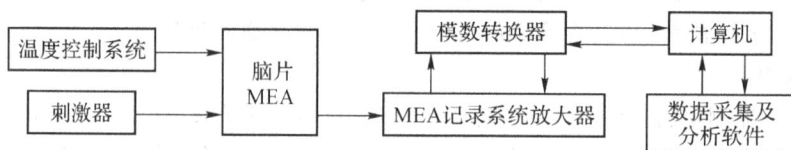

图 6-23 MEA 记录系统组成及连接

(三)MEA 电信号的记录

将脑片用盖网固定在 MEA(见图 6-24)上，脑片浸没于液面下 1～2 mm，以防止脑片飘动。调整脑片位置，使海马脑区记录细胞带位于电极点范围内。用灌流泵以 1～2 mL/min 的流速，持续灌流以氧合人工脑脊液，对海马神经元自发细胞外电信号急性多通道记录。

在记录过程中，可给予神经肽类物质，观察其对海马神经元自发电活动的影响。

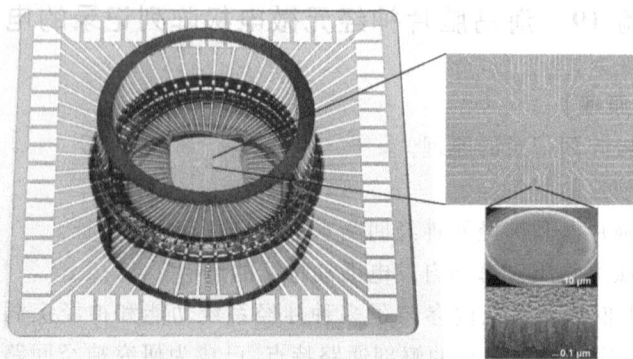

图 6-24 微电极阵列 MEA

[实验结果]（见图 6-25）

1. 海马脑片神经元自发电活动数据的采集。

2. 加药后海马脑片神经元电活动数据的采集。

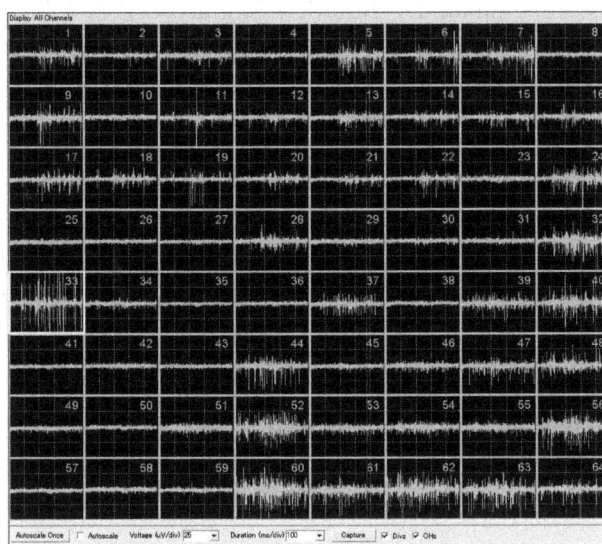

图 6-25　实验结果示例

［实验分析］　首先，根据细胞外电信号的幅值、波宽、放电频率等特征，对每个电极点上记录的多个神经元进行分类（sorting），对分类出的神经元进行多种统计学方法的相关性分析，构建所记录区域神经元自发性电活动形成的神经网络（神经回路），并描述其特征。

在自发性电活动记录的基础上，给予神经肽类物质，分析其对海马神经网络的影响及相应的神经回路机制。

［注意事项］

1. 取出脑组织应迅速置入低温的人工脑脊液，以减少脑组织的损伤及缺氧。脑片制备操作应在 3～5 min 内完成。

2. 剥离大脑的过程中切勿挤压，否则对制备出的脑片细胞活性影响很大。

3. 灌流速度不要太快，以免脑片漂浮，使 MEA 与脑片接触不良。

设计性实验 20　脑片的分离与制备

［实验目的和原理］　与体外神经细胞培养不同的是，脑片维持了神经元之间以及神经元与神经胶质之间的完整连接，并有完整、成熟的突触连接，因而更能反映整体水平。脑片的制备可从成年动物取材，并且实验周期短，器械简单，简便易行。海马脑片是所有脑片中最常用的。学习制作脑片的方法，便于观察脑组织形态和神经电生理记录等。

［实验对象］　成年小鼠。

［实验器材］　组织切片机，双面切片刀，弯头尖镊，粗、细剪刀，小毛刷，圆形滤纸（孔径 42.5 μm），大、小烧杯等。

[实验所需溶液]

1. 人工脑脊液(artificial cerebrospinal fluid,ACSF)的配制:NaCl 124 mmol/L,KCl 4.9 mmol/L,$MgSO_4$ 1.3 mmol/L,$CaCl_2$ 2.5 mmol/L,KH_2PO_4 1.2 mmol/L,$NaHCO_3$ 25.6 mmol/L,glucose 10.0 mmol/L。$NaHCO_3$ 和 glucose 必须于临用前加入。不必调节pH。实验前,ACSF 必须以 95% O_2/5% CO_2 饱和。

2. 配制实验所需的各种药物。

[方法和步骤]

1. 安装组织切片机,放置双面切片刀片和双层滤纸,并以冰冷的 ACSF 湿润滤纸。

2. 配置无 Ca^{2+}、Mg^{2+} 的 ACSF,置于冰上,通以 95% O_2/5% CO_2 饱和。

3. 脱臼或麻醉处死成年小鼠,断头,取出全脑,置于预冷的 ACSF 中。

4. 取双侧海马,置于预湿的、切片机刀片下方的滤纸上,以少许预冷的、无 Ca^{2+}、Mg^{2+} 的 ACSF 湿润。从海马的一端开始,作横向切片,400 μm 厚度。用毛刷将脑片从刀片上移至含 5~10 mL 预冷的、无 Ca^{2+}、Mg^{2+} 的 ACSF 的小烧杯中(通以 95% O_2/5% CO_2)。

5. 待收集全部脑片后,将含脑片的烧杯置于一通以 95% O_2/5% CO_2 的、密闭的透明塑料盒中,此盒置于一振摇器上方。海马脑片在室温下,以无 Ca^{2+}、Mg^{2+} 的 ACSF 轻柔振摇孵育约 1 h。

6. 换完全 ACSF。将脑片转至 12 孔培养板中,4~7 片/孔,2 mL ACSF/孔,在密闭盒中继续轻柔振摇孵育约 2 h。

7. 加入不同的药物或刺激物于培养板的各孔中,孵育一定的时间后,用移液管取出含脑片的 ACSF,置于 1.5 mL 的 Eppendorf 管中,尽快吸干 ACSF,迅速储存于干冰或 −80 ℃ 条件下,备用。

[实验结果]

1. 观察脑片细胞是否存活。

2. 记录脑片电流。

[实验分析]

1. 经各种化合物刺激后,冻存的海马脑片可用于:① 酶的活性测定,如 PKC、PKA、cAMP、CaMKII、NOS 等;② 用 Western blot 检测多种信号转导通路;③ 固定脑片后,可用于免疫组织化学检测。

2. 新鲜脑片可用于神经电生理的记录,如突触可塑性的记录、膜片钳记录等。

3. 可造成体外缺氧/缺糖模型,以模拟在体脑缺血。

4. 用基因敲除动物或转基因动物海马脑片,可非常方便地与正常动物进行比较。

[注意事项]

1. 在取海马及切片过程中,应尽量避免刺激海马,尤其是金属器械,须预冷。

2. 在脑片孵育过程中,每间隔约 30 min,更换部分 ACSF,动作应轻柔,避免剧烈刺激。

3. 培养板各孔中的脑片,应尽量大小、数量均衡,以保证药物刺激的一致性。

设计性实验 21　操作性条件反射实验

[实验目的和原理]

1. 掌握操作性条件反射的心理学基础。

2. 掌握大鼠静脉自身给药手术。

3. 了解操作性条件反射的测量指标。

[实验对象]　成年 SD 大鼠。

[实验器材]

(一)导管

不锈钢导管:22-gauge,导管两端长度分别为 5 mm 和 11 mm;

小口径硅胶管:口径 0.30 mm×外径 0.64 mm;

大口径硅胶管:口径 0.64 mm×外径 1.19 mm;

二甲苯、牙托粉和牙托水;

圆形塑料垫片:聚丙烯,直径 2.5 cm;

医用硅橡胶黏结剂。

(二)手术器械(roboz)

眼科剪、组织剪、有齿镊子、无齿镊子、手术刀柄、止血钳、4-0 无损伤缝合针、3-0 无损伤缝合针线、引导管。

(三)手术药品

氯胺酮(2 mL∶0.1 g)、盐酸噻拉嗪(2 mL∶0.2 g)、肝素钠(2 mL∶12500 U)、青霉素钠(160 万单位/支)、0.9%氯化钠、碘伏、75%酒精。

(四)自身给药实验笼

[方法和步骤]　导管制作过程:

(一)硅胶管套入不锈钢导管

1. 从导管 11 mm 段的中间弯曲,并用生理盐水冲洗,检查是否通畅;

2. 截取小口径和大口径硅胶管,各约 14 cm 和 2.5 cm;

3. 将小口径硅胶管一端约 1.5 cm 与整段大口径的硅胶管放入玻璃容器中,注入二甲苯(或 CitriSolv),浸泡约 3 min,使硅胶管扩张;

4. 硅胶管经二甲苯扩张后,取出放在吸水纸上,吸去二甲苯;将小口径硅胶管扩张一端缓慢套入不锈钢导管弯曲端,直至螺旋式螺纹与不锈钢导管结合处;

5. 将扩张后的大口径硅胶管套入小口径硅胶管,直至螺旋式螺纹与不锈钢导管结合处;

6. 干燥过夜,用生理盐水冲洗导管,检验是否通畅。

(二)制作导管铸型标本

1. 将不锈钢导管放置模具中;

2. 从模具孔中快速灌注牙托材料(牙托粉和牙托水)用以铸型;

3. 在模具孔上放置圆形塑料网垫,并用胶带固定;

4. 在圆形塑料网垫上再涂上少量的牙托材料,起加固作用,防止导管与塑料网垫面分离;

5. 自凝时间至少需要 45 min,过夜可达到最佳效果;

6. 将不锈钢导管从模具中移出;

7. 在距离小口硅胶管底端 3.2 cm 处,用医用硅橡胶黏结剂制作一硅胶球,并放置过夜。

(三)颈静脉插管手术

1. 手术器械 121 ℃,30 min 的高温高压灭菌待用;

2. 静脉导管和 BD Catheter 引导管置于 75% 酒精中浸泡消毒备用;手术前将其在生理盐水中浸泡;导管 5 mm 端接上 1 mL 的注射器,内装无菌生理盐水;

3. 用氯胺酮和噻拉嗪(Ketamine 45 mg·kg^{-1}＋Xylazine 8 mg·kg^{-1},IM)对大鼠进行麻醉;进入麻醉状态后于其眼部涂抹适量人工眼药膏,防止动物眼球干燥皱缩及手术光源对其产生刺激;

4. 大鼠取背卧位固定;于背部对耳线后约 3～4 cm 处划定一 4 cm×5 cm 的手术区域并用剃毛刀进行备皮;

5. 常规碘伏、酒精消毒,并铺有孔方巾,在手术区域沿正中线切出长约 3 cm 的纵向皮肤切口,用电刀及时进行止血处理,并用组织剪小心分离切口周围皮肤及皮下组织;

6. 将自制导管及垫片植入皮下,使得硅胶管端朝向动物头部;用灭菌纱布覆盖创面,防止异物和清洗液进入创口;

7. 将动物翻转,取仰卧位;于大鼠右侧颈胸部用手指触摸颈静脉搏动,辨明静脉走向,在颈中线偏右侧划定一 2 cm×2 cm 的手术区域进行备皮;

8. 对手术区域常规碘伏、酒精消毒,并铺有孔方巾;在该处作一从外上到内下斜行约 5 mm 的纵切口,用电刀切割皮下深浅筋膜,肌肉组织在肌间隙顺纤维方向作钝性分离,显露并游离右颈外静脉,于其下方穿过 2 根 4-0 结扎线备用;分离静脉时注意不要过度牵拉,并间断地用生理盐水湿润手术视野;

9. 用眼科剪在皮下作一小切口,运用止血钳经此切口在皮下穿行至肩背部创口,夹住硅胶管末端,将其牵引拉至颈部切口处;

10. 用无齿镊子托住静脉,用眼科剪在镊尖间的静脉管壁剪一小切口。切口大小不宜大于管径的一半,以防血管折断;从切口处向近心端插入 BD 406999 引导管,随后将硅胶管向引导管进口处送入,直至硅胶球刚好至血管切口,拔出引导管,在硅胶球上下(近心端与远心端)分别结扎固定导管;

11. 推动与导管 5 mm 端连接的注射器,若无阻力则表明插管位置合适和通畅;

12. 颈部用 4-0 丝线行间断缝合;

13. 翻转动物,调整静脉导管长度与垫片位置,再次推动注射器,检查动物皮下导管通畅程度;

14. 用 3-0 丝线缝合背部皮肤切口,用导管帽封住不锈钢导管 5 mm 端;

15. 在颈部和背部切口涂抹金霉素眼药膏和消炎粉;

16. 待动物复苏后送动物房喂养。

[实验结果]   记录每日有效、无效鼻触数和甲基苯丙胺给药次数。

[实验分析]   自身给药实验一般分为学习期和维持期。判断实验动物在学习期出现稳定的自身给药行为的标准:一为动物的有效鼻触显著高于无效鼻触数;二为动物在固定

频率下的给药次数连续 3 d 浮动不超过 +10%。

[注意事项]

1. 术后护理。手术完成后的大鼠还处于麻醉状态,体温较低,需保温 3～5 h。待大鼠清醒后给予足量的饮水和食物。观察其健康状况和生理状态。

2. 检查导管情况,是否出现堵塞、脱管等异常情况。手术恢复过程中皮肤切口愈合期可引起瘙痒,大鼠恢复后,常用腿挠头颈部,可能引起导管帽的脱落或插管脱出血管。脱落的导管帽要及时补充肝素,并加上导管帽,以免导管阻塞。导管阻塞一般是由导管末端血栓引起的。采用生物相容性塑料、导管表面处理、用堵管液、定期冲洗插管等方法有助于防止导管阻塞。术后连续 3 d 从导管先给予 0.3 mL 青霉素(10 万 U)抗感染,后给予 0.1 mL 肝素钠溶液(50 U·mL^{-1})抗凝,保证导管畅通。经插管的大鼠进行单笼饲养。

设计性实验 22　环境富集的动物模型

[实验目的和原理]　Mortimer 在 1988 年首先提出,痴呆与文化教育程度有关。流行病学调查显示,教育程度、职业、生活态度、生理性锻炼等均可调节认知能力。在动物的生存环境中,加入各种玩具及锻炼轮子,以及增加动物之间的相互接触,可显著改变大脑的神经元结构和功能,增加突触强度(synaptic strength)和突触连接(synaptic connectivity),并增强动物的学习、记忆能力。环境的刺激不仅能大大增强健康动物的认知能力,丰富多彩的环境刺激可减缓老年痴呆鼠的认知能力下降,降低 Aβ 的生成和沉积。

[实验对象]　1～2 个月龄的小鼠。

[实验器材]

1. 1 m^2 大小的动物盒子,供环境富集实验组动物用。

2. 供动物或宠物用的各种玩具,如轮子、塑料管、卡片盒、靴子、小木屋、塑料球、梯子等。

[方法和步骤]

1. 实验分环境富集实验组和对照组,还可分其他疾病模型组。

2. 对照组小鼠仍居住在原环境中。居住面积约 150～200 cm^2/鼠。不放置玩具。

3. 将环境富集实验组的小鼠置于 1 m^2 大小的动物盒子中,放入两个转动轮子及若干玩具。动物在该环境下居住 3～6 个月。

4. 每周更换一次玩具,前、后周的玩具种类最好不同。

5. 3～6 个月后,环境富集模型制备完成。

[实验结果]　环境富集模型制备完成后,可进行多种行为学评价及生化检测,如主动回避实验、Morris 水迷宫、放射臂迷宫、T 型迷宫、暗示与关联条件恐惧、认知实验等。

[实验分析]

此法适用于健康动物、老年动物及各种转基因动物。另外,动物在经脑创伤或脑缺血后,再置于环境富集的环境中,可评价环境因素对脑功能恢复的影响。

[注意事项]

1. 动物的年龄、性别、种系要严格选择。对照组和实验组的动物特点最好一致。

2. 所有的玩具须无菌消毒,以免污染动物。

3. 玩具的种类越多越好。

4. 也有实验室用不同的方案,即将环境富集实验组的小鼠置于含各种玩具的1.5 m×0.8 m×0.8 m大小的动物盒子中,3 h/d,持续 2 个月。

设计性实验 23　β-淀粉样蛋白的刚果红染色

[实验目的和原理]　阿尔茨海默病(Alzheimer's disease,AD)又称老年痴呆症,是发生于老年人中的神经退行性病变。它可以导致患者进行性记忆丧失,以及行为、语言、视觉空间障碍,最终导致死亡。神经细胞外 β-淀粉样蛋白(Amyloid β protein,Aβ)沉积形成的老年斑(senile plaques,SP)、细胞内 Tau 蛋白过度磷酸化聚集形成的神经原纤维缠结(neurofibrillary tangles,NFTs)、皮质和海马的神经元及突触丢失是 AD 的主要病理学特征。使用刚果红染色,可以观察脑组织中的淀粉样蛋白变性。其原理类似于棉织品的染色。刚果红染料的线性结构使其含氮基团的氢键与淀粉样蛋白的羟自由基相结合,且染色液中含有高浓度的乙醇和游离碱,这些均可解除并释放多糖链间内在的氢键结构,从而产生更多的染色位点。

[实验对象]　成年大鼠或小鼠。

[实验器材]

1. 染色缸、染色架、染色皿、镊子、防护手套、滤纸。

2. 普通光学显微镜。

[实验所需溶液]

1. 50%、70%、80%、95%、100%乙醇。

2. 刚果红染液的配制:取 2 g NaCl 溶于 20 mL 去离子水中,此为 A。取 0.5 g 刚果红溶于 80 mL 无水乙醇中,此为 B。将 A 和 B 混合,即为刚果红染液。室温下可保存数月。

[方法和步骤]

1. 制备新鲜冷冻标本。在冷冻切片机上切成 $10\sim16\ \mu m$ 薄片。

2. 将组织切片置于陶瓷或玻璃染色架上。

3. 在苏木素染液中浸泡数分钟之后,以流水冲洗,直至清亮为止。

4. 过滤刚果红染液,并将切片置于染液中,室温下孵育 3 min。

5. 以去离子水反复洗脱数次。

6. 用 50%、70%、80%、95%、100%乙醇脱水,其中,95%和100%乙醇各脱水 2 次。

7. 二甲苯透明 30 min,加盖玻片,于普通光学显微镜下观察。

[实验结果]　观察并拍照细胞形态学。

[实验分析]　淀粉样蛋白为红色或粉红色,细胞核为蓝色。

[注意事项]　刚果红是致畸毒物,在配制刚果红染液时,应注意防护。

设计性实验 24　海马脑片细胞外 LTP 记录技术

[实验目的和原理]　长时程增强(long-term potentiation,LTP)是一种由强直刺激作用于兴奋性突触传递通路所诱发的突触传递效率长时间增强的现象。作为神经突触可塑

性的一种主要表现形式,海马 LTP 被认为与学习记忆功能密切相关。

LTP 最早的研究是在整体动物标本上进行的,即用麻醉和未麻醉的成年兔。脑片标本与整体动物的记录相比具有以下优点:①可以在直视下选择确定神经元的刺激和记录部位,实验结果易于分析;②易于分析单一因素的影响,即通过改变浸润脑片的人工脑脊液,很容易观察和分析某些药物在不同浓度或不同时间内引起的反应,这也是某些新药在受体或通道作用机制中的常用技术;③由于去除了整体动物脑内血管搏动等因素的影响,在灌流速度适宜的浴槽内,脑片具有良好的机械稳定性。但是脑片也有不足之处,例如由于脑片切断了一些主要的神经投射和各种调节因素,可能改变神经元的一些反应特征。尽管如此,脑片标本的使用拓宽和深化了 LTP 的研究,结合一些新技术(如膜片钳、分子生物学等)为明确 LTP 的发生机制奠定了基础。

[实验对象]　可用大鼠、小鼠、豚鼠、猫等。本实验以小鼠为例介绍。

[实验器材]

1. 制备脑片所需的器材及溶液(参考设计性实验 20"脑片的分离与制备")。

2. 玻璃管微电极拉制仪、放大器、微操纵器、光电刺激分离器、方波刺激器、显微镜、人工脑脊液灌流温控系统、计算机软件包。

3. 记录电极用硼硅玻璃管(外径 1.2 mm,内径 0.69 mm)控制仪上制成微玻璃管电极,管内充满人工脑脊液,使电极尖端电阻为 3～6 MΩ。

4. 刺激电极可用两根 0.05～0.08 mm 直径绝缘包裹的铬合镍丝或钨丝拧成,外面再用强力胶加固使其成为一体,记录时将做好的电极置于微操纵仪上与刺激器连接即可。

[方法和步骤]

1. 制备海马脑片(参考脑片的分离与制备实验),400 μm 厚度。

2. 脑片放入记录槽内,开通温控灌流系统,使氧化过的人工脑脊液(30 ℃),以 2 mL/min 速度灌流到槽内。脑片必须全部浸没在溶液中(于液面下 3 mm)。

3. 将细胞外记录微电极和金属丝刺激电极放到海马脑片的辐射层内,相距 300 μm 左右。该层的最明显标志是锥体细胞层(一般为一层薄而亮的层)和腔隙层,电极应当在这两层之间。注意记录微电极应插入脑片的深部,而刺激电极紧压着脑片表面即可。

4. 给一定预定脉冲(持续 0.1 ms,5～25 V)看是否有场电位的突触后电位(fEPSP)产生,如果没有反应可重新放置电极。

5. 记录到 fEPSP 后,逐渐增加刺激的强度,并记录反应的大小,直至出现群体峰电位为止。绘出刺激强度与反应关系曲线(即 I/O 曲线),注意刺激不要过多(一般刺激间隔至少 30 s),尤其是高强度的刺激。

6. 一般选取最大反应值 50% 的刺激强度作为测试刺激反应的基本刺激。刺激的频率为 0.033～0.067 Hz,至少观察 30 min,看基线是否平稳,如果出现基线飘移,则应待其稳定后 30 min 才可开始正式的实验程序。

7. LTP 的诱导一般用相同基线刺激强度(50%)的高频率刺激(100 Hz 的 100 个脉冲),如果用该高频刺激后,仍用原来的刺激强度和频率刺激,但是诱发的 fEPSP 反应的斜率和振幅增大了,并且持续几小时,就证明 LTP 诱导成功了。

[实验结果]

记录实验数据,绘制 fEPSP 与时间关系曲线。

[实验分析]

本实验选取 fEPSP 幅度为记录指标,以基础 fEPSP 的幅度值作为 100%,高频刺激前后 fEPSP 幅度变化的百分比值表示 LTP 的大小。高频刺激前后 fEPSP 幅度的比较,揭示 LTP 是否成功诱导及维持的程度;各实验组与对照组进行比较揭示药物对 LTP 诱导及维持的影响。数据统计方法采用单因素方差分析(ANOVA),所有的数据以均数±标准误 $(\overline{X} \pm S_{\overline{X}})$ 表示,$P < 0.05$ 为差异有统计学意义。

[注意事项]

1. 一般脑片存活十几个小时,各种实验试剂都是加到灌流系统中,也可以用不含药物的人工脑脊液将灌流系统的试剂洗掉,这是观察药物效果的有效途径之一。

2. 电位的识别。根据记录到的波形特征,比如诱发电位的出现与否、刺激伪迹相位的反转、诱发电位潜伏期的长短、诱发电位幅度的大小变化等来判断其是否符合 fEPSP 的特征。

3. 有时候记录不到 fEPSP,可能是因为刺激脉冲的强度太小,这时可逐渐加大刺激强度,如海马 CA1 区可用 10 V 的刺激,最大可到 50 V。各种突触间或脑片的电位反应不是完全相同的,应注意积累这方面经验。如果提高刺激度仍没有反应,应检查电极位置和脑片的质量等。

设计性实验 25　社交接触行为实验

[实验目的和原理]

1. 掌握动物模型的心理学基础。

2. 掌握大鼠社交接触行为模型。

3. 了解大鼠社交接触行为的测量方法。

[实验对象]　成年 SD 大鼠。

[实验器材]　甲基苯丙胺、生理盐水、大鼠社交接触行为实验箱。

[方法和步骤]

1. 将大鼠单笼饲养,防止在社交接触行为实验测试前大鼠之间相互熟悉。在饲养期间大鼠自由取水饮食。

2. 实验动物在适应动物房环境期间,实验人员每天至少和每只大鼠接触 10 min,主要是抚摸动物,记录动物体重,并观察食物和水充足与否。

3. 适应期一般为 7 d。大鼠两两配对(方案一),测量大鼠社交接触行为的数据,包括大鼠对新环境的探索行为,比如大鼠不停地嗅探、有规律地抬起前肢向四周探望和接触周围陌生大鼠等行为。实验时间为 15 min。

4. 按照实验动物社交接触数据,随机将动物分为给药组和空白对照组,各 12 只。给药组腹腔注射甲基苯丙胺 14 d,对照组腹腔注射生理盐水 14 d。

5. 给药结束后,将实验组和对照组两两随机配对。配对时,避免配对方案一内两大鼠配对组合,目的在于避免此前因彼此接触已相互熟悉而影响本次社交接触行为的测试。

6. 社交接触行为测试,时间为 15 min。记录测试数据。

[实验结果]　配对动物 5 min 和 15 min 接触时间和次数。

[实验分析]　分析对比给药组和对照组大鼠社交接触行为中互相接触的时间和次数。

如果时间和次数均明显减少,说明甲基苯丙胺对大鼠社交接触行为有很明显的影响,即注射甲基苯丙胺大鼠间接触时间和接触次数的减少都说明甲基苯丙胺对大鼠的社交接触行为有负面影响。

[注意事项]

1. 如实记录动物体重,并根据动物体重调整给药剂量。

2. 由于每只大鼠在分笼前可能就已经接触过,熟悉的大鼠间的社交接触行为与完全陌生的大鼠社交接触行为的差异很大,大鼠之间的熟悉与否将导致一定的误差。

设计性实验 26　治疗学习记忆获得、巩固或保持及再现障碍药物评价模型建立

[实验目的和原理]

1. 掌握多种常见诱导认知功能障碍的方法。

2. 掌握 Morris 水迷宫用于检测学习记忆功能的常用方法及检测指标的观察比较。

3. 熟悉治疗记忆获得、巩固及再现障碍药物的实验设计。

[实验对象]　大鼠或小鼠。

[实验器材]　大鼠、水迷宫器材、示踪系统和分析软件。

[方法和步骤]

(一)常见学习记忆获得、巩固或保持及再现障碍模型制作

1. 记忆获得障碍模型:常用抗胆碱药东莨菪碱或樟柳碱于训练前 30 min,以剂量 1~5 mg/kg(大鼠:1 mL/100 g;小鼠:0.1 mL/10 g)腹腔给药,可以显著破坏动物的记忆的获取过程。

2. 记忆巩固障碍模型:可以于训练后将电极接于动物头部及鼻部给予动物以 7~10 mA的电流 1~2 s,24 h 后动物记忆不再保持;或者采用蛋白质合成抑制剂氯霉素或环己酰亚胺于训练后立即给药 1 次即可破坏动物记忆巩固。

3. 记忆再现障碍模型:经训练后的动物于重复测量前 30 min 给予 40％乙醇腹腔注射,在不影响一般运动功能及中枢功能的前提下可明显干扰记忆的再现。

(二)Morris 水迷宫常见检测方法(见图 6-26)

1. 将水迷宫水池放置于室内固定的位置,该位置设计要求方便给排水。室内四周安放指示物为水池内的大鼠导航,如门廊、水池上房的灯具,或者墙上悬挂的形状各异的物件等。池中倒入墨水或无毒白色染料、牛奶等,以使池水颜色和受试动物颜色形成反差。

2. 水池等分为 4 个象限,将平台置于水池的其中一个象限之中。

3. 将大鼠或小鼠面朝水池壁,从随机选取的象限入水。

4. 以 s 为单位记录大鼠找到水下平台的时间。若大鼠或小鼠在 90 s 之内未能找到平台则将其引导至平台。在水池中央的正上方安置一台摄像机,通过电脑记录并分析每次的游泳距离和时间(逃避潜伏期),据此计算游泳速度。示踪系统也可以描记游泳轨迹,记录搜寻平台的方式。这些装置和分析软件可以通过多种途径购买。

5. 大鼠或小鼠登上平台之后留置 10~15 s。保证实验人员可以顺利进行下一步的时间,也给大鼠一个观察室内指示物的时间。

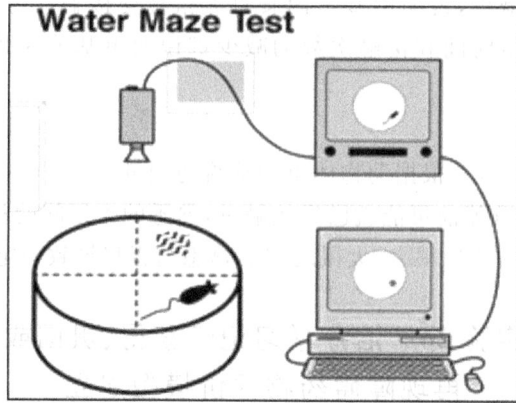

图 6-26 Morris 水迷宫实验模式图

6. 将大鼠或小鼠移出水池,轻轻擦干,笼中休息 5 min 以上。

7. 平台位置不变,将大鼠或小鼠从水池同一象限入水,记录大鼠或小鼠逃避潜伏期。

8. 训练首日,每只大鼠或小鼠训练 4 次,从第 2 天开始每天训练 8～10 次,当大鼠或小鼠逃避潜伏期较为稳定,且小于 5～7 s 时停止实验。淘汰数据离群的动物,因此该实验方法前期的训练也可帮助实验者对动物在药物或其他处理因素的前进行动物筛选,以淘汰不适宜进一步实验的动物。

9. 数据分析。每只大鼠或小鼠的潜伏期以平均值表示,最好以线图形式展示实验实验结果,可以更为直观的对比各组潜伏期每天的变化。也可将 2～4 d 的数据以平均值表示。此外,也可以利用计算机分析大鼠在定位航行试验和空间探索实验中搜寻平台的方式。

10. 可以根据上述训练实验实验结果淘汰数据较为离群的动物。笔者的实验研究选择了在 0 实验开始前先进行可见平台的测试(visible platform test),这样也可作为检测动物的视力是否存在差异,排除视力对迷宫习得实验实验结果的影响,成为一种动物筛选的方法。

11. 该实验用于改善认知功能药物的筛选可根据给药方式的不同而分别观察药物对学习记忆获得、巩固或保持及再现的影响。于训练前给药可观察药物对长期学习效应的影响,于训练前数小时或数分钟内给药可观察药物对学习获得的影响;训练后立即给药可观察药物对记忆的巩固;训练后几天继续给药可观察药物对记忆的保持作用。总之,以上方法不是绝对的,需要根据实验设计的要求合理选择给药方式。

[实验结果] 记录水迷宫实验中动物的逃避潜伏期、目标象限内游泳时间、目标象限内游泳距离及轨迹情况等,通过比较判断认知障碍动物模型的及药物改善认知功能的情况。

[实验分析] 通常情况下,大鼠或小鼠训练的第 1 天可能在 30～60 s 内登上平台,逃避潜伏期在随后的训练中会逐渐缩短到 5 s,定向航行实验训练应于 1 周内完成进行训练。分析认知障碍动物模型的成功率对于药物的进一步筛选具有重要意义。

[注意事项] 动物能够利用一切可感知的信息登上平台,移走水池周围的指示物,这会增加动物搜寻水下平台的困难,增加逃避潜伏期。改变外周指示物的特征,也会增加动物登台的困难。

很多因素可以影响水迷宫实验的实验结果,如动物性别和品系、水池的大小和水温以及训练方式都可以影响水迷宫实验的实验结果。体重、肌肉发达程度和年龄都会影响游泳速度。由于老年大鼠或小鼠也常用于水迷宫实验研究,要保证水迷宫能满足其游泳需要,远处的指示物可以看得见,因此可以利用如下方法检测:池中放置一个水上平台,平台上可以放置大的指示物,训练至动物能径直游向平台,则可以利用前述的方法进行水迷宫测试。

需要注意的问题除了上述实验方法的正确使用外,实验中不可预见的应激因素也是干扰实验预期实验结果的不可忽视的外界因素。首先,受试动物入水会引起强烈的应激反应,导致内分泌的改变,影响实验目的,甚至可以导致老龄动物心血管系统功能衰竭休克致死。这一问题可以通过让受试动物经常接触水池而解决。其次,池水染色的方式也会影响实验结果。如果水池中加入了牛奶,则必须每天都把池水排空,以免滋生细菌产生异味。如果加入了油漆,要确保油漆无毒,因为动物游泳的时候有可能会呛水。在笔者的实验中常常选择可以食用的食物色素来代替牛奶或油漆等。

设计实验 27　诱导、观察和评价 L6 骨骼肌细胞的分化

[实验目的和原理]

1. 掌握细胞培养的基本技术要领。

2. 熟悉诱导骨骼肌细胞分化的技术方案。

3. 了解 L6 骨骼肌细胞分化的评估方法。

L6 骨骼肌细胞是常用的横纹肌细胞系,该细胞系具有良好的分化潜能,经生化干预后可以分化为肌束,其分化过程细胞形态、生物化学变化明显,对于研究骨骼肌细胞分化机制和药物毒性具有重要价值。

[实验对象]　L6 骨骼肌细胞系。

[实验器材]　超净工作台、CO_2 培养箱、相差显微镜、水浴锅、培养瓶、培养板、吸管、烧杯、剪刀、镊子、孔板、酒精灯、75%酒精、酒精喷壶、封口膜、移液枪、一次性枪头、50 mL 试管、离心管、一次性口罩帽子。

[配制实验所需溶液]

1. 成品 Hanks 液;

2. 成品胰酶;

3. 成品 100×双抗;

4. 成品 DMEM 培养基;

5. 增殖培养基=DMEM 液体培养基+10%FBS+1%双抗;

6. 分化培养基=DMEM 液体培养基+2%FBS+1%双抗+5 μg/mL 的胰岛素。

[实验步骤]

(一)复苏细胞

1. 将水浴锅预热至 37 ℃,准备好离心管、吸管、培养瓶等。

2. 取冻存 L6 细胞 1 支,迅速将冻存管放入水浴锅并不断摇晃,使管中液迅速融化;1~2 min 后用酒精棉球擦拭冻存管外层。

(二)接种和培养细胞

1. 将 L6 细胞分入两个 EP 管,1000 r/min 平衡离心 3~5 min。

2. 弃去上清,加 1 mL 增殖培养液于 EP 管悬浮细胞,加到培养瓶中后再加 2 mL 增殖

培养液。

3. 将 L6 细胞培养瓶充分摇晃使细胞分布均匀，显微镜下观察后，放入 CO$_2$ 培养箱中培养。

(三)诱导分化

1. 24 h 后观察细胞增殖情况并换液。

2. 48 h 后观察细胞后换液；待细胞生长之 60％汇合时启动分化诱导。

3. 通过更换增殖培养基为分化培养基诱导分化。

(四)观察细胞分化

1. 诱导分化后 24 h、48 h、72 h 后分别于显微镜下观察细胞分化程度。

2. 细胞固定：当细胞分化到一定程度后(通常 72 h)，用甲醛固定。

3. 染色：用苏木素染液染色 15 min(放入 40 ℃培养箱)，水洗 1～2 mim；用伊红染液染色 5 min，水洗 1～2 min。

(五)计算细胞分化指数

1. 拍照：将染色后的细胞在显微镜下选取分化程度较好的区域进行拍照(100 倍 3 张和 200 倍 1 张)。

2. 细胞计数：数出照片中肌管内细胞核数量和肌管外细胞核数量。

3. 计算细胞分化指数：分化指数＝肌管内细胞核数量×100％/(肌管内细胞核数量＋肌管外细胞核数量)

[实验分析]

1. 对计算所得的数据进行统计分析。

2. 以照片和图例的方式呈现细胞的分化情况。

[实验结果]　L6 细胞分化时形态变化显著，大片的肌管出现，较为清晰。图 6-27 中 A、B 分别为 L6 细胞 40 倍和 200 倍下的镜下分化情况；图 6-27 中 C、D 分别为上述细胞经 HE 染色后的镜下观。

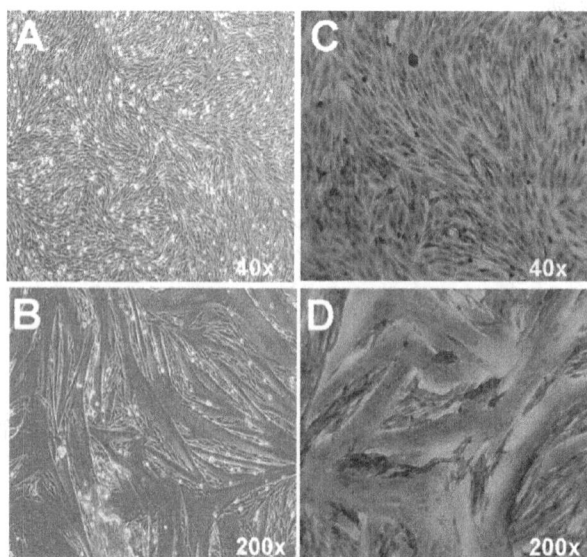

图 6-27　L6 细胞镜下分化情况及经 HE 染色后镜下观察

[注意事项]

1.实验中注意要严格遵循无菌操作,避免细胞污染。

2.在胰酶消化时,注意消化时间不能过长,应时刻在显微镜下观察其消化程度。

3.细胞培养过程中需要每天关注其生长情况,以便及时发现问题。

4.每次配液量以使用两周为宜。一次配液不要太多,避免营养成分损失和污染。

设计实验 28 抗凝血及抗血小板聚集药物评价

[实验目的和原理]

1.熟悉肝素、枸橼酸钠抗凝血机制。

2.掌握试管法判断凝血的方法。

3.初步探索新型候选抗凝血药的可能作用机制。

4.初步评价抗血小板聚集药物并掌握电阻抗法检测血小板聚集。

[实验对象] 新西兰大白兔。

[实验器材] 玻璃试管、穿刺针、恒温水浴装置、血小板聚集仪、二磷酸腺苷(ADP)等。

[实验步骤]

1. 实验分组及设计及流程。选择常用抗凝血药肝素及枸橼酸钠是基于两药均是体外抗凝作用较强的经典药物。两药分别作用于抗凝血酶Ⅲ及络合钙离子而发挥抗凝血作用,并且两药可分别被鱼精蛋白和氯化钙阻断抗凝血作用。因此,这两个药物在筛选抗凝血药物中的体外抗凝实验中可以被选择为经典的阳性对照药,并且为候选的抗凝血药究竟是通过抗凝血酶Ⅲ还是通过络合钙离子而发挥抗凝血作用提供了研究依据。因此,本研究将对目前新发现的一些新型天然抗凝血药为研究对象(候选药物),以肝素与枸橼酸钠为阳性对照药进行研究。实验分按照图 6-28 中的试管编号分为如下几组:生理盐水组、肝素组、枸橼酸钠组、候选药物组、候选药物组(两个候选药物组完全一致)。家兔心脏取血法采血:使家兔仰卧,穿刺部位在第三肋间胸骨左缘 3 mm 处,于肋间刺入,有突破感即刺入胸腔,针头垂直向下刺入心脏后,持针手可感觉到兔心脏有节律地跳动。此时如还抽不到血,可以前后进退调节针头的位置,注意切不可使针头在胸腔内左右摆动,以防弄伤兔的心、肺。将获得血液依次等量加入已经放置生理盐水及药物的玻璃试管 1~5 内。加入血液后混合均匀并放置入 37 ℃的恒温水浴中,每隔 30 s 将试管轻轻倒转并观察凝血情况。若药物有效,则试管 1 中出现凝血而试管 2~5 则未能凝血,4~5 管若凝血则证明候选药物无体外抗凝作用。进一步加入鱼精蛋白及氯化钙后观察能否阻断药物的抗凝血作用,初步帮助进一步判断药物抗凝的作用机制(见图 6-28)。

2. 电阻抗法检测血小板聚集:家兔分为空白对照组及候选抗血小板聚集药物,给药持续 7 d 后采血进行实验。家兔耳缘静脉采血,枸橼酸钠抗凝,采用 ADP 10 μmol/L 作为诱导剂。将血小板聚集仪器育温至 37 ℃,反应杯及磁力棒 37 ℃下育温 10 min,加入 0.5 mL生理盐水及 0.5 mL 抗凝全血,37 ℃下育温 5 min,镍芯搅拌后插入铂丝电极,并调零定标,调整好基线水平后加入诱导剂 ADP。最后仪器根据电极之间电流及电阻的变化描绘出聚集曲线并记录最大聚集率。

[实验分析] 分析凝血情况,初步判断候选药物是通过抗凝血酶Ⅲ还是通过络合钙离

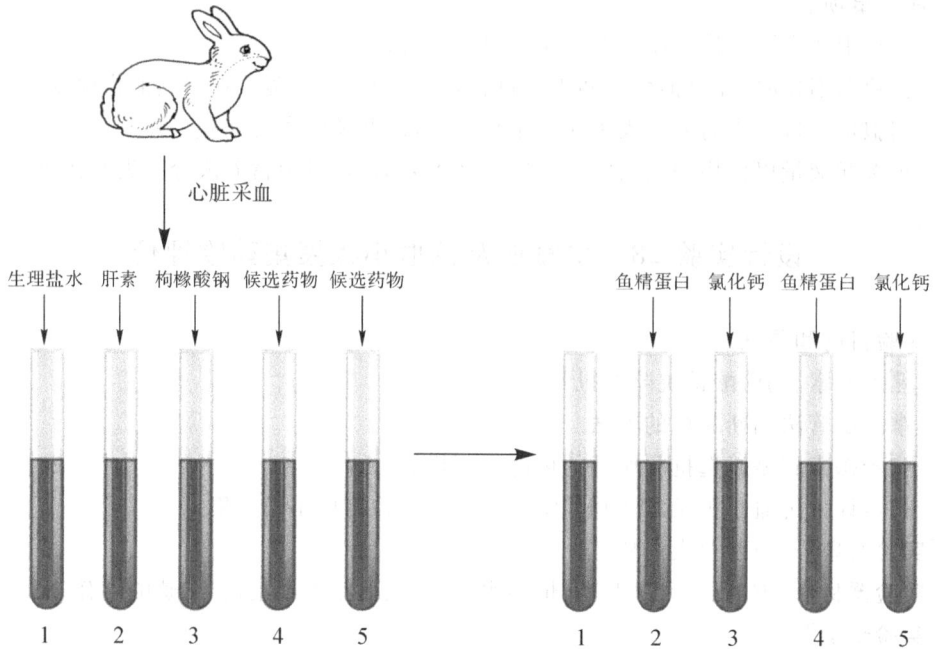

图 6-28　试管法抗凝血实验过程模式图

子而发挥抗凝血作用；分析比较血小板聚集率。

［实验结果］　以观察现象为主要判断指标，候选出体外抗凝血药物，并初步判断其可能的作用机制，为进一步做体内抗凝实验打下基础。通过比较血小板聚集率筛选出抗血小板聚集的药物。

［注意事项］　试管法抗凝血实验要求所加血量要严格一致，试管内要保持无菌清洁，温度处理要完全平行，以免干扰因素影响血凝。处理时避免过度震荡试管，以免形成干扰。

电阻抗法检测血小板聚集实验与传统的比浊法相比，具有多种优点：使用电学原理直接检测全血，因此不必离心，且使用血量较少，具有经济、高效及准确的特点。

第七章　医学机能模拟仿真实验

一、虚拟实验系统概述

VBL-100虚拟实验室系统是一款基于网络技术条件下的机能学计算机虚拟仿真实验软件,该系统由机能学实验基础知识(资料室,含实验录像)、实验仪器(准备室)、模拟实验(模拟实验室)、实验考核(考场)及实验动物知识与操作技术(动物房)五部分组成。模拟实验部分涵盖了生理学、病理生理学、药理学实验主要的经典实验项目和部分"三理"综合实验项目。模拟实验具有界面友好统一、操作简便易用的特点,使用者在无需实验动物的情况下即可通过计算机模拟经历每个实验项目近似真实操作的实验全过程,是学生进行实验预习或自主学习的理想方式和途径。

二、虚拟实验系统实验项目

(一)生理学实验部分

1. 神经—肌肉电生理实验

模拟实验(1)　刺激强度与肌肉收缩反应的关系

模拟实验(2)　刺激频率与肌肉收缩之间的关系

模拟实验(3)　神经干动作电位的引导

模拟实验(4)　神经兴奋传导速度的测定

模拟实验(5)　神经干兴奋不应期的测定

模拟实验(6)　减压神经放电

模拟实验(7)　膈神经放电的记录

模拟实验(8)　大脑皮层诱发电位记录

2. 心血管系统实验

模拟实验(9)　离体蛙心灌流

模拟实验(10)　期前收缩与代偿间歇

模拟实验(11)　心肌细胞动作电位

模拟实验(12)　家兔血压的调节

3. 呼吸系统实验

模拟实验(13)　家兔呼吸运动的调节

4. 泌尿系统实验

模拟实验(14)　影响尿生成的因素及利尿药的作用

5. 消化道系统实验

模拟实验(15)　消化道平滑肌的生理特性

(二)药理学实验部分

1. 学习记忆类药物

模拟实验(16)　药物对动物学习记忆的影响

2. 镇静类药物

模拟实验(17)　酸枣仁对小鼠的镇静作用实验

模拟实验(18)　安定的抗惊厥作用

3. 镇痛类药物

模拟实验(19)　哌替啶的镇痛作用实验

4. 抗炎类药物

模拟实验(20)　地塞米松对实验大鼠足趾肿胀的影响

模拟实验(21)　苯海拉明药效实验

5. 心血管类药物

模拟实验(22)　神经体液因素及药物对心血管活动的影响

6. 药物的安全性实验

模拟实验(23)　药物急性毒性实验

7. 药代动力学实验

模拟实验(24)　药物消除半衰期特性曲线

模拟实验(25)　给药剂量对药物血浓度的影响

模拟实验(26)　给药途径对药物血浓度的影响

模拟实验(27)　药物在体内的分布

模拟实验(28)　肝肾功能状态对药物血浓度的影响

模拟实验(29)　多次给药对药物血浓度的影响

(三)病理生理学实验部分

1. 心血管系统实验

模拟实验(30)　急性心力衰竭

模拟实验(31)　心律失常

2. 呼吸系统实验

模拟实验(32)　急性缺氧

3. 循环系统实验

模拟实验(33)　急性失血性休克

模拟实验(34)　急性高血钾症

(四)人体实验部分

模拟实验(35)　人体指脉信号的测定

模拟实验(36)　人体全导联心电信号的测量

模拟实验(37)　ABO 血型的测定

模拟实验(38)　人体前臂肌电的测定

模拟实验(39)　人体握力的测定

模拟实验(40)　人体心音图的记录和测定简介

(五)综合实验部分

模拟实验(41)　家兔呼吸运动的调节

模拟实验(42)　影响尿生成的因素及利尿药的作用

模拟实验(43)　神经体液因素及药物对心血管活动的影响

三、虚拟实验使用方法

(一)系统启动

1.双击 windows 桌面上的"VBL-100 医学机能虚拟实验室"快捷图标进入系统启动窗口(见图 7-1)。

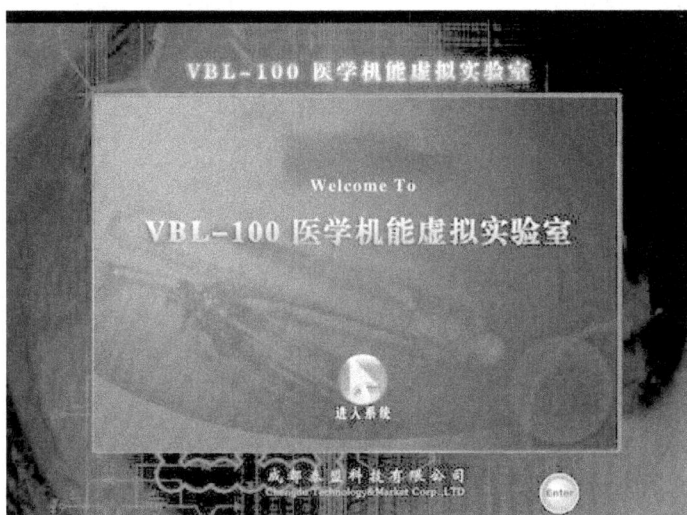

图 7-1　系统启动界面

2.用鼠标左键点击系统启动界面的"进入系统"处或"Enter"处进入系统大厅窗口(见图 7-2)。可任选资料室、准备室、模拟实验室、考场、动物房查看相应内容。

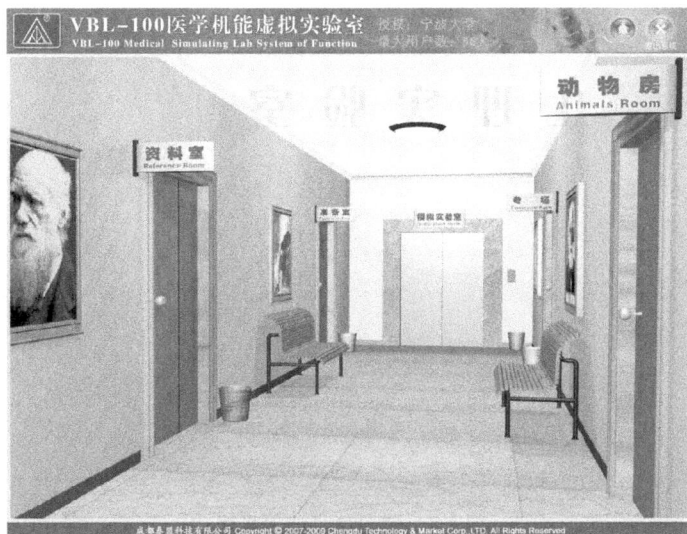

图 7-2　系统大厅界面

在 VBL-100 虚拟实验室系统的各窗口界面,点击右上角🏠按钮直接返回系统大厅界面,点击↩按钮返回上一层界面,点击⊗按钮直接退出系统。

(二)模拟实验操作

1.将光标置于系统大厅界面"模拟实验室"处,点击鼠标左键,进入模拟实验室窗口(见图 7-3)。

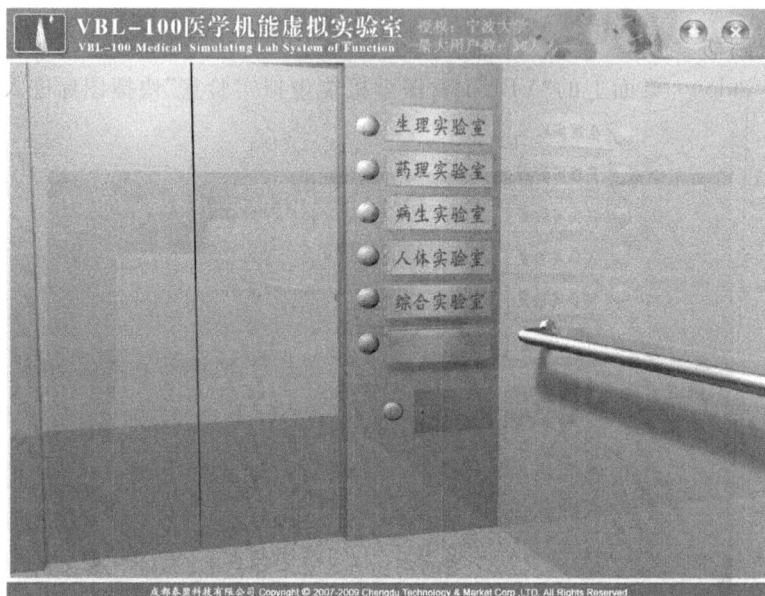

图 7-3 模拟实验室窗口

2.在拟实验室界面可点击选择"生理实验室"、"药理实验室"、"病生实验室"、"人体实验室"、"综合实验室",分别进入相应实验项目选项窗口(见图 7-4)。

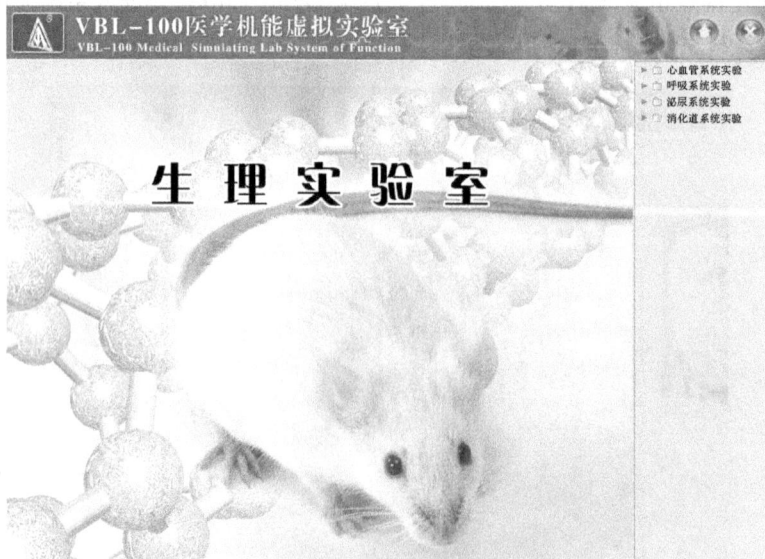

图 7-4 实验项目选项界面

3.在实验项目选项界面点击左侧模拟实验项目,进入相应模拟实验窗口(见图 7-3)。

4.模拟实验窗口界面,一般包括相应模拟实验项目简介、原理、录像、模拟、波形或结果等内容。

(1)点击右下角"简介"按钮,查看该实验项目的实验目的、实验对象、实验器材、试剂、药品等内容。

(2)点击右下角"原理"按钮,查看该实验项目的实验原理。

(3)点击右下角"录像"按钮,观看相关操作技术视频信息。

(4)点击右下角"模拟"按钮,仿真模拟该实验项目的实验操作过程。

(5)点击右下角"波形"按钮,仿真模拟该实验项目的在不同实验条件干预下的生物信号动态变化情况。

(6)点击右下角"结果"按钮,查看该实验项目仿真模拟数据或结果。

5.通过"模拟"按钮,进入所选实验项目的仿真模拟操作全景界面(见图 7-5)。仿真模拟操作全景界面划分为主工作区(左上区)、操作提示区(左下区)、工具区(右侧区)三部分。实验者可点击操作提示区的操作提示显/隐按钮显示操作提示信息,并按操作提示信息逐一进行操作(用鼠标拖拉工具区工具至主工作区)即可仿真模拟该实验操作过程。

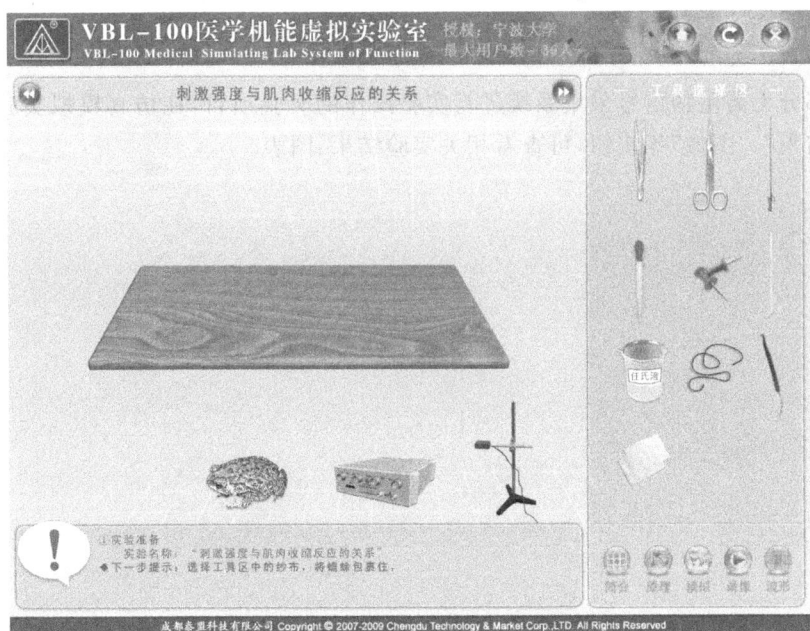

图 7-5　仿真模拟操作全景界面

6.对部分无操作提示的实验项目,模拟操作步骤可参照本虚拟实验室系统的资料室中相应实验项目操作步骤进行模拟操作。

7.模拟操作结束后,点击"波形"按钮进入所选实验项目的仿真模拟观察界面(见图 7-6)。此界面通常分为采样信号显示区(左上区)、调节区(左中上区)、信息显示区(左中下区)、实验干预区(左下区)、演示区(右侧区)。依次点击实验干预区(左下区)的各项化学、物理干预物品(或按钮),可观察不同实验干预条件下实验信号波形的动态变化。此操作过程中应注意:必须等待前一干预条件下实验信号波形恢复正常时,方可施加下一干预条件。

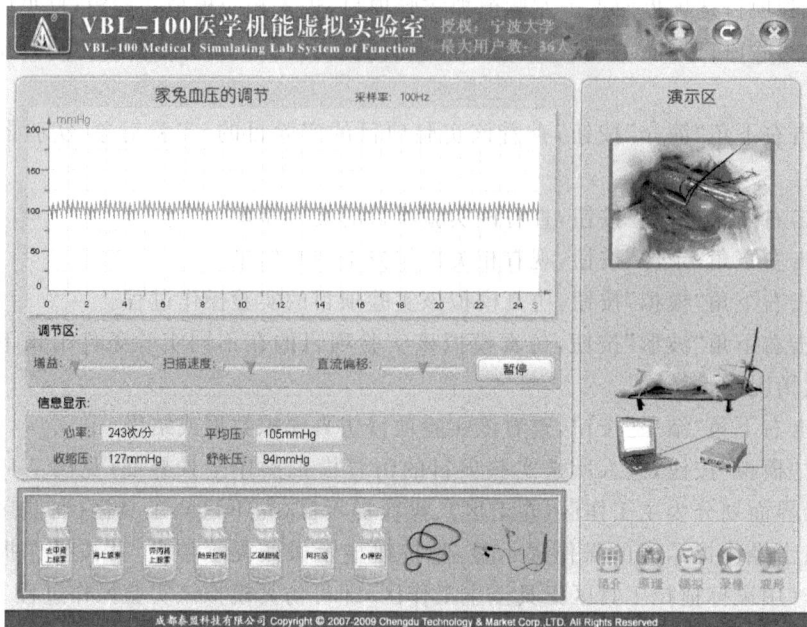

图 7-6　实验项目的仿真模拟观察界面

8.对部分无需生物信号采集系统进行实验操作的实验项目,在仿真模拟实验操作结束后,点击"结果"、"图像"等按钮,可查看相关实验结果、图表。

附　　录

附录一　常用实验动物的生理常数

指标		小白鼠	大白鼠	豚鼠	家兔	猫	狗	蟾蜍
适用体重(kg)		0.018~0.025	0.12~0.20	0.3~0.5	2~3	5~1.5		
寿命(年)		1.5~2.0	2.0~2.5	5~7	5~7	6~10	10~15	
性成熟年龄(月)		1.2~1.7	2~8	4~6	5~6	10~12	10~12	
孕期(日)		20~22	21~24	65~72	30~35	60~70	58~65	
平均体温(℃)		37.4	38.0	39.5	39.0	38.5	38.5	
呼吸(次/分)		136~216	100~150	100~150	55~90	25~90	20~30	
心率(次/分)		400~600	250~400	180~250	150~220	120~180	100~180	40~50
血压(kPa)		15.3	14.7	10.7	14/10	17.3/10	16.7/9.3	4.1/2.8
血量(mL/100 g 体重)		7.8	6.0	5.8	7.2	7.2	7.8	
红细胞(10^{12}/L)		7.7~12.5	7.2~9.0	4.5~7.0	4.5~7.0	6.5~9.5	4.5~7.0	
血红蛋白(g/L)		100~190	120~175	110~165	80~150	70~155	110~180	
血小板(10^{10}/L)		50~100	50~100	68~87	38~52	10~50	10~60	
白细胞总数(10^9/L)		6.0~10.0	6.0~15.0	8.0~12.0	7.0~11.3	9.0~24.0	9.0~13.0	
白细胞分类(%)	嗜中性	12~14	9~34	22~50	26~52	44~82	62.80	
	嗜酸性	0~5	1~6	5~12	1~4	2~11	2~24	
	嗜碱性	0~1	0~1.5	0~2	1~3	0~0.5	0~2	
	淋巴	54~85	65~84	36~64	30~82	15~44	100~28	
	大单核	0~15	0~5	3~13	1~4	0.5~0.7	3~9	

附录二　常用生理溶液的成分和配制

成分及储备液浓度	每1000 mL 所需量					
	生理盐水 Normal Saline	任氏液 Ringer	洛氏液 Locke	任洛氏液 Ringer-Locke	Tyrode	Krebs
NaCl	9.0 g	6.5 g	9.0 g	9.0 g	8.0 g	6.9 g
KCl(10%)		1.4 mL (0.14 g)	4.2 mL (0.42 g)	4.2 mL (0.42 g)	2.0 mL (0.20 g)	3.5 mL (0.35 g)
$MgSO_4 \cdot 7H_2O$ (10%)					2.6 mL (0.26 g)	2.9 mL (0.29 g)
$NaH_2PO_4 \cdot 2H_2O$ (5%)		0.13 mL (0.0065 g)			1.3 mL (0.065 g)	
KH_2PO_4						1.6 mL (0.16 g)
NaH_2CO_3		0.2 g	0.2 g	0.5 g	1 g	2.1 g
$CaCl_2$(1 mol/L)		1.08 mL (0.12 g)	2.16 mL (0.24 g)	1.8 mL (0.20 g)	2.52 mL (0.28 g)	
glucose		2 g	2 g	1 g		1 g
通气		空气	O_2	O_2	O_2 或空气	$O_2+5\%CO_2$
适用范围	哺乳类 小量注射	用于蛙类器官	温血动物心脏等	用于哺乳类心脏等	用于哺乳类肠肌等	用于哺乳类及鸟类的各种组织